“古今医著汗牛充栋，学者务宜由博返约，唯善是从。学无捷径，只有勤奋读书，不断实践，才能尽得其学。”

“为医之道，当博览群书，汇通诸家，守常知变，才能独具匠心，尤其对群医束手、聚讼不决之证，务须深思敏悟，反复推敲，质疑于类似之间，辨证在细腻之处，细心辨识，大胆用药。”

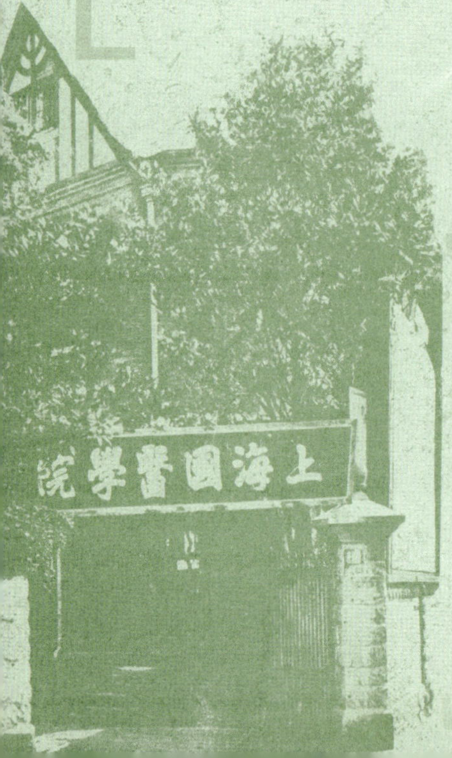

二十世纪初中医名家医学文集丛编

李健颐医学论文集

王咪咪　编纂

學苑出版社

图书在版编目(CIP)数据

李健颐医学论文集/王咪咪编纂.—北京：学苑出版社，2011
(二十世纪初中医名家医学文集丛编)
ISBN 978-7-5077-3751-6

Ⅰ.①李…　Ⅱ.①王…　Ⅲ.①中医学-文集　Ⅳ.①R2-53

中国版本图书馆 CIP 数据核字(2011)第 033329 号

责任编辑：陈　辉　付国英
特约编审：高振英
出版发行：学苑出版社
社　　址：北京市丰台区南方庄 2 号院 1 号楼
邮政编码：100079
网　　址：www. book001. com
电子信箱：xueyuan@ public. bta. net. cn
销售电话：010-67675512、67678944、67601101(传真)
经　　销：新华书店
印 刷 厂：北京市广内印刷厂
开本尺寸：890×1240　1/32
印　　张：12. 25
字　　数：250 千字
印　　数：1—3000 册
版　　次：2011 年 8 月第 1 版
印　　次：2011 年 8 月第 1 次印刷
定　　价：26. 00 元

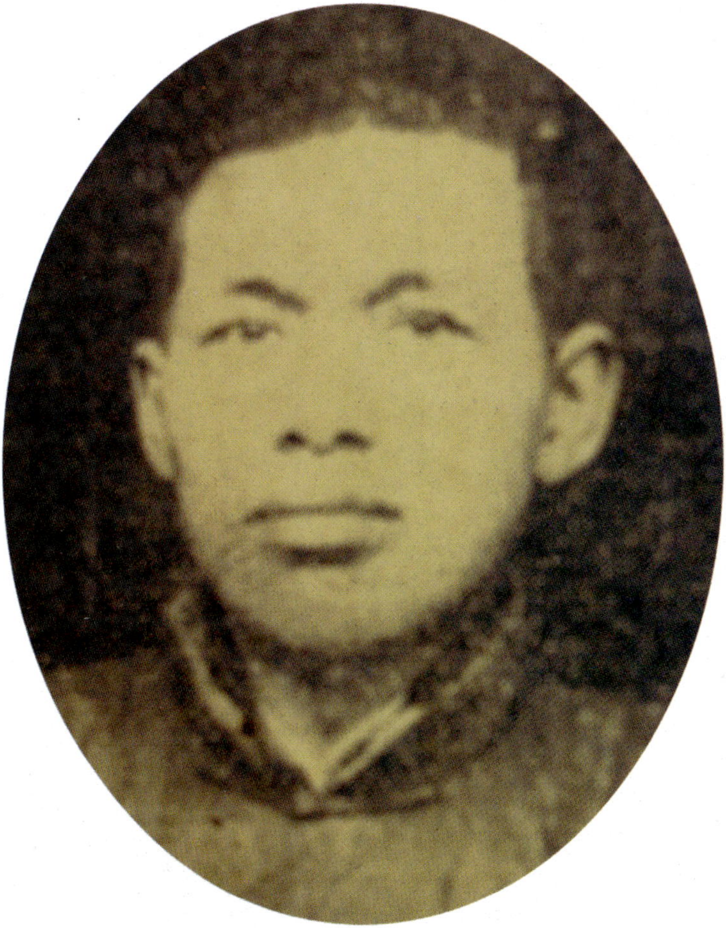

李健颐

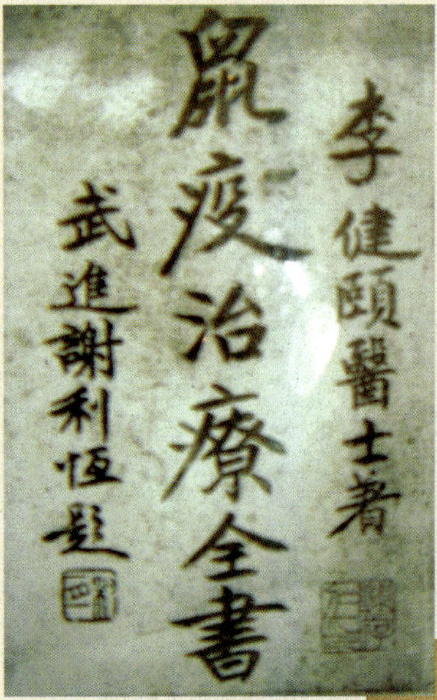
李健頤醫士著
鼠疫治療全書
武進謝利恆題

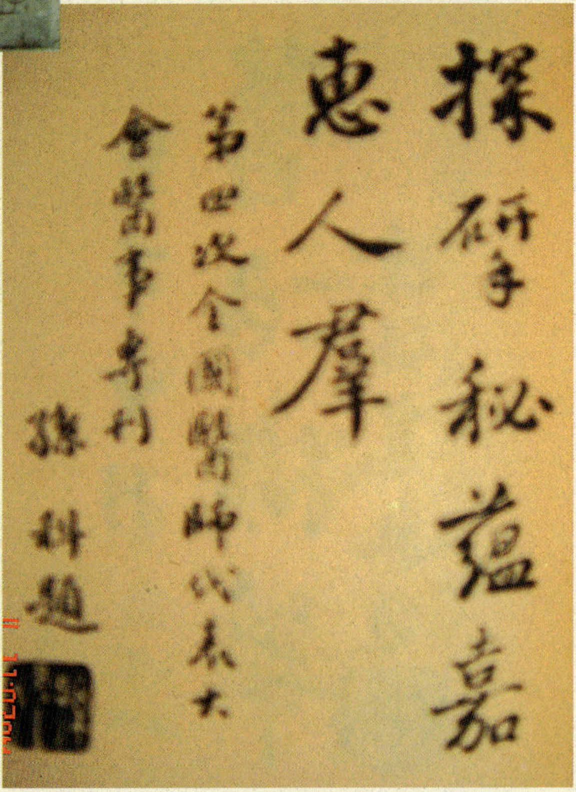
探研秘蘊
嘉惠人羣
第四次全國醫師代表大
會醫事專刊
孫科題

《二十世纪初中医名家医学文集丛编》

编辑说明

一、《二十世纪初中医名家医学文集丛编》以清末及民国时期（1900～1949）著名中医家个人论文集为单元分册。书前的前言和序文对本书的编辑及时代背景等方面做了说明；论文集前有专家撰写的医家生平、学术成就及主要医学贡献。因论文收集的年代跨度大，登载期刊多，论文内容所涉及的范围广，故在论文集前撰有导读性的内容提要及目录，以方便读者阅读。《二十世纪初中医名家医学文集丛编》（第一集）每册只载一位医家，故每篇论文之后不署名（个别收入的非本医家所写论文会特别标出）。论文的收集以编者能收集到的1900年至建国前的中医及相关期刊上的医学论文为依据。个别医家因其论文的连载及学术的延续性，可到建国初期（1955年）以前。这部分资料一般来源已比较困难，但又能反映一个历史时期的中医发展及特点，故有极大的文献性、资料性，是系统研究中国医学史、中医文献发展及医家个人学术经验不可缺少的宝贵资料。

二、“论文集”前的目录为该册所收集论文所作，题目后标有论文所在的页码，以备读者查找。书后索引为现能收集到的该册作者在建国前五十年内的论文题录，后有所在期刊和发表时间，（包括作者一稿多投的论文出处），旨在为读者查找原文提供方便。

三、有关对中医经典的研究性论文中，凡“原文”，本次文集均以期刊引录为准，不纠正前辈的引录误差。引录文献出处等小字注一律不在行文中出现（民国期刊中此种现象较少，故统一不出现在行文中。个别有所需求的读者可依据书后索引在原文中查找）。

四、民国间期刊论文90%以上以竖排本、繁体字、无标点（有的有句读）形式出现。本书则统一体例为横排、简体，通用标点。具体讲，竖变横后，凡原书中的“右”字通改为“上”，“左”字通改为“下”。一般繁体、异体字通改为通用简体。仍在用的个别今古字、异体字，包括能反映当时文字特点的一些字，视情况有所保留（如：猝—卒；周—週；症—癥；骨格—骨骼；翔实—详实；盅—钟；着—著；养气—氧气等）。其宗旨在让读者能看明白原文的前提下尽可能体现原文特点，不强行统一。由于期刊保护问题，凡个别字迹不清或缺字处，以“□”表示。

五、文中数字的写法宗原文，计量单位一律不改，保持原貌。书中有民国时期的西药所用剂量而现在完全不用，其药名有的也甚古怪，并难以找到出处，（如沃度仿漠、马尔匹拿囊；剂量上的醋酸铅一瓦等）均一律照原文，不做任何解释及出处。

六、本论文集所收论文有的已距今百年，大部分也七八十年了，故词句用法、语言断句有的与今日之文章有很大差异。而本论文集非注释本，只为展现原貌。愿读者谅解，一律不加文字说明。

七、论文行文中有引录文的，与原文基本一致的加引号，否则只以冒号标之。行文中的完整方剂，方剂名、中药名同正文，剂量、炮炙方法等用小半号字标之，而行文中的药剂量及炮炙法字号不变。个别论文在引录文中用大小字处理的，此论文集中亦用小半号字处理。

八、在数千篇的论文中，有少数文章有八卦、阴阳五行等图符、表格等，考虑全书统一，书中未加保留。个别有兴趣的读者可在书后索引找原文查看。见谅。

九、民国时期期刊管理较为混乱，故一稿数投，改变题目再投，几年后改变期刊、改变名称再投，或略改动论文再投的现像很常见，我们虽做了大量斟别，这种情况难免还会出现，但不会影响展现这些医家的学术思想及反映当时的医学氛围。

王咪咪

2009 年 10 月

《二十世纪初中医名家医学文集丛编》

序

20世纪前50年，中国社会剧烈变革，革命者在民主科学的旗帜下，反对旧道德，提倡新道德；反对旧文化，提倡新文化，形成了浩浩荡荡的反帝、反封建、反官僚大军，对旧民主主义革命、新民主主义革命取得成功曾发挥了重大的作用。但令人遗憾的是，出现了盲目搬套西方的现象，特别是以日本明治维新“废止汉方医学”的政策为师，视中华民族传统医学为旧医、旧文化，这种思潮和行动使中医学蒙受了残酷的打击，多次出现废止、取缔中医的方针政策。在当时，卫生教育官员要废止中医，在学术界，胡适反中医，鲁迅也反中医，在如此巨大的压力下，中医界有识之士，为了求真理，求生存，求进步，求发展，与之进行了生死存亡的抗争。反对废止，与废止派进行了长时期针锋相对的批判与反批判论战，从而诞生了一批维护中医继续发展的中坚力量。

王咪咪教授为了探索这段历史，以十数年的时间阅读了大量昔日的期刊文献，获得了许许多多启迪与感叹，下决心对参与这场斗争的代表人物进行一次有计划、有系统的疏理，并作了初步的分析研究，选其较有影响的一批近现代医家，除撰有传记性评述外，还力求附录其主要学术论文，再附索引，以备研究者探索参考，此工程名为《二十世纪初中医名家医学文集丛编》。

历史是一面镜子，学习历史，借鉴历史，可以使人聪明，有才智。学习医学历史，借鉴医学历史，特别是学习、借鉴中国近代医学发展的历史经验与教训，对当今与未来医学发展的方针与方向，都有着重要的参考价值。因此该书的撰写与出版，并非单纯的医史研究，也非单纯的文献整理，而是有着很现实的宝贵价值，为我们提供前人的智慧与可供借鉴的思想。

该书完成之际，作者希望我能为之作序。说实话，我虽从事医史文献研究、教学50多年，也阅读过许许多多的论著与论文，但如此巨大深刻的功夫使我感动，也很钦佩。医史文献研究必须有这种苦功夫，当今颇多适应某些急需而打短平快的写论著、作论文之风，实在应当少而再少为好。我为作者们的成功，发自内心的祝贺，特草此以为序，愿与作者共勉。

李经纬

2009年5月于中国中医研究院

《二十世纪初中医名家医学文集丛编》

前　言

在中医发展史上，二十世纪前半叶是一个特殊而又十分重要的时期。在这期间中医承受着前所未有的巨大冲击，既有外来医学的强大影响，也有来自政治上的压力。中医队伍的抗争和自强取得了有目共睹的成就，涌现出了一大批有影响的医家，其中许多医家在 1949 年后还曾做了大量工作，可以讲是二十世纪五六十年代中医界的栋梁，这些医家对本时期及其后中医的发展、中西医结合理论的建设、中医教育体系的建立都发挥了中流砥柱的作用。这些医家在二十世纪前半叶各类中医及相关期刊上发表了许多对中医发展、中医学术研究具有独特见地的学术论文及临床诊疗医案，时至今日，对临床及各类医学问题的研究都有着重要参考和启迪作用。但是，这些论文由于时间远久及期刊保存的艰难，人们一般很难看到了。多年来我们通过各种途径收集到了大量该时期中医名家的医学论文，欲将他们经典的临床医案和医论汇集整理出版，以为读者提供一份难得的了解、研究、继承中医的宝贵资料，这就是《二十世纪上半叶中医名家医学文集丛编》编辑出版的目的。

这套医学论文集的特点是：真实地记录了二十世纪前半叶这一特殊年代中，一位位中医学家为了一个目标、一种事业所做的方方面面的努力。

二十世纪前半叶对中医来讲是很敏感的时期，从清末始，中医逐渐失去了延续数千年的主流医学地位，在许多最基本，也是最核心的问题上受到西医的冲击，加之政府的不支持，处境极为艰难。此时的中医大家，不仅要更满腔热忱地在临床上开辟一片新天地，而且要更加积极地创办各种报刊、团体，在社会上宣传自己的观点、想法，为中华民族的医疗卫生保健事业的发展与中医在社会上的一席之地奔走呐喊，在这些呐喊声中有几个论题是具有时代特点的，如：中医向何处去、中医如何改革、中西医能否汇通、如何汇通、中医教育应如何走等。

这不只是一个事件，一种学术思想，一次疾病诊疗技术的展示，它还包括了当时各种中医内容讨论的关注焦点，及这些医家在长期临床实践中积累的医案汇编、医话、医论等丰富资料，这些资料是当时中医学术发展的实录，它从一个侧面反映了一定历史时期的关注焦点；同时展现了这些医家为中医的生存和发展所做的不懈努力，也体现出这些医家积极进取不畏强权的人格魅力。

《二十世纪初中医名家医学文集丛编》所收入的资料是一批真正的历史见证，见证了最特殊的二十世纪前50年中，中医的有识之士在那个时期为维护自己的正当权利所做的种种努力，展现了在当时的条件下，为解除人们的疾病痛苦积极参与社会上的卫生保健事业，如何在养生健体诸方面发挥自己的一技之长。

《二十世纪初中医名家医学文集丛编》所收入的资料是一批还在流动的精神财富，虽然时间已经流逝了，但许多讨论课题百年来一直在延续，先哲们早期的许多观点，至今仍有重要的学术和现实意义。

由于二十世纪前半叶的期刊寻找和阅读的困难，所以论文的收集肯定不全，尽管不全，那也是一段历史。正因为如此，这次历经十数年之久搜集的大批论文必将成为宝贵的文献资料。

《二十世纪初中医名家医学文集丛编》的每一分册医家论文前均撰有医家生平，文章客观、公正、全面地记录了一代名医的生平事迹和学术思想。

愿这本论文集能为大家提供一段特殊历史时期的真实记录，以此了解中医发展的历史，及在这段历史中曾经叱咤风云的中医人物。

此文集在整个资料收集、编写过程中，得到了医史文献界前辈李经纬、余瀛鳌等的支持和鼓励，也得到了众多图书馆及对此感兴趣的诸同道们的大力支持，在此一并表示感谢，也期盼着各位同道能对文中各位医家提供更多的在民国间所发表的各类论文，以便有更多更翔实的资料来展示中医在这一历史时期所走的每一步路，发生的每一件事。

王咪咪

2009 年 5 月

目　录

内 容 提 要

李健颐先生生于 1893 年，从 20 世纪 20 年代初即投身于中医临床，并积极参与中医各项社团活动，经常在相关期刊上发表各类文章，致力于推动中医改革。我们收集到李先生从 20 年代至建国前发表的各类医学论文 180 余篇，总的来说，有这样几个特点：

1. 在讨论中医基础的生理、病理时，适时地糅进了西医的解剖、生理。其指导思想遵循着不忘中医之本，又不舍西医之标，积极探索在社会上能行之有效的发展中医的机会。在文章中经常出现“盖心脏有血管，其血液之精华，恃心脏司使，而周行全身……心在胸部中央，为行血之机关，与主要血管相通，大如拳，上大下小……”，治疗上遵循着“西药之治标灵于中药，中药之治本善于西药”，所开方药亦常有中西合璧之例。如胃出血，李氏用西药醋酸铅一瓦，阿片末半瓦，匀服缓其标，复用中药四生饮加阿胶、茜草、丹皮、桃仁等疗其本。此种例子在李氏的文章中已处处可见，其背后的时代特色明显而又有创意，对读者也会有各方面的启迪。

2. 李先生的文章大都短小精悍，每篇文章大都只涉及一个病：病因、病理、症状、及方药加减，简单明了，非常适用临床大夫的学习应用。

3. 李氏的文章多为临床性论文，并偏于内科、妇科。

在妇科的各类医学论文中，又有大量的医学普及论文，如连续在期刊上发表的《妇女健康指南》，涉及妇科经、带、胎、产的各个方面的预防保健知识。另与其他中医不同的是，李氏不但讲，而且亲自动手做试验，他曾数次发文提到酒与生育的关系，并亲自试验以告世人：将米酒一半于玻璃杯中，取人之精虫少许放入杯中……这种描述即使是现在的一位老中医的文章中也是很少见的，以此也足见李氏的医学风格，这在20世纪20年代是难能可贵的。

4. 在李氏的医学论文中还有一点也是必须提到的，本论文集中还收集了二十余篇有关治疗鼠疫的文章。这既与其父有治疗鼠疫的经验与实践有关，也与李氏所处的时代、所在的环境及对老百姓的深深的同情心有关。这些论文有对鼠疫的基本病因、病理、演变、预后的理论论述，更多地则是对疾病本身的研究、治疗方法，控制并发症。李氏所发明的二一解毒汤，为治疗鼠疫做出了极大贡献，其中就有关于二十一次的不懈修改方剂，以调整治疗方案的过程，以使对这种烈性传染病中医有了有效方剂，在治疗上取得很大成功。李氏的医学文章探本求源、中西互证，其大量的临床医案、在20世纪二三十年代就有充分依据的科普文章、系统有效的对烈性传染病鼠疫的研究治疗文章，都作为有鲜明特点的宝贵财富留给了后世。

李健颐先生病逝于1967年。1949年新中国建立后，他还曾写过许多对中医发展颇有建树的优秀论文，但鉴于本论文集所收文章止于1949年，至使要全面研究李健颐先生一生学术思想，还需另图查阅李老的相应文章，在此深表歉意。

这里我们想强调的就是李健颐先生作为老一辈的著名中医学家曾在中医一个特殊发展的年代为中医的继承与发展做出了巨大努力，本文集把这些几近流逝的宝贵论文保留下来，希望能成为后人继承、学习、研读、发展中医的一块园地。

医家生平

李健颐——一位学贯中西的福建名医

民国期间，中西医激烈论争，而且中医界受到了政策上的打压。这样的时局促使许多中医界人士深入思考如何更好地发展中医，其中，李健颐是当时福建地区有名的中医学家，在中医学术界也是颇有影响的人物。学术上，他主张“融会贯通，古为今用，不得墨守一家之言”，而且重视中医经典的同时，也积极参考西医学说，尤其是当时鼠疫横行，他积极地投入到鼠疫的防治工作中，取得了比较突出的成就，所著《鼠疫治疗全书》一书在当时具有很高的临床和学术价值。李氏还非常重视中医学的教育和普及工作，在解放后仍然坚持在中医教育的第一线，为中医事业的发展做出了重要的贡献。时过半个多世纪，将李健颐在民国时发表的相关论文汇总整理出版，相信可以给读者提供某些有益的借鉴。在此，笔者简要对李氏生平、治学思想和学术贡献做一概述。

一、李氏简要生平

李健颐（1893～1967），字孝仁，号梦仙。原籍是福建省晋江县池店村，后于清朝末年，跟随父亲李绍明由晋江县迁至同省的平潭县。李健颐的父亲也通医理。据李健颐在《鼠疫治疗全书》“绪言”中回忆，“时家父经商，不暇为人治病，所以医名未著。”有一年，邻村很多人都被传染上了瘟疫，诸医“皆谓此证未之前闻，亦不知治法”。李父参考《鼠疫汇编》等书中记载的内容，将这次令诸医束手无策的突发疫病诊断为鼠疫，并配制了“解毒活血汤”作为治疗方，使疫情得到有效的控制，也让附近的村民逃过了一场劫难，李父也因此被人尊称为“卢扁后身”。李建颐早年就跟随父亲学医，攻读医书，尤其注意对《黄帝内经》、《伤寒杂病论》等中医经典著作的研习，并在父亲传授下，悉心研究诊治鼠疫的方法。

李健颐自1918年开始，在平潭县城“广德春”药店挂牌行医。自此之后，他积极投身于中医事业中，致力于中医救亡运动，曾经参加和组织过一些中医社团。1929年，李健颐在平潭县城成立“平潭医学会”，并担任理事长职务。1932年，李健颐受聘为“现代医药学社”董事，此学社由福清县俞慎初创办。1935年，李健颐与平潭县医师林觉民一起，在医务中广泛开展继承中医遗产的宣传工作，并于1936年11月20日成立了“平潭县国医工会”，林觉民任主席，李健颐任常务委员，共同推动当地中医药学术的研究工作。在此期间，李健颐亲身经历了两次比较大的鼠疫，他积极地投入到了救治鼠疫患者的工作中。在实际工作中，他根据临床实践，总结临床经验，编写了《鼠疫治疗全书》和《实用汉药便览》二书，并印刷出版，以便将鼠疫防治知识广泛传播，使更多人受益。另外，李健颐还撰写了很多文章，多次刊登在《现代医药月刊》上。此外，上海的《医药卫生月刊》、《中医杂志》、《中医世界》以及《台湾皇汉医报》等，也都刊登过李健颐的文章。李健颐并不以自己为名医就只写大文章，而是把自己每一点儿体会、验案、医论以各种形式向对中医有兴趣的同道、学生，乃至群众宣传，以扩大中医影响，进行各种医学普及。仅从1929至1932年期间，李氏在《幸福报》、《上海医报》、《卫生报》等上发表的各类文章就不下百篇，在当时的环境下，为普及、发扬中医发挥了重要作用。有《光华医药杂志》的编辑，称“铁笔”者，曾写“李健颐先生的文章，短小精确，最迎合我们当编辑的心理，长稿子唠唠叨叨，教人头痛，望一般新来的作者们，学学李先生的方法”。虽不是所有的文章都要求这样才好，起码说明李先生的文章短小精悍，言之有物，在当时的期刊上是受欢迎的。

建国初期，在党中央继承和发扬祖国医学遗产的号召下，李健颐积极投身于继承和发展中医的工作中，继续为中医事业的现代化贡献着自己的力量，并在自己的岗位上发热发光。1956年1月，李健颐被福建省中医研究所聘请为董事。此外，还在福建省中医学院附属医院肿瘤科，在学徒和助手的协助下，从事教学和肿瘤研究工作。李健颐于1960年加入中国共产党，并先后担任过福建省政协委员、人大代表，福建省中医研究所董事长、福建中医学院附属医院肿瘤科主任等职务。李健颐先生工作认真积极，他白天既要到附属医院肿瘤科解决疑难病症，又要到中医学院授课，晚上还要整理材料，编写著作。这一时期，他先后发表了《内经知要浅注》、《四诊概要》、《临证医案笔记》和《内经知要白话解》等著作。

“文化大革命”时期，李健颐被错误地戴上了“资产阶级反动学术权威”的帽子。在劳动改造期间，他因积劳成疾，最终患上了贲门癌。1966年底，组织上批准他回莆田涵江休养治疗。他回家后不顾癌痛的折磨，夜以继日地整理自己的临床经验与临证心得，编写了《中国肿瘤诊治手册》。1967年，因医治无效，李健颐与世长辞，享年74岁。最终，他都没有看到自己临终前撰写完成的著作《中国肿瘤诊治手册》一书付梓，这也是他一生中的一点遗憾。在生病的这段时间，他不仅忙于著作，还坚持为家乡人民诊治疾病。李健颐精湛的医术，高尚的医德，在福建晋江、福清、平潭、莆田、涵江一带享有盛名。其女儿李如华、外孙黄家凤等，继承其遗志，从事中医事业，继续战斗在中医临床第一线。

二、李氏治学思想

1. 博采众家，探本求源

李健颐的学术思想，源于《黄帝内经》、《难经》、《伤寒杂病论》和《神农本草经》等中医经典著作。李氏一直认为，中医学术源远流长，学者务须勤求古训，探本求源，熟读经典。他对中医经典著作有非常深入的研究，著有《内经知要浅注》一书，而且他对《伤寒论》和《金匮要略》也有比较深入的研究，撰写并发表了很多关于以上两书研究心得的论文，如《太阳病之研究》、《金匮百合病研究》等。

李氏在论述中医理论时，经常引用《黄帝内经》、《伤寒杂病论》等经典著作。如《精气、津液、血新论》一文中，就引用《黄帝内经》“三焦出气，以温肌肉，充皮肤，谓之津，其流行者为液”，“咳不止，而白出者死”等原文，作为论述精气、津液、血的理论基础，并在此基础上进一步展开论述。在《论五脏》、《六腑论》中，李氏也引用《黄帝内经》的原文作为论述基础，如：《经》曰：肺合大肠；又曰：肺者气之本，魄之处也；《经》曰：六腑者，所以化水谷而行津液者也。以上这些例子，都说明李氏在研究中医理论时，注重探本求源。

李氏研读《黄帝内经》，师古而不泥于古，在潜心研究经典的同时，参阅历代各家对于《黄帝内经》的解读，并且在临床实践中不断验证经典，不断地总结经验，让自己对《黄帝内经》的理解更加深入、更加透彻。例如他在著述《内经知要浅注》时，“曾参阅多家注解，探颐索隐，每至废寝忘餐，结合50余年的临床心得，有所体会”。他以通俗的语言对《黄帝内经》加以注释，便于其他学者研读、理解这部中医经典巨著。李氏师古而不泥，对于经典医著，他的主张是“务宜融会贯通，古为今用，不得墨守一家之言，以贻世人”。对于各家学说，他说：“古今医著汗牛充栋，学者务宜由博返约，唯善是从。学无捷径，只有勤奋读书，不断实践，才能尽得其学。”

李氏既重经典，又参各家。他曾经说，“为医之道，当博览群书，会通诸家，守常知变，才能独具匠心，尤其对群医束手、聚讼不决之证，务须深思敏悟，反复推敲，质疑于类似之间，辨证在细腻之处，细心辨识，大胆用药。”李氏生活在民国年代，当时瘟疫、鼠疫比较流行，亲临医疗实践的同时，他对温病也有比较深入的研究。他对于清代的几位温病大家如叶桂、吴塘、王孟英和吴又可等人的著作，大加赞赏，认为这些著作“乃温病之圭臬，医者不可不读”。

同时民国初年又是西医东渐、对国内的中医冲击最大的年代，对李氏的博采众家，就面临着不止在中医各学派中间，也包括了在中西医之间的取长补短。如1929年在《上海医报》上发文《西医用器械诊断果完善耶》，在当时西医初进国内、舆论一面倒的情况下，以最朴实的语言阐明中医诊断的道理：然于中医望色观形，能知病之所出；于闻声问情，能知病之所起，继助于切脉，参究邪之从逆，兼辨表里虚实，则隐微之病情，莫不了然胸中。继之又以两则医案再次申明中医诊断的特点与在临床上的优势：“某西医用听诊器置胸部听之，云系肺叶溃坏，病殆危矣，举家惊慌……余诊脉查色，细究病情，认为火甚刑金，痰壅胸肺……与大陷胸汤，服后连泻6次，霍然而愈。”又“某西医以华氏表检查其热，只80度，为不及度，断为心脏衰弱，用酒精等之兴奋剂，又与鸡汁，病热骤增，急来延余，用增液、承气、白虎等，翌日口糜黑苔尽退，再进甘露饮而奏功”。李氏的结论是：可见西医专用器械之检查，未即未善，为西医者，当自悟也。

2. 重经典，参西医

清末民国时期，西学东渐，中国文化正遭受着前所未有的质疑与考验，中医学是中国文化不可或缺的一个重要组成部分，同样也受到了不小的冲击。西学之风带来了在当时代表“先进”与“科学”的西方医学。西医对当时的中国来讲，是一种新兴的医学，与中医学有着截然不同的理论体系。中医本身及中医学者们，对于这一新兴的医学也比较迷茫，有人全盘接受，有人全盘否定，还有一部分人则处于两者之间，主张“衷中参西”、“中西结合”，而李氏就是属于中西结合学派的。

李氏对于清末民初时期的中西结合的大家王清任的《医林改错》、张锡钝的《医学衷中参西录》等著作，非常推崇，认为王清任、张锡钝重科学，坚持实践第一、独创革新精神，是值得学习的。李氏在教学育人期间，曾多次告诫自己的学生，“医者宜师古不泥，撷采诸家之所长，认真进行临床验证。”

李氏在精心研究中医学术的同时，对西方医学也进行了深入的研究，并提出了非常客观的评价。他说：“中西医各有所长，各有所短，若能互相学习，取长补短，遵循中医理论体系，充分利用现代科学技术的各种检测手段，把它纳入我中医辨证论治之中，进一步扬我中医所长，创立我中华新医学派，造福于人民，乃当代中医学家肩负的重任。”李氏一生都不遗余力地投入到中西医学汇通的重要工作中，他在《四诊概要》一书中写道：“现代的科学化验，X 线透视等……学习中医的同志，需要注意这点，合参共研，才能得到诊断的全面。”他在诠释中医理论时，往往采用中西医合参的方法。如《五脏之生理》一文中，李氏就“细究《素》、《灵》而兼考生理学，知五脏主属之格略矣”。他提出：“盖心脏有血管，其血液之循环，恃心脏司使，而周行全身。夫血管即脉管也，故曰心主血脉，肺为华盖，司呼吸之气，其气管达于皮肤，生理学所谓毛气管是也。”李氏在论述心脏的解剖位置时讲到“心在胸部中央，为行血之总机关，与主要血管相通，大如拳，上大下小，如圆锥状，尖端稍偏向左。质系筋肉……”这种记述是西医，而不是中医。而在谈到五脏六腑的生理功能时，仍遵循着《内》、《难》的中医之说，对那些偏执于西医解剖或中医生理之人，他大声疾呼的是：诚可惜哉！吾愿习医者，宜以《素》、《灵》与生理合参焉可耳。从以上这些可以看到：李氏不因当时社会上的不正之风而盲目地吹捧西医，也不因西医有某些专长而否定中医数千年来的基础理论与疗效。

在治法上，李健颐先生认为中西医各有利弊，“西药之治标，灵于中药，中药之治本，善于西药。治病者，若能中西两药标本为用，则急缓之症，莫不均治。”他主张在临床上中西医应取长补短，互相合作，更好地解决患者的病痛。这在1931年发表于《中医世界》上的《中西药合用治验》一文中表现得更为明确，他通过自己在临床治疗吐血、血崩、产后骨盆虚痛及癫痫、小儿伤风、咳嗽、小儿发热等疾病时，都采用了中西药的合用。如胃出血，李氏是用西药醋酸铅一瓦阿片末半瓦匀服，止血以治其标，复用四生饮加阿胶、茜草、丹皮、桃仁等以疗其本。又如小儿发热，用西药阿斯匹林（或芬阿锡吞）八分，匀四包，一日分服，兼用甜硝伊打酒一钱四分……即使这些西药名早已不用，甚至有些已无法考证其到底相当于现在什么药，其剂量何如，但可以肯定的是，作为一名知名度很高的中医，在20世纪二三十年代时已经熟练地掌握了许多西药在临床上的正确应用，并且在充分发挥中药在临床上的应用时并不排斥西药，这在今天也是极难能可贵的，足以看到其令人崇敬的治学思想。

3. 师古不泥，敢于质疑

李健颐先生注重药典，旁参各家，对前人的理论深入学习研究，但却并不泥于前人。李氏在学习的过程中不拘泥于前人理论，而是敢于提出质疑。如他对于“虚不受补”与“乌梅丸为厥阴经专方”等论述提出质疑。在《辟虚不受补之谬说》一文中，他对“虚不受补”理论提出了质疑，并对这一理论作了自己的诠释。

李氏认为，所谓“虚不受补”，其实质应为“邪不受补”。如果因为误解“虚不受补”涵义，对于真正体虚的人不敢进补，会造成非常严重的后果。

如邪气未离，早投补药，补药有坚固腠理，使邪不出之弊。夫邪气受补药固结，势必内陷传里。邪陷于里，遂蒸成热，其祸之甚，不可尽述。故病者，若有伏邪，即不宜服补药，世人邪不受补，误认为虚不受补。

是以虚弱之人，坐视而不敢服补，日虚一日，甚至肌肉痿弱、脏腑羸败，遂发全身贫血之症而死。

对于虚极的病人，即使有邪气在身，李氏认为也应该及时进补，补正与驱邪同时进行，否则，“正气不复，邪气泛滥，为祸之烈，已不堪言”。李氏最后提出，“为医者，须审症用药，应补应破，在乎诊断时主决而已矣，切勿迷信虚不受补之谬说，而坐视其害者可也。”

另外，李氏对“乌梅丸为治厥阴之专方”一说提出质疑，并专门著有《乌梅丸非治厥阴专方》一文，为乌梅丸与厥阴病之关系拨乱反正。李氏认为，“乌梅丸是专治蛔厥之方。乃世人不知其旨，以为乌梅丸一方，于诸厥阴症，皆可用之。其误人之夥，诚可痛哉。独不知伤寒之有厥阴病，而温热瘟疫，亦皆有之，如动辄用乌梅丸，则必至危殆矣。”“温热之热，比伤寒尤甚，伤寒之传于厥阴者……不敢递投乌梅丸，况温热之厥阴者乎！”对于厥阴病的正确治法，李氏认为，“吴鞠通深知此病，是由于热动生风，故用镇肝熄风，生液育阴之法，即大小定风汤，此为开温热厥阴之治法也。诚有卓识，亦可谓仲景之功臣也矣。”又如对“谵语”一证，一般人均以为“一遇谵语，辄谓邪入心包”，李氏则从陆懋修处认识到：谵语之病是由胃中之热，上熏心包，要在治胃热，不在治心包，胃热若平，而谵语自除矣。他不断地排除各种疑问，而以最真实的病因治疗疾病。又1939年李氏在《卫生报》上撰文《辟房室后少阴病之谬论》，其中写到：交媾七日内，皆属少阴，禁用寒凉，沿传已久，误治颇多。时医又不能阐明少阴病有种种之原因，余甚憾焉！并指出：“今观世人有病适于房事后者，无论热病、伤寒不特禁用清凉表散，且一切苦寒皆摈绝，遂至内热腾发，脏腑败坏而死，尚不悔悟，犹谓少阴病之厉害，无特效之良方，诚可痛哉！”并再三阐发：但愿世人亟早觉悟，医生要认真施治，切勿固步自封，迷惑到底，残害苍生焉耳。以上足以看到李健颐师古不泥，对每一病证都认真思考的治学精神。

三、李氏学术贡献

1. 治疗鼠疫的贡献

李健颐在防治鼠疫等方面，有比较突出的成就，我们收集到民国间李氏有关治疗鼠疫的论文十数篇，其中体现在《鼠疫治疗全书》一书中的，有他所发明的二一解毒汤，这是他经历十余载之试验，对基础方经过二十一次之加减后所得的有效方剂，以后又发展到二一解毒注射液，具有较高的临床和学术价值。

李氏之所以对鼠疫有如此深入的研究，一方面由于早年受其父亲熏陶，另一方面，他遇到过两次较大的鼠疫流行，在医疗实践中积累了非常宝贵的经验。1921 年，平潭县鼠疫流行，他积极投身到诊治患者的行列中。后来，李健颐根据自己诊治鼠疫的临床经验，创立了治疗鼠疫的有效方剂——二一解毒注射液。1934 年，他举家迁往莆田涵江。第二年，莆田鼠疫流行，李健颐不顾个人安危，又一次投入到激烈的医疗战斗中，日夜诊治鼠疫患者，抢救了许多危重病人。在诊病之余，李健颐将自己多年诊疗鼠疫的体会进行总结，采纳中西医学理论，著成《鼠疫治疗全书》一书。此书经俞慎初校正后，于 1935 年 5 月由上海中医书局出版，现代医药学社发行。此书出版后，当时的许多著名医家都纷纷为该书题词，如张锡纯的题词为“功侔和缓”，时逸人的题词为“疫证津梁”，《台湾皇汉医报》主编、台湾药学讲习会讲师苏锦全题词“济世良方”，等等，足见此书在当时影响之广大。

李氏在书中提到，“鼠疫，西人名为 pest，日人译其音为百斯笃。……中国医家知此疫是鼠为媒介，故名鼠疫。”对于鼠疫病因，李氏赞同西方医学的理论，认为是“疫菌”作乱。他在书中写道：“致疫之原因，实为疫菌，是菌乃光绪二十年，香港大疫时，法国医生叶尔珊氏，自患鼠疫病人之淋巴中所发见者。此种鼠疫菌，增殖最易，蕃育最速，由一而二，二而四，四而八，分裂至于千万，蔓延广播，传染急速，每有不及防备。”书中还依照西医学关于鼠疫的分类方法，将其分为三种，“一曰核肿鼠疫（Bubonen pest），二曰血毒性鼠疫（Septische pest），三曰肺炎性鼠疫（Pneumonie pest）”，并分别介绍了三种鼠疫的患病途径和病理病状等。

对于鼠疫的主要传染途径，李氏根据自己的亲身观察，认为除了老鼠是传染源之外，其他很多动物都有可能是传染源，如黑蚁和野兔的身上，往往也会带有许多鼠疫毒菌。他认为“西医云鼠疫为鼠之蚤所传……鼠核之病，非专由于鼠也。世人只知预防死鼠，独不思黑蚁之菌，即鼠疫之毒苗，往往置之膜外，不加讲求，所以鼠瘟日甚”。李氏对鼠疫传染源的研究尤为重视，并曾多次在期刊上撰文深入探讨传染媒介：由病人排泄物为之传染、由虫虱吸毒菌为之传染、由物类受毒菌为之传染、由畜类吸疫毒为之传染……并谈及宣统二年，东三省以旱獭作为传染源的鼠疫，为进一步研究治疗鼠疫做了充分的准备。

对于鼠疫的症状，李氏也做了非常详细的论述。对鼠疫的诊断，他分观形、察色、辨舌、闻声、验屎及验尿、诊脉六部分来论述，从各种症状中判断鼠疫病情的轻重顺逆，辨证其气血表里阴阳。有时也吸取一些西医诊断知识，来帮助诊断鉴别鼠疫。如：对于有些初起症状不明显的患者，他认为“惟有施血液之检查，即可断知之，否则易致误诊也”。肺鼠疫初起时，“其形状与秋温肺燥，或伤风肺炎及肺郁咯血相似，但症状较为险恶，稍有误认，用药迟缓，遂变不治，故于诊断此症，亦不易鉴别，惟当取其咯痰，施以霉菌检查之法，自有分别之处。”

此外，李氏还将鼠疫与其他疑似疾病做了详细的鉴别诊断。书中重点比较了鼠疫与横痃、便毒、瘰疬及外感发热、杂症发热等的异同，如：鼠疫与横痃比较，两者症象相似，但“鼠疫先见恶寒，继即发热，既热之后即不恶寒；横痃属三阴经，先恶寒而无发热，亦无口渴痛痹”。鼠疫之核，“是由瘀血坚结于鼠蹊线，大如柑橘，圆椭形，中心稍凸，坟然臃肿，色带青紫”，而横痃则“生在左腿夹缝皱纹，形长如蛤，漫肿坚硬，痛牵睾丸，上及小腹，或由睾丸肿大，漫延腿夹缝中”。鼠疫初起发热，很容易与外感发热相混淆。从脉象上看，与外感脉浮不同，鼠疫身虽发热，“而脉则或沉或伏，或微细，或代止，或模糊不清，或紧急而乱，似阴非阴，似阳非阳”。还可用嚼生黄豆法鉴别：“外感症则腥，鼠疫则甜”。另外，“杂症发热轻而缓，鼠疫发热重而急”，鼠疫一得，“即人事昏迷，或沉睡，或夜寐发惊，或谵语如狂，或目珠不顺，或面白如纸，心窍如有痰迷者，但人虽昏迷，而清醒时，又极清醒，令人难测。”从多方面对鼠疫与其他疾病进行症状鉴别。总之，该书对鼠疫的诊断和鉴别诊断论述详细，是与作者十数年临床实践中的仔细观察分不开的。

对鼠疫的治疗，除从中医的诊断，反复探讨研究，加减一些成熟的方剂外，且提倡以中西治疗观，虽则西药对此症尚无特效之方剂，不过尚可用一些对症疗法以减低鼠疫的疫情。李氏即使在疫情危急之时，在治疗方法上也不忘中西兼用，以加强对疫情的控制。

2．将西医某些试验、注射剂引入中医

李氏最具有创意的发明，当数二一解毒汤剂型的改良。他将西医的注射液引入中医，制成二一解毒注射液，具创新意义。

李健颐认为，在我国悠久的医学历史中，上古崇尚用针灸治疗疾病，到汉代发明汤液之后，人们开始逐渐注重使用汤液治病。而用汤液疗病，“不特服用艰难，且奏效迟缓，凡遇急症，屡有措手不及之患”，若“遇轻症，药苦不纳，尚可稍延时日，苟遇热疫重症，危在顷刻，服药与不服药，即有生死关系，多半因其不能服药，即继为不治者，比比皆是。”可谓治疗上的一个缺点。

对于汤液的这些弊端，李氏认为，“今日西医发明注射，可补此弊，诚大有功于后世也。”李氏大胆设想，“西药既可制液，岂中药独不能哉?”“每有思将其汤方之煎剂，化为注射液，可以补救服药不及之弊。”于是他潜心研究，用其发明的二一解毒汤，化制一种透明液体，以供注射，“经过若干试验，幸得告成，命名为二一解毒注射液。”据称，该注射液“能治鼠疫、瘫疹、麻痘、猩红热、脑膜炎、狂犬病、霍乱、瘟毒等症，用法简单，奏效灵敏，又无副作用，与西药注射无相轩轾”。二一解毒注射液的发明应用，“不特可以补助口服中药不及之弊，且可启中药注射之新法，而抵塞西药之漏卮也。”

在20世纪30年代，李健颐的这一创举，在中医方剂剂型的探索方面，迈出了可贵的一步，开中药注射剂之先河，具有非常重要的创新意义。

对于一些中医从不曾用过的试验方法，李氏在适当的时候也会应用。如：世人不知生育与酒有绝大之关系，反谓祖坟不吉，及妇人命带白鹤埋儿……鄙人深知酒之大害……亲自实验以告世人。“将米酒倾一半于玻璃杯中，取人之精虫少许放入杯中，用五百倍显微镜照视，见其精虫受酒之麻醉，逐渐僵死。”接着又引《内经》原文“以酒为浆，以妄为常，醉以入房，以欲竭其精，以耗散其真……”以极有说服力的方法告之世人酒致不育的真正原因。

3. 重视临床，书写医案

李氏非常注重临床实践，中西医学理论与实践相结合，在临床中不断积累、总结经验，进一步提高临证水平。他在注解某一病症时，一般按照“原因”、“症状”及“治法”为顺序进行一一阐述，有时李氏还会在某些病症后加入自己的“治验”。这些都是李氏临床过程中真实遇到的病例，李氏在自己的著作中将其记录下来，以供自己及后人学习研究。

如他在《治水臌病经验谈》中，记录了治疗水鼓病的五个验方，并列举了自己治疗过程中的病案。如：

一福清县，后山顶，王阿梅，年三十岁，于丙寅年秋间，患温疟身躯大热，四肢如炙，口渴不止，自思水能退热止渴，争欲饮水。伊妻因惧饮水积蓄，为害最烈，遂阻之，梅再三催促，不得已舀水一钵，与之，梅尽量吃下，真如亢旱之逢甘霖，热果尽退，而病亦瘳。自此以后，唯觉腹皮厚硬，肢肤浮肿，日见日大，竟如皮鼓，四肢僵硬，不能坐立，诸法医治，均无效验。时因家岳抱采薪之尤，余往审候，梅即家岳之堂弟，闻余到，喜出望外，即延诊视，按脉沉石而缓，浑身肿胀，辗转艰难，即用治水臌第三方之法治之，至夜半，大汗淋淋，小便如涌，诸证霍然。

作为一名老中医，李氏时时处处以中医经典为本，辨证治疗各种常见疾病，并把心得记录下来，与同行共享，时刻不忘对中医的继承和发扬。如1929年在《医界春秋》上发表的《诸病皆由伤寒之原理》、1930年发表的《伤寒标本之研究》，及同年在《上海医报》上发表的《伤寒虚寒虚热之讨论》，又1937年在《光华医药杂志》上发表的《伤寒与温病之鉴别》，都是通过一例例的病案，在艰难的社会环境中，维护着中医的治病精华。李氏并总结：《伤寒》一书，是为治外感之启迪，开杂病之源委，业药者岂不研究乎？今之西医治伤寒病，无分表里虚实，但发热，即用退热剂。李氏认为：从本即治原病之症体，从标即治合病之兼证，从中即治寒热兼症。推原究理，讨论中并总结，热有虚热、实热、外热、内热之比；寒有虚寒、实寒、外寒、内寒之异，因症用药，不拘胶柱，故其奏效之灵，诚有胜于西医者。在总结中医的治疗经验时，总不忘对西医的不足之处予以指责，是这一时期极力维护中医人士的共同特点。而李氏则遵循两点原则：一是中医要说得有理有据，二是对西医的长处加以肯定，并为我们所用。李氏还在数十篇的医案中，记述了胃逆、咳嗽、久泻、热疹、肝痛、暑温、胁痛、浮肿等二十几种病证的治疗体会和经验，且在临床中凡遇到的一点闪亮都会记录下来，如《食羊肉之痼疾》、《归脾汤不宜于卒之病》、《酒积误下之害》、《补中益气有堕胎之害》等，每一短文都为读者留下记忆，为后世中医留下了珍贵的医案资料。

李氏行医50多年，一直服务于临床第一线，从不懈怠，还在诊病之余，勤于著书立说，至老都不知疲倦。他临证辨病精到，立方严谨，思路开阔，对于奇难杂病，常能应手而得。李氏著有《临证医案笔记》一书，该书将他临证过程中遇到的奇难杂病，详细地进行了记录。李氏在该书中收录了自己治愈的病证，将理法方药详细地列出，作为后学参考。除此之外，他还将自己临证过程中遇到的误治、不治的病例一并收入其中，并探讨误治、不治的原因，为后学敲响警钟，作为前车之鉴。

4. 重视妇科，普及医学

李健颐非常重视妇科病的防治，他写了一系列关于妇科的医学普及文章。在他的论文中囊括了妇科经、带、胎、产等各个方面。

如妇女月经病中，李氏论述了“妇女月经不潮之原因及治法”。李氏总结：“夫月经不调，原有数端，兹将管见所及一一举陈于下，以备参考。”“一因怒气之致月经不调者，二因愁郁之致月经不调者，三因淫欲过度之致月经不调者，四因湿热之致月经不调者，五因运动之致月经不调者。”他认为月经不调与生育有绝大关系。

若月经顺序有期，其成熟卵子与月经相随排出。一遇精虫，便能成胎，此自然之理也。鄙人尽心研究，深知月经不调，有各种原因，就其原因，发明数方，功效最著。

对于治疗月经不调的方药，李氏也归纳了自己的临床心得，总结出验方镇怒调经汤，以示后学。

关于妇女白带的生理病理，李氏也做了比较全面的论述，如《白带概论》，介绍白带的自疗法，根据临床诊疗经验，总结出“椿樗皮是治带之良药”。李氏认为，“带下一症，完全因于子宫局部不清洁而致，旧医不知生理，徒从阴阳五行，牵引附会。”他对于前医根据带下的颜色与五行相结合来辨证论治的理论持否定态度，李氏说：“所谓伤肝经，色青泥；伤心经，色如红津；伤肺经，形如白涕；伤脾经，色似烂瓜；伤肾经，色黑如衃血；此皆腐化之谈，不值识者一辨。”他认为：“妇女之带下，与男子患淋病浊同症也。系由与患有淋浊者，接触之淋菌，所传染而来。”他认为女子白带异常相当于西医所谓的淋病，并将其分为急性与慢性两种，“急性淋症，即中医所谓湿热下注于下焦之淋带症也。慢性淋症，即中医所谓脾肾衰弱，内伤带脉之白淫症也。”而这种病的治疗，李氏认为：

当在急性之时，以利尿消炎防腐镇痛之剂，如导赤散、加减胜湿汤、小蓟饮子之类；炎性已退之后，则佐以消毒收敛之品，如即济丹、清带汤之类。其他再以洗射等法，以清洁子宫内部，庶有济矣。

在胎产方面，李氏论述相对较多。《精之原理论》、《种子琐言》、《生育问题》、《受胎之原理》、《妇女体质寒热与生育迟早之关系》等文属于妇女怀孕与受精方面的医学常识普及。如他在《生育问题》一文中提到：“世人每以不能生育谓为妇人身体有病，或因卵子不能结实，更者生子多夭，又谓妇人命带白鹤埋儿，才责全归妇人，藉以蓄妾。不知交媾成孕，男女双方着力，不特女性有病，不能生育，即男性有病，于生育之障碍，大有关键。”在《种子琐言》中，李氏提及，男女双方如果有感情，情欲增强，则更容易受孕，如“夫欲念之感，在男子可助精虫之运动，在女子可压迫卵巢卵子之早熟，及助卵出于子宫，与精相接。故男女心情相缔，情欲浓厚者，其精虫与卵容易接触，亦易受胎”。而《胎儿转身之研究》、《产后骨盘痛与瘀血痛之鉴别》和《子淋病》等篇文章则是关于妇女怀胎之后以及产后医学知识的普及。

5. 药物学方面的贡献

李氏对药物也有比较深入的研究，并编有《实用汉药便览》一书。全书将药物分成13类，包括：退热剂、清凉剂、祛痰剂、下剂、利尿剂、收敛剂、麻醉剂、兴奋剂、强壮剂、防腐剂、驱虫剂、变质剂、和缓剂等。每一类首先给所属的药物类型下定义，如退热剂的定义为“凡药物能使上升之体温减退或缓解者，总称之为退热剂”。其次，李氏分条总述本类药物的生理作用，如退热剂的作用为：“一、增加体温之放散。二、调和营卫，使由热而来之病势，亦可缓解。三、减退经络脏腑之郁热，以却体温之发生。四、扑灭风寒暑湿燥火，而俾热度之下降。五、因热而发疹，可使早透。六、有发汗之作用。”最后，分述所属于此类药的具体药物的属性及临床功效，如属于退热剂的川桂枝，其“味甘辛，性温”，具有“发汗解肌，调营卫”的作用，临床主要用于“治伤风头痛，骨节挛痛，手足风痛，风痹胁痛”，其使用禁忌是“惟性能动血，阴虚阳盛者忌之”。每一种分类皆按照上述顺序论述，条目清晰，内容简单易学，更容易被后学所掌握。

李氏除了著有《实用汉药便览》这种系统性的药物著作之外，还在一些论文中对某一些药物功效和使用禁忌等，有单独、详细的论述。李氏对于某些药物有比较深入的研究，如其所著的《鹿茸之功用》、《枯明矾之效力》、《萝卜之功效》、《淡竹叶与苦竹叶相比较》、《洋泻叶之功用》、《磁石之真伪》等，对这几味中药都作了比较详细的论述，以自己多年临证用药心得为主。如他在《洋泻叶之功用》

一文中，提到：

鄙人研究洋（番）泻叶之性质及其功用，约有年余。先由试用，以后得于实验者，盖洋泻叶性质轻清，气味淡薄，只能清疏发泻，追逐体中之水分，由大便以出。如有形食物积聚者，则彼不能为力也，且泻叶逐水之力宏大，如身体有缺乏水分者最忌。因恐水分过尽，即有生命之危，用者故宜慎之。平潭医生嗜好泻叶，每用数两之多，以致虚脱者，比比皆是，余亲目之睹，前事之鉴，特录于兹，以告于世。

考鹿茸之质，含有磷酸钙阿摩尼亚等，则不特有峻补之功，且有却痰兴奋之能，用者宜细究之可以。

鄙人试验所得，深知白萝卜根于治喉痧有特长，如遇喉痧盛行时，可将白萝卜根煮汤食之……至于红萝卜根只可做食用，故药剂中，所用萝卜子宜于白萝卜者为宜。

大黄救人无恩，人参杀人无罪，诚哉斯言也。

这里所说的是本草书以外的个人体会，是李健颐先生在自己的临床生涯中不断积累总结出来的。另有《好用热药忌用凉药之言》、《用药偏嗜之害》、《祖传药方吝存之害》等等，每一篇文章都会给你带来新的收获。

综上所述，李健颐是中国近现代医学史上一位颇有建树的中医学家。他为了中医事业，兢兢业业，将自己的一生都奉献给了中医事业的救亡、复兴与发展上。李健颐早期参加、组织了许多中医救亡组织及社团，为中医的救亡运动做出了不可磨灭的贡献。作为一名医生，他医德高尚、医术精湛；为人师表，他德高望重、诲人不倦、桃李满天下。李健颐最突出的贡献就是对鼠疫的研究，以及他所著的《鼠疫治疗全书》。该书是近代中医治疗鼠疫的集大成之作，较为全面地体现了李健颐在诊治鼠疫方面的成就，具有较高的学术价值。二一解毒汤，尤其是二一解毒注射液的发明，可谓近代中药研究上的一个重大创新，也为近代中医防治重大疫病的史实，增添了浓彩华章。

李健颐先生是福建地区的著名中医学家，他留下来的著述，可以为当前中医临床和科研提供重要参考，也为研究民国时期的中医学发展状况（特别是在鼠疫防治方面）提供了大量的宝贵材料。这些文章，很值得中医学界关注，并需要进一步发掘整理。

田　峰*

2009 年 5 月

* 田峰　中国中医科学院在读博士，中医文献学硕士，硕士期间参与导师王咪咪主持的国家中医药管理局中医药科学技术研究专项“1949 年以前中医药期刊及相关文献的收集与研究”课题研究工作，从事民国时期中医药文献研究工作。另外，点校有《伤感合编》（收入《温病大成》丛书）和《医方集略》二书，主编《难病奇方系列丛书·龙胆泻肝汤》（中国医药科技出版社 2008 年出版）一书。

研究性论文

1. 西医用器械诊断果完善耶

器械诊断尚未至完全时期，四诊化裁实具无穷之妙用。

西医云：诊察病人，必藉听诊、打诊器械的检查而后可。中医惟以三指按脉，用五行生克之理，判断幽微之病情，诚荒谬之极矣。独不知中医切脉，居四诊之末，只为补助望、闻、问三者之所不及，并非切脉一事，即为诊断完全之学，而毋庸用望、闻耶。今之西医，乃以切脉之末事为讥，自藉用器械之检查，药物之试验为善，呈器械药物之诊断，就中医观之，犹未心许其善，何哉？盖器械之诊断，只可施外热已彰，病灶已成，如外寒内热，及潜伏未发，七情六淫之病，彼则莫能洞悉症结矣。然中医于望色观形，能知病之所出，于闻声问情，能知病之所起，继助于切脉，参究邪之从逆，兼辨表里虚实，则隐微之病情，莫不了然胸中者。昔医和诊晋侯而知赵孟之将死，仲景能预断王仲宣四十当有疾，须眉脱落，落后半年必死，此皆由于望闻问而能预知，神乎技矣。试问西医有此术乎？吾谓西医用器械之诊断，该不如中医四诊之妙，譬如热极生外寒，阴虚生内热之症，西医每因此而误死者甚夥，特由于器械之不能辨别表里虚实故也。鄙人屡见西医用器械之诊断，无不误者，略毕二则于后，俾西医自诩用器械之善，以攻击中医者观之，自可退思审误，而知器械检查之法，尚未得到完全之域，尤当再进研究吾国四诊之法，以补助其所不及之处，庶可完善矣。中医亦宜专心研究西医之长，从新改良，辟自封故步之弊，开实验新猷之路，将来进步，匪仅与西医并驾齐驱已也。民国十年十月，家嫂温病，身热咳血，心神瞀乱，胸中硬满，大便秘结，某西医用听诊器，置胸部听之，云系肺叶溃坏，病殆危矣。举家惊惶，莫衷一是，余诊脉察色，细究病情，认为火甚刑金，痰壅胸膈，如《伤寒论》所谓大结胸是也，与大陷胸汤，服后连泻六次，霍然而愈。

民国十五年六月，陈圣秀之子，方六岁，患热病，舌黑口糜，身体厥冷，四肢如冰，为热甚厥亦深之症，某西医以华氏表检查其热，只八十度，为不及度，断为心脏衰弱，用酒精等之兴奋剂，又与鸡汁，病热骤增，急来延余，用增液承气白虎等，翌日口糜黑苔尽退，再进甘露饮而奏功。

可见西医专用器械之检查，未即未善，为西医者，当自悟也。

（见《上海医报》1929）

2. 中西药合用治验

世人每谓中药不能与西药并用，并用则必致病症绵延。又谓已服过西药，以后再服中药无效，独不知西药之治标，灵于中药，中药之治本，善于西药。治病者，若能中西两药标本为用，则急缓之症，莫不均治。鄙人历治数症，照录于后，即知中西药并用之功效也。

吐血

吐血一症，是因胃中血管破裂，血液上腾，霎时呕血，倾盆盈盂，危险悬旦夕。可用西药醋酸铅一瓦阿片末半瓦匀服，止血以治其标。复用四生饮加阿胶、茜草、丹皮、桃仁、三七等，以疗其本，无不奏效如神。

血崩

妇女血崩，最为急症，急则治标，故宜先用西药麦角膏一钱，匀服，或注射皮下，再投生地、阿胶、西洋参、杭白芍、地榆、麦冬、藕片等煎服，屡试屡效。

产后骨盆虚痛

产后骨盆虚痛，与产后瘀血作痛相似，而治法迥异。骨盆虚痛，宜投补药，瘀血积痛，则当破瘀。若互相误用，祸即立见，岂可不惧哉。然骨盆之虚痛，可用补中益气汤加川楝、元胡、木香、小茴香等，最有效验。或用西药浓铁绿水二钱，溜水三两调和，每服一匙，开水冲，一日三次亦效。

妇人白带

宜先服萆薢分清饮，加樗椿皮、车前子、黄芩、知母，清湿解毒，继用西药浓铁绿水四瓦，溜水一百瓦，一日三次，每次用一匙滚水和服。最效。

癫　痫

癫痫一症，多因胃热上升，脑经蒙乱所致，宜先用西药臭剥一钱，溜水二两，陈皮糖二钱，一日三回分服，以平脑乱。再投白虎汤加代赭石二两，天冬五钱，生铁落一两，桑皮三钱，清胃热，降胃逆，立奏奇功。

小儿伤风咳嗽

用西药抡物氏散四分，阿斯匹林八分，调和匀四包，一日分服，再服吴氏桑菊饮，立见嗽止热退。

小儿发热

用西药阿斯匹林（或芬阿锡香）八分，匀四包，一日分服。兼用甜硝伊打酒一钱四分，溜水二两，每服一匙，开水和服。如大便不利者，投以洋泻叶四钱，滚水泡服，或用冬梨搅汁和开水服，即热退而愈。

热　痢

用大黄三钱，槟榔二钱，杭白芍三钱，煎服。或投西药加路米一分送蓖麻子油五钱，利肠内积毒。继用碳匮酸一钱，盐莫一厘半，和乳糖匀分三次服，立愈。

（见《中医世界》1931）

3. 中医果失败之学耶

西医恒笑中医为失败之学，以予观之，中医起源既2000年，自晋唐以后，西医日益发达，皆视汉医方为空疏不足治病，故汉医从此失败，迄今已有60余年矣。考其失败之原因，皆由晋唐以降，医道渐衰，阴阳五行之说盛行，医生惑其然，中医发达，遂以中止。乃若晋唐后，医家不依阴阳五行之说，而依今日之科学，则中医之进步，不难与西医并驾齐驱，何至衰颓至今日，且遭社会唾骂，至无容身之地。光绪二十八年，即明治三十六年。日本德川氏，中药医杰，吉益东洞翁、和田氏、德医希尔紫氏各名医。阅我们《内经》、《难经》及仲景氏《伤寒论》、《金匮》等书，皆云发挥尽致，可补西医所不及，遂将仲景氏各书，详加研究。除晋唐后，医书各注解，再添入西学解剖、理化、细菌各学说，披沥汉医之真髓，剥夺西医之伪装，历举汉医之长，比较西医之短，是不特仲景氏之功臣，亦可开我国医界之觉路也。日本赤木氏，当代西医博士，谓医之术，尚未发达至完全之域，中西各有短长，不可偏废，如将中药尽力研究，必有最新之发明，可以代西药之用，亦可治西医所不治之病，洵世界之发明家也。学医者，倘能寻斯义，自能日新月异，医学淹贯，名震中外，则我国医学不致失败，亦不致利权外溢，尽用西药。查今日民穷财尽之时，若中药之煎剂一概不用，各省所产之药材，几同废物。外人以贱值购去，为厂药之原料，制成后以贵值售之吾国，每岁之损失，不知凡几。吾故曰：治病宜用中药者则以中药治之，中药所不能治者，则以西药助之，惟求病者之疾愈，切勿忌中医而扬西医，恶西医而彰中医，则可矣；不然皆不可完全之良工也，吾国文化最盛，疆域最广，岂无特别之药材，经验之良方乎，是在学者善于取法而已。

（见《卫生报》1928）

4. 辟虚不受补之谬说

邪气在于人体变幻百出，其害最酷，故宜急以驱邪为主。邪之所凑，其正必虚，又当补正。正气强，则身体内之抗毒强壮，可以抵抗病菌，自然无他变之患。此即治病大纲也。如邪气未离，早投补药，补药有坚固腠理，使邪不出之弊。夫邪气受补药固结，势必内陷传里，邪陷于里，遂蒸成热，其祸之甚，不可尽述。故病者，若有伏邪，即不宜服补药。世人邪不受补，误认为虚不受补，是以虚弱之人，坐视而不敢服补，日虚一日，甚至肌肉痿弱，脏腑羸败，遂发全身贫血之症而死。盖人之病至于虚极，急宜投补，虽有伏邪，亦当补正，而兼驱邪，不然，正气不复，邪气泛滥，为祸之烈，已不堪言。然则虚者之服补药，更为綦要。云何虚不受补耶，其所以不宜补者，是在邪气尚强，外热猖獗之际。夫邪热当盛，若服补药，是助邪为虐，抱薪救火，其害与虚受补者等耳。为医者，须审症用药，应补应破，在乎诊断时主决而已矣，切勿迷信虚不受补之谬说，而坐视其害者可也。

（见《上海医报》1929）

5. 精气津液血新论

人体虽由五脏六腑，及筋肉骨诸器官的构造而成。然非赖精、气、津液、血、各液，所营养安能成活动之人哉。夫精之生源根乎先天，存于睾丸，为白色之黏液，中含蠕动之性质，即精虫，为生殖之要素。若精血相搏合而成形，所以男女媾精，万物化生，惟精之气，藏于肾，上通脑筋又贯于两耳，故精脱者两耳必聋。然精之中又有津液，津液乃人体之流质，在皮肤为汗，在筋肉为血，在肾为精，在口为涎，在目为泪。经曰："三焦出气，以温肌肉，充皮肤，谓之津，其流行者为液。"是以津，常在皮肤之间，而液恒居脑髓骨胫之中，故津脱者，则腠理开，汗大泄。液脱者则骨屈伸不利，色夭，脑髓消，胫酸，耳数鸣矣。顾精津液者，乃祖血之生支也。盖血由中焦变化所生，经心脏排出，而灌注经脉之中，生精生液，津以营养身体各部，中分赤血球、白血球二种。赤血球色带黄微红者，形似小圆盘，两面之中央凹陷，柔蠕有弹力。一立方厘米血液中，男子约含五百万个，女子约含四百伍十万个。白血球无色黏稠柔软，骤视如痰形，在血液中最宝贵。若咳唾于外，伤身必甚。《素问》曰：咳不止，而白出者死。是知血液充郭，则筋肉骨胫强，关节清利矣。

如赤白血球脱者，其人色白不泽，其脉空虚也。然则血之关于人，固为綦重，而且大矣。虽然血为人身之至宝，而非气之佐，亦莫能其流动。故曰气者，血之帅也。夫人之养气吸入，碳气呼出，新陈代谢，以养生身。养气济肺脏开发，若雾露之溉，所以熏肤充身泽毛者也。养气即清阳之气，碳气即浊阴之气，故清阳走上窍，浊阴归下窍，阴阳不混，则身体强健矣。若气脱者，则清阳之气不升，浊阴之气上干，致眼球无气液之浸润，所以目不明也。诚夫精津液血气，为人生长之宝，故修养家专心修练此五气者，故能绝谷不饥，介寿无穷矣。

（见《幸福报》30、5）

6. 论五脏

心、肺、肝、脾、肾，为人体之五脏，由各色筋肉质及细胞组织而成，均有灵动之机能，为全体生原器机也。夫五脏之中，惟心为君主之官。盖心在胸部中央，为行血之总机关，与主要血管相通，大如拳，上大下小，如圆锥状，尖端稍偏于左。质系筋肉，外被滑泽之心囊，中分四枢，后面有营卫管七孔窍，藉之引血液达周身经脉，以营养百骸。其血液由心发生，故人体运动，赖心之灵机而神明出焉。肺系纤维细胞及血管而成，居胸部肉分左右两扇，色淡黄微灰，有弹力性，上连喉系，下通心肝之窍，司全身呼吸，纳清气，泻浊气，为诸脏之华盖，压糟粕以行于大肠。经曰：肺合大肠。又曰：肺者气之本，魄之处也。故肺气调和，则身体清爽，而大肠通快矣。肝者，干也，谓其好动而干犯他脏，其质为人体肉部分泌之大脉。上面隆凸，下面凹陷，分左右两扇，贴于横膈膜下，色赤褐，与肝之营脉通，内含多数肝细胞，从血液中酿出胆汁。由输胆管而入胆囊，又能造一种糖料，以补养身体。其性宜条达，不宜抑郁，必少思寡虑，情意和谐。然后阴平阳秘，相火不燔，肝木既调，五脏自顺。《素问》曰：肝者将军之官，谋虑出焉。脾脏在胃底之外侧，形卵圆而平扁，色赤褐，功能裨助胃气消化，与四脏有相连带之关系。脾中之网油及血线，能生长肌肉，中有经脉，通于口，播于脑，故脾气和，则口能知五味矣。然则心司血，肺司气，肝脾司化液汁而助消化，各司其职。而生精行血，通气之机官均备矣。独是各脏之精液及血中废料尚无所存泄，然则其惟肾脏矣。夫肾二枚，在腹腔之背，对列于左右，形如蚕豆，色红褐，外旁凸出，内旁凹入，受五脏六腑之精而藏之，以化髓生骨。平时则分析血中之废料，下注膀胱，以成尿液。两肾中间有白膜叠结连横之筋，贯脊骨，入髓，上连气管，外通于鼻，吸入天阳，下入丹田，生精化气，为人体生命之根。是故五脏之构造，皆为生精神，存血气之作用，故存而不泻。《素问》曰：五脏者，所以存精、神、血、气、魂、魄者也。顾吾侪之注意卫生者，宜先保养五脏，五脏调和，则身体强健矣。

六腑论

六腑者，胆、胃、大肠、小肠、三焦、膀胱也。经曰：

六腑者，所以化水谷而行津液者也。盖食物由食管入胃腑，受肝、胆、脾诸液之伴和，胃中之筋肉，遂起收缩运动以磨化之。然后输入于小肠，经小肠之变化，既分为血液、糟粕二种。血液由小肠之绒毛血管入心脏，化为赤血，而循环周身。糟粕入肠，出肛门，其血液循环各脏，经各脏排滤，其清者由肾系入髓海，而生骨。浊者入输尿管而膀胱，遂成为尿。此即六腑生理之大概也。夫胃横于膈膜之下，其形如囊，左大右小，直连小肠，上口接食管，曰贲门。下口连小肠，曰幽门。系筋肉纤维纵横组织而成，内被黏膜，而多皱壁，能分泌一种酸汁，助胃消化食物之用。凡胃气腾上者，则脉部见于人迎，精充而下输，则脉涌盛于趺阳，为营卫之枢纽、五脏之宗主，若胃气盛，则能食而不伤，过时而不饥也。胆居肝脏右侧，形如囊曰胆囊。管通肝脏，营脉，内蓄胆汁，时常渗入胃腑，而助消化。质系筋膜，色带茶褐而绿，味甚苦。此汁之功能，比他溶液汁为强，故胃气之消化力，均由胆腑决断。经曰：胆者，中正之官，决断出焉。其大肠、小肠，系筋肉纤维组织而成，小肠上接胃口，下连大肠。大肠之下，又连肛门，小肠受胃中所纳食物，经小肠收缩，化液由绒毛血管汇集而上奉于心，滓秽即渐渐放入大肠，其管广阔于小肠，内分回肠、广肠、直肠三部，为化糟粕之腑，上与肺相应，故大肠蠕动赖肺气所压，然后凝结粪滓，方能输送体外，苟肺气不足，大肠必伤，而泄痢之病作焉。然胃、胆、大肠、小肠，皆化食物之作用。而三焦、膀胱则不然，夫三焦系网油及板油，根生肾系，上贯心包络，连胸之膈膜，中散肝、脾、胃及小肠，下播精室、大肠、膀胱各处。而外通于三焦之腠理，中间有汗腺及毛孔，为生毛、发、汗之径道。故曰，三焦者，腠理之毫毛也，其脏腑水液，由三焦之油网渗入膀胱，决渎通快，则身体安适矣。膀胱，俗称尿胞，为贮尿之囊，作圆形，颇有弹性，在腹腔下部，其底旁左右，有输尿管一条，通于肾脏，前面下旁，又有排尿口，口有括约筋，与尿道连接。肾脏分泌之尿，输入膀胱，贮蓄既满，则放开括约筋，从尿道泄出。然膀胱之能力，岂止此哉。盖存津液，润肌肤，独必赖其气之通于皮肤也。此即六腑构造之大概也。虽然夜寝之时，腑管略有停止，非若五脏之周流不息。噫！人体脏腑之道，安可不究其所以然哉。

（见《中医杂志》1929）

7. 气脉筋精之宗派论

人之气脉筋精，皆有宗派，左胸跳动之大气者，宗气也。身体上之主脉者，宗脉也。阴毛中横骨上下之竖筋，即阴茎中之筋，为宗筋。肾之精水，由宗脉上通于心，外注于目者，为宗精，而体中之气脉筋精，由之而支出焉。《灵枢·邪客篇》曰：“宗气积于胸中，出于喉咙，以贯心脉，而行呼吸焉。”盖气由胃腑水谷所生，上输于肺，以司呼吸，随肺气行于十二经隧之中，为五脏经脉之宗，故曰宗气。夫主脉，冲脉也。冲为五脏六腑之海，渗诸阳，贯诸阴，出于气街，而充皮肤，上聚于目，通眼球之液管泪腺，凡周身脉道，无不周及，为诸脉之宗。是以感动则心摇，心摇则宗脉感，宗脉感，则液道开，而涕泣出焉。宗脉即前阴中横骨上下之竖筋，有坚柔强韧之性，内通膀胱及肝之膜原，而循冲任二脉，外连关节，以播于分肉之豁谷，恃阳明水谷之气以营养。故曰阳明者，五脏六腑之海，主润宗筋，宗筋主束骨而利机关也。张隐庵曰："宦者去其宗筋，则伤冲任，血泻不复，故须不生。"然宗筋为诸筋之宗，生原于肝，故人房太过，宗筋弛纵，发为筋痿、白淫等疾，可不慎哉。《大惑论》曰："脏腑之精气，皆上注于目，精之窠为眼，骨之精为瞳子，筋之精为黑眼，血之精为络，其窠气之为白眼，肌肉之精为约束。"生理学所谓眼之括约筋是也。裹撷筋骨，血气之精而与脉并为系，即眼之筋脉系也。上属于脑，后出于项中，是精之生原由于肾脏明矣。然通脑注目之宗精，非睾丸之精虫也，学者其注意焉。

（见《中医杂志》1929）

8. 脑髓骨脉胆女子胞合论

以生理学的眼光说明种种构造和功能。

经曰：脑、髓、骨、脉、胆、女子胞，此六者，存于阴而象于地，故藏而不泻，名曰奇恒之府。夫脑系椭圆状，色白质柔，冲满于头盖之内。左右两部，上者为大脑，下者为小脑，下连脊髓者，为延脑。中正有沟，内有血管，播于周身之阳，外连卫脉，以司知觉运动，即督脉，及阳维、阳跻诸脉是也。其柔白质之藏于骨内者，谓髓。髓之功能，所以生长骨骼也。然脑髓之外护者，厥惟骨骼乎。经曰："骨为干。"盖骨系石灰质及胶质而成，故具有坚韧不挠之性，分头部骨、躯干骨、四肢骨及指趾等骨，计二百余片。推其成因，由于肾脏生髓，髓能长骨，故肾病，则骨痿。脉即心之营脉管也。播于周身之阴，循环不已，终而复始。心之主要血管，即任脉也，其支出络脉，即阴维、阴跻诸脉也。胆腑，系六腑之一，《内经》列于此者何也？盖胆为中正之官，有消化之能，他脏之强弱，均由之决断焉。观其任负之责，与脑、髓、骨、脉无分上下，故亦名奇恒之府。女子胞在小腹之内，前接膀胱，后连直肠，系筋膜组织而成，形如夹室，外有血筋环绕，根生于两肾。体内之经血，由冲任二脉注于胞室，日生日长，贮蓄盈满，由子宫排出，排后则胞室空虚，宫口含开，为生殖之期。经曰："任脉通，太冲脉盛，月事以时下，故有子。"或曰：男子亦有胞室。《内经》独言女子胞者，盖男子之胞，即精室、气海，循冲任二脉，营于口唇，而生髭须，外吸天阳，入于丹田，而长精液，为人身生殖之原蒂，法天而属阳。阳非若奇恒之府，存于阴也。观夫《灵》、《素》之论，参天地阴阳之数，而配合脏腑，可谓详之至矣。但文理深奥，注家亦不能阐微发聩，是诚可惜。

论营卫

心脏之血脉，何自来乎？盖谷入胃中，消化器助其化质为液，液受于心，复藉营卫二管，而达周身焉。夫心脏之有营卫，即生理学所谓动静脉也。营窍排血，而行各腑，分支而入络管至四肢，复汇集而出卫管，即生理学谓左室收缩，血出动脉，行至毛细管，汇合而出静脉也。卫脉含有浊质之血，经肺中新吸空气排滤，仍入于心，化为清血，循环不已，是营外通于卫，卫内达于营也，审矣。《素问》曰："谷气入于脏腑，清者为营，浊者为卫，营行脉中，卫行脉外。"此之谓也。然血脉循行一周，约一刻十三分有奇，脉行十六丈二尺，日夜共五十周。脉行八百一十丈，方得满溢全身之经络，终而复始，为一大会。考生理学所谓血发于心，出于肺，达至全身之微丝血管及各神经系，乃复回转而至于心者，为一周环。每一点钟，约回环四周零，至此一日之终。计行五十周，其出入之血脉，均会集于心肺两脏，为一大会。《灵枢》论营卫，行阳二十五度，行于阴二十五度，分昼夜，气至于阳而起，至阴而止。盖血之行于阳，即血行至于各神经系。夫神经系，得血脉之满，则脑兴而醒。血行于阴，即血之行至于各循环系，夫循环系得血之满，脑中必虚，脑虚则静，故静而寐。《内经》谓，血脉之行，先由手太阴肺经，上行于头，入足太阳，再循一周，循背至小指之端，三周则散列于目锐眦。行二十五周，则三阳经尽。此三阳之所行，皆属于脑者明矣。三阳经尽，三阴受气，先由少阴肾注于心，亦循行二十五周，此三阴之所行，皆属于血者又明矣。三阴行尽，而复会于阳，又是一大会也。此为营卫血脉循环之理，若此之研究，自可明了大略也。观古人所发明，可谓尽详，但论理深奥，多俾读者不明是亦通病也。

（见《上海医报》1929）

9. 营卫起止讨论

营卫者，人体之发血管、迴血管也，生理学论之最详。如再以《内经》参之，则营卫之起止，无不明晰矣。盖谷食入胃化液，从小肠而上奉于心，出心入营，经行各脏。至下焦之肾脏，肾通膀胱，由膀胱气化出卫脉，循行周身之阳，再经肺脉，仍入心脏。是知营脉起自心脏，止于肾，卫脉起自膀胱，止于肺也。故心肾相交，为水火既济，司少阴手足两经。肺、膀胱，主卫外之气，外达肌腠，而通于皮肤，司太阴、太阳两经。生理学谓心为主血之原，肾为滤血中余汁之官。其一生一滤，清者则营养全体，浊者则泄出为尿，清浊不混，通体安适矣。诚夫心肾通连营脉，在内脏之脉内，为人身生殖。原之肺、膀胱通卫脉，在分肉之脉外，为人身捍卫之气。故吾人之能运动自如者，实赖营卫二脉之经行周身也。

（见《上海医报》1929）

10. 生理新诠

五脏所主论

人体之脏腑，各有所司，如肺司呼吸，心司血脉循环，肠胃司消化，内应所司之职，外应营养之主，故肺主皮毛，心主血脉，脾肝肾主肉筋也。夫内脏富强，而外主必现丰厚，是肺气顺，则皮毛坚固，肝血旺，则筋节强健，心火足，则血脉隆盛，脾主实，则肌肉肥润，肾液满，则骨髓充荣。苟内脏衰弱，而外主之筋脉、皮毛亦必枯焦矣。观夫《灵》、《素》论五脏主属甚著，而今之生理学，则未陈及何也。细参《素》、《灵》而考生理学，知五脏主属之约略矣。盖心脏有血管，其血液之循环，恃脏司使，而周行全身。夫血管即脉管也，故曰：心主血脉，肺为华盖，司呼吸之气，其气管达于皮肤，生理学所谓毛气管是也，然则皮毛之关于肺脏明矣。至肝主筋，盖肝居肺心之下，肝上有膈膜，其膈膜由肝所生，膈膜尽处，连附于筋，故筋之相连薄膜，其生殖皆肝之发原也。脾横于胃下，脾中生有网油及血腺，播于内脏，连及肌肉。故网油因脾气而化，则生肥肉，血腺藉脾血而生，则生瘦肉，故曰：脾主肌肉。肾脏两枚，在于椎骨之两旁，其肾中动脉，贯于脊骨，则肾中之精汁流入骨内而生髓，髓而长骨，故精足者，则人体强健矣。然内脏主属之原因，乃《素》、《灵》所训，惟辞深理奥，未易骤解，是以后人反弃其本，而逐其末。呜呼！诚可惜哉。吾愿习医者，宜以《素》、《灵》与生理学合参焉可耳。

五脏所存神魂意志论

五脏外通九窍，九窍之动作，恃夫神、魂、魄、意、志为使也。然后目视、耳闻、鼻臭、口味、体触之知觉乃生焉。《灵枢·本神篇》曰：“神者、水谷之精气也。”又曰：“两精相搏为之神。”夫两精者，一水谷之精气，一血液之精气。注于心脏，周流清爽，通贯入脑，故其知觉运动，皆由脑之所需，此即神之所明也。若脱血之人，霎时神散而毙，以血脱心败，心不守神故也。魂亦人之精神也。《本神篇》云："随神往来者谓之魂。"盖肝生疏泄，昼则精气出于阳，夜则精气收于阴，精气随肝之营卫，通于脑，达于目，播于筋，所以目视、手握，皆肝魂之作用也。魄乃精神中之浊质也。《汤液醪醴论》云："津液充郭，其魄独居。"《中医辞典》云："魄为人身精神之一种，比之灵魂则重浊，比之肉体则简单。"盖肺中碳气呼出，养气吸入，新陈代谢，以奉生命。缢人外受束缚，则养气绝，碳气结，迫由魄门而出，有浊质之结晶体者，即肺之魄也。脾液充足，则心血盈满，心血满，则脾中之脉腺充满脑中。外物一触，心觉顿生，而记忆亦随之生焉。《本神篇》曰："心有所忆，谓之意。"即此之谓也。苟脾气不实，或被忧愁所伤，则愧乱四肢不举，心无所主矣。意无所主，则志不立。盖志者，肾中之精气也。精气盈满，则脑筋富强，而技巧出焉。观夫武勇果断之士，志气不亏，皆脑髓足，而志不偏也。然五脏之所存在者，皆有血筋入于脑中，外有感觉，则脑筋鼓动，而九窍之动作生焉。《灵枢》曰：诸经脉，皆通入脑，可见脑为五脏之使，神魂魄意志之径道也。

五脏五液论

《素问》曰：汗为心液，涕为肺液，泪为肝液，涎为脾液，唾为肾液。虽然五液是人体中流液质之一种也，惟其在皮肤为汗，在鼻为涕，在目为泪，在口为涎、为唾而已。夫心合血脉，脉络外通三焦之腠理，其血液中废料，经此渗出。由汗腺而皮肤为汗，由三焦而膀胱为尿，故炎暑之时，人体为热气所迫，而多汗者，尿量必减少。经曰“夺血无汗”，知汗由心血所化明矣。鼻系肺之呼吸窍，肺恶寒，成感冒风寒，或受秽气，常发喷嚏。始则漏出水样液，终则排泄黏液性之脓样液，遂至鼻塞头痛，种种症象，是涕为肺液也又明矣。眼为视官，眼之内容有泪腺，时常分泌泪液，以润湿眼球。若忧愁悲哀则心动，心动则宗脉摇，故液道开，而涕泣出焉。夫宗脉即主脉也，随宗筋连肝脏贯眼球，且眼为肝窍，故泪为肝之液。然汗出于皮肤，涕出于鼻，泪出于目，以配合固当。而涎唾二液，皆出于口，一则属脾，一则属肾，其故何哉？盖涎伏于脾，而溢于胃，脾胃不和，则往往自口流出，即生理学所谓口腔黏液之分泌物也，乃口津之一种。由口内左右两侧六个唾腺所分泌而出，与口腔黏液相混，为润湿口腔，及消化食物之用。为人身精气所化，以灌溉脏腑，泽润肢体。若咽而不吐，则肾水充旺，颜色不枯，足以降火，足以养心。若多唾久唾，则损耗津液，精气枯涸，是成肺病，犹水缺火盛，而金受制是也。然则五脏五液，总为人体之流液质，特化液之因与出液之窍道不同耳。

五脏外通七窍论

七窍者，五脏之门户也。通脏气而司视、听、嗅、味、触之五官也。是以肝气通于目，肝和则目能辨五色矣。心气通于舌，心和则舌能知五味矣。脾肺肾之气通于口鼻耳，脾肺肾之气和，则口能尝五谷，鼻能闻香臭，耳能识音矣。夫脏气所以通外窍者，皆由各经脉所行之径道故也。肝脉循喉咙，连目系，循经脉之孙络，散摇于眼球之中，生理学谓，眼球之动静是也。心脉挟咽络，舌为心苗，盖心脏之主要血管，由颃颡出于舌本，故舌为心窍。脾横于胃下部，胃为纳谷之器，脾有消化之力，内受变化而生脾液，趁脾经上溢于口，即口涎，与唾液溶合为消化食物，故胃之纳谷，专赖脾气之运化，所以脾窍通于口。夫鼻司嗅之窍，隆起于唇上，左右两孔，内通气管，连于肺脏。凡物质之气，由空气传达于此，即能识别香臭，而呼吸尤利赖之焉。夫经脉由脑筋连于肾脏，通肾于耳，耳即肾之窍，故曰肾病者，两耳必聋。然五脏之气通于外窍者，非五脏之有孔道，乃气溢经脉而然也，学者宜细参之。

（见《中医世界》1935）

11. 营出中焦卫出下焦之研究

《中西汇通精义》曰："胸上膈膜为上焦，中生板油为中焦，下之网油膜为下焦，其根出于肾系。"盖上焦由两肾中间油膜所生之板油，即三焦之焦原，贯于脊骨，连胸之膈，入心包络，连肺系，其外出为手背胸前之腠理。中焦从板油连及鸡冠油，着于小肠，其外出为腰腹之腠理。下焦从板油，连及网油，后连大肠，前连膀胱，中为胞室，其外出为臂胫小腹之腠理。三焦于周身之脏腑经络，均有连带，肠胃中水液，由此输送于膀胱，决渎通快，则周身适矣。《内经》曰：营出于中焦，卫出于下焦，至哉言乎。夫营气是由谷质入于胃腑，受中焦之润和，及消化之作用，乃化为液。从小肠而上奉于心，经心脏之收缩，即变为血液，而出于周身之阳，为营养躯体者也。虽然营血从心排出，其实承中焦板油润化谷液而生，故曰营出于中焦也。卫气由营血循环而行至肾脏及膀胱，经膀胱气化，外出于皮肤四肢，是虽经膀胱气化，其实藉下焦之网油膜所助，故曰卫出于下焦也。惟是膀胱出卫气而外通于皮肤之汗腺，是汗发原于膀胱也，明矣。故汗多者，必伤津液，仲景之治伤寒，专在调和营卫，及存膀胱之津液为要也。

（见《幸福报》1930）

12. 热深厥深之研究

热气郁于血管之外，血受热蒸，热气外出于静脉及卫分，外则见发热之状。热气郁于血管之内，血受热灼，热气内入于动脉及荣分，外则见厥逆之状。其卫分之热甚者，势必转入荣分，热闭不出，即成厥逆。荣分之热甚者，势必转出卫分，热散不收，即为发热。此是热邪随荣卫之气以循环之常理也。惟热在卫分，未入于荣，是为外热，属轻病，热在荣分，不出于卫，是为内热，属重病，故热轻而厥亦轻，热深而厥亦深也。《伤寒论》曰：“伤寒一二日，至四五日而厥者，必发热，前热者，后必厥，厥深者，热亦深，厥微者，热亦微，厥应下之，而反发汗者，必口伤烂赤”。又曰：“伤寒四日至七日，热不除者，其后必便脓血。”然厥深者，是热已极，故应下，而反发汗，汗即血中津液，津液伤，故口伤烂赤，热甚者，必内伤血管，故便脓血也。由此观之，热厥之症，皆是血管伏热郁热所至。治当除血管之热，庶为上法。柯韵伯曰："厥微者（即热轻也），当四逆散，芍药、枳实攻里，柴胡、甘草以和表也。厥深者（即热重也），当人参白虎汤，参、甘、粳米以扶阳也，石膏、知母以除热也。"此法为热厥之大略也。就鄙人浅见，其治热厥者，当用护胃承气汤为善。夫热郁于里，为阴甚格阳，体温之热度不能外达于静脉之卫分，外虽寒厥，内实热甚，大黄除内热，元参、麦冬育阴养液，生地、丹皮清血管之郁热，人中黄解脉络之毒质，血管之郁热即除，则榮卫疏通，热不内格，而病可瘳矣。苟误认为寒厥而与热药，以救阳，则殆矣。夫厥症以热多厥少，为病退；厥多热少，为病进；热厥相应，为病愈。《伤寒论》云："伤寒病厥五日，热五日，设六日当复厥，不厥者自愈。厥终不过五日，故知自愈。"又云："伤寒发热四日，厥反三日，复热四日，厥少热多，其病当愈。四日至七日，热不除者，其后必便脓血。"又曰："伤寒厥四日，热反三日，复厥五日，其病为进。寒多热少，阳气退，故为进也。盖厥逆之病，以热浅为轻，热深为重，热浅是热在表，故发热多，热深是热在里，故厥逆甚。"伤寒三日，邪在阳分，热甚不除，必转入阴，至五日为厥阴经所辖，热在其经，加之血管之热内郁，阴甚格阳，故见厥逆。至七日热气随卫气以转出于阳，故见发热，热与厥相应，故为病愈。如厥甚于热，是热伏于血管之深处，不能发出于卫外，其病为进。热甚厥少，为血管热度焕发，热甚必伤阳络，即为便脓血也。仲景研究伤寒，知厥症有寒热之殊，阳甚格阴、阴甚格阳之异。治法判如天壤，差之毫厘，谬以千里。西医不明此证之原理，不知治法层次，每遇热厥之症，皆认为心脏衰弱，辄用奋兴、强心之药：即毛地黄（西名 Digitalis）、樟脑精（西名 Camphora）及鸡汁牛肉汁等，以致误死者，真如恒河沙数。今之西医者，犹不觉悟，反敢夸言乱语，攻击中医，是诚何心哉。夫中医辨病有分内热外寒，外热内寒，以及阳甚格阴、阴甚格阳之异，用药有分表里虚实、热甚寒甚、热深厥深之法，药之中肯，立奏奇效。西医只知皮肤之学，不究渊源之理，夜郎自大，诚无怪其妄讥吾国医耶。

（见《医界春秋》1929）

13. 亡阳汗热味淡亡阴汗冷味咸之研究

汗即血中之废料，为人体流质之一。因暑热或劳动而排泄于皮肤之外，含有臭气及咸味及汗之原质味也，则汗味变淡而冷，且带黏胶。若因亡阴，则反是，然其汗味不变原质，又无黏胶，惟汗气转热，是何故哉？盖汗为血液中源源之生殖品。《评热病论》云，“汗为心之液”，是谓血液与汗，本为同派之物。故发汗过多，势必累及乎血，亡阴之症，即由于发汗不止，体中汗液流溢过尽，连迫血液中之白血珠，随汗而出。白血球，为血液之精华，肾中之真阳。若旦血脱泄，则体内之温度下降，阳光之捍卫无权，此即真阳亡脱之证。且白血球之原质，本带黏胶，由此推之，则亡阳之汗，明是白血球外脱，可无疑义矣。亡阴之汗，则不然，其非混有白血质，但以汗多，而未至汗出不止之例，其所出之汗仍属汗质，未至迫出白血，故汗味带咸而不黏胶。阴液受伤，阴火独盛，体中之温度受反应以升腾，故汗热而不冷。顾亡阳与亡阴，所出之汗本属同源。亡阳之汗，是因真阳外脱，血溢将尽之候，故为危证，治宜参、附，以佐以童便、牡蛎等咸降之品，以收其阳，以摄其血，则龙雷之火，反乎其位，而汗随止矣。此与亡阴之汗，大相悬绝。亡阴之汗，由于火盛液伤，热气蒸迫以成，是属热病，如少阴厥之热化证也。治法宜用甘寒滋润，清心敛肺，而佐以龙骨、牡蛎五味等收涩品。世人不明汗之咸淡冷热之原理，惟以汗咸而热为轻症，汗淡而冷为重症，所以不知疗法，倘能明此原因，以求其治法，则无不药到病除，奏效神速，夫何虑亡阳亡阴之难疗乎。

（见《上海医报》1929）

14. 五脏之生理

人体之脏腑，各有所司。如肺司呼吸，心司血脉循环，肠胃司消化，内应所司之职，外应营养之主。故肺主皮毛，心主血脉，脾肝肾主肉筋骨也。夫内脏富强，而外主必现丰厚。是肺气顺，则皮毛坚固，肝血旺，则筋节强健，心火足，则血脉隆盛，脾土实，则骨肉肥润，肾液满，则骨髓充荣。苟内脏衰弱，而外主之筋脉皮毛，亦必枯焦矣。观夫《素》、

《灵》论五脏主属甚著，而今之生理学，则未陈及何也。余细究《素》、《灵》而兼考生理学，知五脏主属之格略矣。盖心脏有血管，其血液之循环，恃心脏司使，而周行全身。夫血管即脉管也，故曰心主血脉，肺为华盖，司呼吸之气，其气管达于皮肤，生理学所谓毛气管是也。然则皮毛之关于肺脏明矣，至肝主筋，盖肝居肺心之下，肝上有膈膜，其膈膜由肝所生，膈膜尽处，连附于筋，故筋之相连薄膜，其生殖，皆肝之发原也。脾横于胃下，脾中生有网油及血线，播于内脏，连及肌肉。故网油因脾气而化，则生肥肉，血线藉脾血而生，则生瘦肉，故曰脾主肌肉。肾脏两枚，在于椎骨之两旁，其肾中动脉贯于脊骨，则肾中之精汁，流入骨内而生髓，髓而长骨，故精足者则人体强健矣。然内脏主属之原因，乃《素》、《灵》所训，惟词深理奥，未易骤解，是以后人反弃其本，而逐其末，呜呼。诚可惜哉！吾愿习医者，宜以《素》、《灵》与生理学合参焉可耳。

（见《幸福报》1930）

15. 诸病皆由于伤寒之原理

《伤寒论》是治杂病之大纲，治杂病不可不读《伤寒论》。

伤寒病之外，又有杂病，杂病之源，皆生于伤寒。故能治伤寒，即能治杂病，未闻治杂病而不由于治伤寒之法也。夫伤寒初起之时苟能审症用药，或用桂枝解肌，或用麻黄却寒，或用大小青龙以两解风寒，治之得法，无不奏效如神。不然，如误治，则由误而渐变为他病。谚云：百病皆由于伤寒，诚哉斯言也。仲景《伤寒论》一书，虽为治外感伤寒，然其种种之舆论次序明晰，条条是道，诚大有裨益于治杂病者。时医不知其旨，以为《伤寒论》只论伤寒病，而杂病无所关系，以是将《伤寒论》一书，置之度外，不加研究也。不知《伤寒论》其论症曲曲写出，其治法层层变化，真莫名其妙，观其条条之论理，无不合于治杂病者。鄙人以管见所及，略举伤寒病之变成杂病者数则于后，为治杂病者之参考也。

凡伤寒初起，见头痛项强，发热恶寒，即是太阳病，宜用麻桂以解之，治不得法，变症丛生。如大汗后余邪未尽，形如疟，日再发者，宜桂枝二麻黄一汤主之，此即伤寒之变病也。邪又不解，传入少阳，不用柴胡汤以枢转其邪，邪恶气盘踞，复加血液中，素有疟虫内伏为祟，遂乘少阳之气而转之疟。叶香岩云：伤寒过经坏病，变为温疟，或者寒邪不传少阳，乃乘里虚而传于太阴，即变痞满腹泻之症，传于少阴、厥阴，或为热利，或为咽痛。伤寒初起，发汗失宜，邪伏膀胱经，膀胱为表中之里，膀胱有热，即为小便艰涩。肾与膀胱俱虚，热邪乘之，即成小便频数，甚至皆可转为癃闭。阳明热病，服大凉大寒过度，水无出路，溢于脾经，泛于四肢，遂变为肿胀，久肿不消，即成水臌（平潭人谓此症为病后发虚肿不治），即此故也。伤寒化热，传入阳明，热伏于胃，宜用白虎承气，以除胃热。乃误投热药，胃热之甚，遂为发狂，热伏于脾，脾湿生痰，痰热作扰，上迷心窍，即变为癫（此病于七情病之癫者不同）。伤寒病经汗吐下后，胃弱不和，虚气上逆，即成噫气。《伤寒论》云：“伤寒发汗，若吐若下解后，心下痞硬，噫气不除者，旋覆代赭汤主之。”伤寒过汗，卫阳虚疏，即成自汗，盗汗，汗出过多，荣气大伤，即变虚劳血虚之症，即西医所谓贫血是也。寒邪不解，传于肺经，为喘嗽，热郁伤肺，肺络受损，为咯血。当汗失汗，邪热入脏，热灼于胃，血不循经，溢入于胃，热迫上腾，即为吐血。如或素患酒客，误服桂枝，亦能鼓动其血，以成吐血者。热伏于阳，湿热内蕴，肠络受伤，为下血。阳明热病，失用凉解，热毒郁于皮肤，轻则发生疥疮，重则转为阳毒瘢疹。又有太阳温病初起，投以桑白皮，邪被邀入，即成痨瘵。小儿伤寒，误服鲜石斛，热反传里，必变惊风。由此观之，杂病皆由于伤寒之变化也。苟能细审伤寒之变症，早图疗治，则不致有所他变矣。古云：上工治未病，即此谓欤。可见《伤寒》一书，是为治外感之启迪，开杂病之源委。业医者，岂可不研究乎。今之西医，治伤寒病，无分表里虚实，但发热，即用退热剂。便结，即用通便药。除此之外，惟有待期疗法一也。至于邪从何来？病由何变？彼则茫然不知。然吾国之治内科病，能超绝群伦者，皆仲景之赐也。

（见《医界春秋》1929）

16. 伤寒虚寒虚热之讨论

发热、恶寒二者，为外感诸病所必有之证状，《伤寒论》云：太阳之为病，脉浮，头项强痛而恶寒。又曰：病有发热恶寒者，发于阳也；无发热恶寒者，发于阴也。此即外感恶寒之症状也。《伤寒论》云：太阳病，头痛发热，汗出恶风者，桂枝汤主之。又曰：太阳病，头痛发热，身疼，腰疼，骨节疼痛，恶风无汗而喘者，麻黄汤主之。此即外感发热之症状也。盖风寒之伤人，先由卫管，继传营分，邪在卫则卫虚，故恶寒。邪入营则营弱，故发热。桂麻二汤，专逐营卫之邪，邪去病除。苟外感而复内因者，则其发热恶寒当有分别之，万勿以发热恶寒而用桂麻，则误矣。然内因之症，或由于素体之寒热，或由于误治之变症。其由于素体之寒热者，如《伤寒论》所云，病人身大热，反欲近衣者，热在皮肤、寒在骨髓也。病人身大寒，反不欲近衣者，寒在皮肤，热在骨髓也。夫病人身大热，反欲近衣者，因素体内寒，感邪发热，热在卫分，内寒外格，不能深入营里，热邪浮浅，不胜沉寒，故外热而欲近衣者，为内寒外热之症，法宜辛温，如理中、四逆等。至于病人身大寒，反不欲近衣者，因素热壮盛，触感寒邪，寒未变热，外寒内格，不能外出卫分，寒凝于外，热郁于内，故内烦而不欲近衣者，为内热外寒之症，法宜辛凉，如竹叶石膏、白虎等。此证俨然发热。热症、恶寒、寒症，药之错误，生死关头，其诊断之法，只凭脉形，除此之外，非有他法所能知也。《伤寒论》问曰：病有洒淅恶寒而复发热者何？答曰：阴脉不足，阳往从之，阳脉不足，阴往乘之。又曰：寸口脉微，名曰阳不足，阴气上入阳中，则洒淅恶寒也。尺脉弱，名曰阴不足，阳气下陷阴中，则发热也。柯韵伯注云：其外感之发热恶寒者，必见有余之脉，内因而发热恶寒者，全是不足之脉。见不足之脉，则寒固为虚寒，而热亦为虚热矣。是外虽热，而脉则虚，故知为内因之于虚也。若由于误治之变症者，又当区别也。《伤寒论》曰：时夏月盛热，欲着覆衣，冬月盛寒，欲裸其身，所以然者，阳微则恶寒，阴弱则发热。此医发其汗，使阳气微，又大下之，令阴气弱，盖病因妄汗妄下，以致亡血耗气。血虚，即阴虚，阴虚生外热，故发热。气虚即阳虚，阳虚生外寒，故恶寒。疗法与上不同。其阴虚发热者，宜人参养荣汤、六味丸等，大补真阴。其阳虚恶寒者，宜黄芪建中、八味丸等，大补元阳。苟作外感内因之法治，亦殆矣。仲景之治伤寒病，专在参脉辨证，推原究理。热有虚热、实热、外热、内热之分别，寒有虚寒、实寒、外寒、内寒之差异，因症用药，不拘胶柱，故其奏效之灵，诚有胜于西医者。彼西医之治疗虚寒虚病之症，输我中医千万倍矣。其不审虚热之发热，而非真热，即误认为真热，投以解热药，虚寒之恶寒，而非真寒，即误诊为真寒，投以强心药，由此以误，不知恒河沙数，彼西医者，尚不觉悟也。

（见《上海医报》1930）

17. 伤寒与温病之鉴别

伤寒病，是因感触寒冷之空气，寒冷空气之压迫，刺激皮肤之温度，皮肤温度不能调匀，乃失其排泄之作用，即发生恶寒。寒冷外束，皮肤缩紧，应当放散之体温，却被郁遏在内，即变为发热。《伤寒论》曰："太阳病，或已发热，或未发热，必恶寒……"是伤寒病，当以恶寒为标准。然而恶寒，为伤寒，而不恶寒，即为温病耳。《伤寒论》曰："发热而渴，不恶寒者，为温病。"是温病当以不恶寒为标准。吾谓恶寒者，不仅伤寒有之，即温病亦有之。盖伤寒之恶寒，虽经过多日，表症未罢，则其恶寒不除，表症已罢，传至阳明胃府，则无恶寒，而有恶热也。温病则不然，其初起仅见恶寒，微恶寒之后，即为发热，热甚传里，便见手足厥冷，甚至厥冷而生发冷战，既见冷战，即无恶寒，且每至午后，先见手足厥冷，旋即发热，口渴，腹部皮肤其热较甚，以手摸之，热可烙手，是为温病热厥之形象也。仲景谓："温病不恶寒"，又谓"热深厥亦深，"是温病当以热厥为断，不当以恶寒为误也。《温病条辨》曰："太阴之为病，脉不缓不紧而动数，两寸独大，尺肤热（即皮肤热，系传写之误），微恶寒，身热自汗，口渴，或不渴，而咳，午后热甚者，名曰温。"时医多以恶寒为伤寒，而不恶寒为温病，以温病之热厥，认为伤寒恶寒，乃以治伤寒之药以治温病，误人不少。独不知伤寒与温病，其原因不同。伤寒因感触寒冷空气，由两足受之（故北方寒带多伤寒），继即传于周身最外之经脉，以外为阳，其因外之经脉，受寒冷之病，即所谓太阳病是也。若寒冷压迫之甚，皮肤缩紧，汗窍致密，即为无汗之麻黄症，寒冷压迫较轻，皮肤空虚，汗窍开放，即为有汗之桂枝症。夫伤寒之恶寒，其病者，能自觉其恶寒，而他人按其皮肤，仍翕翕而热，四肢乃无厥冷之象，此其异也。温病为传染热毒（即病菌），热毒伏于肠胃之里层。陆九芝谓"温病为阳明症"，西医谓“肠热症”。其热由内涌出，雷少逸谓“少阴伏热”。内热聚积皮肤之表层，皮肤之温度，遂为增高，发生肤热（乃非发热）。若肠胃里热太重，热毒隐伏在内，不能透达于外，而外之皮肤，反为里热所吸收，即为四肢厥冷，《内经》所谓热深厥亦深之症是也。可见温病初起，先见微恶寒，旋即四肢厥冷，厥冷之后，随即皮肤大热，且多发于午后，以午后为阳明经当盛之时（即体温之热，与疫菌之热，再遇午中之热，相触而发动者）。陆九芝谓，温病皆阳明之类是也。夫温病与伤寒治法，相悬天渊，伤寒病表未解，当解表为宜，忌投攻下。若已传里，则当从里治之。温病初宜清解之药，清之不效，急宜攻下，最戒表散。翁仲仁云：“治痘宜托表解毒，而不宜攻下，治疹宜清下，而不宜升表，麻疹亦属温病之一种。”观此便知温病当清泻，而不当表散也。故温病当从阳明病治之，此为治温病之不二法门也。如银翘散、白虎汤、清瘟败毒饮、承气汤、神犀丹之类，最为合法。随证变化，无不效验。时医不知伤寒温病之原因及其病理，乃以热厥之症，误为太阳表未罢，不可下，投与羌、防、升、芷、桂等药，或者以厥热往来，以为少阳病之寒热往来，投与小柴胡汤、青皮饮诸方，杀人如麻，吁可痛哉。夫温病之热厥，虽见四肢厥冷，而其内热已炽，故其脉数，腹部热，口燥便秘，尿赤，与伤寒之发热中而犹淅淅恶寒不已者不同，此最显明而易辨也。

（见《光华医药杂志》1937）

18. 伤寒标本之研究

从本即治原病之症体，从标即治合病之兼证，从中即治寒热兼有证。

中医治伤寒病，用药之法，在乎审病变之轻重，察标本之先后，故药之中肯，微妙难明，真西医所望尘莫及也。观西医研究伤寒，垂至于今，尚无特效良药。何者？盖不知伤寒一症变化万端，有宜从标治，有宜不从标本，而从中见也。夫从本治，即治原病之症体（如太阳病发热恶寒，脉浮饮水多，小便不利者）；从标治，即治合病之兼证（如太阳病，发热而渴，不恶寒者为温病）；从中见，即治一病寒热兼有之症，如用热，有碍于热，用凉有防于寒，惟当寒热折衷，以为用是也。《中国医学大辞典》云："如病人脉微而涩，夏月盛热，欲着覆衣者；冬月盛寒，欲裸其身者。盛热欲着覆衣者，则阳微，则恶寒也，宜附子理中汤，加黄连。盛寒欲裸其身者，阴弱则发热也，宜竹叶石膏汤加附子。"此即不从标本，而从中治也。然不特此者，若六经之病，尤重标本中见，用药才有次序，否则忙无头绪矣。少阳病为标阳，属胆经相火内寄，火为阳，而本火，少阳胆与厥阴肝为表里，肝属木，木生火，而中见又是火，是标本中见皆属于火。火为阳，故治少阳病，宜从本治（如目眩口苦，胸满，为少阳本病。寒热往来，为少阳标病。小柴胡汤，制胆火之上腾，即治本之法也）。太阴病为标阴，属脾经，湿能抵抗邪气。且邪之外出，为病愈。邪之内入，为病进。今脉之动，随邪外出，而发于阳，故主生。《伤寒》曰“阴病见阳脉者生，阳病见阴脉者死”，即此之谓欤。由此观之，阳病见阴者，为将死之期，阴病见阳脉者，欲愈之兆也。

（见《中医世界》1931）

20. 病发于阳者六日愈发于阴者七日愈之研究

伤寒病皆由风寒之邪，客于营卫二脉。若风寒偏于卫分，卫气与风邪鼓舞，体温之热度升腾，故初起之时，即见发热。卫管即静脉管，静脉在分肉之外，皮肤之内，有捍卫身体之能，保障外邪之害。故卫气固，则无感冒之虑也。风寒偏于营分，营气与寒邪乖戾，体温之热，忽然底降，故初起之时，即无热而独恶寒。营即动脉管，动脉播于脏腑，通连筋骨之间，为循环气血，调和身体之机能。故营气和，则能通调卫气，而使皮肤之呼吸不阻，而风邪不易入也。《伤寒论》云：病自汗出者，此为营气和。营气和者，外不谐，以卫气不共营气和谐故耳。营行脉中，卫行脉外，复发其汗，营卫和则愈，宜桂枝汤。古人指卫为阳，营为阴，病在卫，即发于阳之症。风邪于浮居外，易变为热，故发热恶寒。病在营，即发于阴之症，寒邪沉居于内，不能化热，故无热恶寒。《伤寒论》曰：病有发热恶寒者，发于阳也。无热恶寒者，发于阴也，即此之谓欤。凡伤寒病，邪浅在外，其愈即早，邪深居内，其愈即迟。六日为经气当尽之日，邪气随卫气以外出，卫气鼓动，发生战汗，故为病愈之期。若邪在营里，则邪之出路较在卫者，延长一日，故病愈之期，须待七日、六日之中。其邪尚未与卫和谐，至七日即能外合卫气，与之和谐，以作战汗，此自然之理也。然不特伤寒一症，邪之深浅，而可为断，即暑湿温热诸病，亦莫不皆然。为医者须小心研究，辨别浅深，以决病愈之迟早也。

（见《中医世界》1931）

21. 中医界新药之发明

物必先腐，而后虫生之；国必先乱，而后外侵之。今日中医之腐败者，亦如斯也。考吾国医生，多固步自封，不肯用心研究，其自暴自弃者也。更有甚者，医生屡以嫉妒为心，自相鱼肉，又无相彰勉励之志，以致中医有退化之地步也。西医则不然，其有志研究者，彼同派之西医，则互相彰扬，其有心发明新药者，彼亦互试用，用有灵效，又为陈述其功效，及治验之经过，发表于医药各报（如《同仁医报》、《汽巴药报》等上）或编纂成书（如《新药大成》、《新药汇纂》等上），此法明为宣传各新药之功用，暗为介绍各新药之销路也。是以西药发明日多，畅销日盛，查自数年以来西医新药之发达，有一日千里，吾因金融之外溢，诚不知有数万巨金矣。吾国年来经济之缺乏，此亦一种绝大之原因也。虽然如此，但吾国医界同人，若肯趁此时代，相怜虚热之在肺脑者，即为肺脑神萎热之病。尿为血液中之废物，随体中温度之变化，体温有热，则尿色亦随之而变为红赤。脑之神经下通于膀胱。《内经》谓膀胱为太阳之府，其脉上至巅顶。脑中有热，神经过敏，溺时膀胱紧张，而刺激神经，神经起反射作用，以影响于脑，故为头痛。痛甚者，热甚也。痛轻者，热轻也。其病者每溺时而头每痛者，乃热气之甚者，热之甚者，当待六十日之时间，体中之持续热度，庶可降下，而病即可愈矣。若溺时头不痛，淅淅然者（淅淅如水洒淅毛），皮则热轻而病稍浅矣，大约四十日可愈。若溺时快然但头眩者，则更浅矣，不过二十日可愈。此以热之轻重，而定病之深浅，犹西医论伤寒病为热最重者，当经过八星期，热度始可降下。稍重者，亦须五六星期，轻者则三四星期不等，即所谓待期疗法之一也。夫病之深浅，而愈之迟早，专在脑肺热度之轻重耳。

疗法 凡初起时，未经汗吐下，其病状预先发动者，宜百合地黄汤主之。不应汗而妄汗之，而致津液衰少，口舌干燥者，宜百合知母汤主之。不应吐而妄吐之，而致内伤脏阴者，宜百合鸡子黄汤主之。不应下而妄下之，以致热入肠内者，宜百合滑石代赭汤主之。如延至月余，病状不解，而变成口渴者，为体内之热度，壅积于皮毛之间，宜百合洗方，以治其外，则口渴可解。若洗后而口仍渴不差者，为内热之盛，宜栝蒌牡蛎散。内热不解，变成外热者，宜百合滑石散。虽然尤当辨其阴阳，而以阴阳之法变化救治，庶可耳。《金匮》云：“见阴之病，即以阳法救之；见阳之病，即以阴法救之。”见阳之病，而攻其阴，则并伤其阴矣。复发其汗，是重伤其阳也，此为逆。见阴之病，攻其阳，则并伤其阳矣，乃复下之，是生竭其阴也，此亦逆也。所谓见阴之病，即指无热而言，宜参芪之救阳。见阳之病，即指有热而言，宜胶地之阴，而汗吐下诸药，皆非所宜也。就鄙人之浅见，此症徒用百合汤加减，恐未尽有效也。于临证之时，遇有其病者，常用西药索佛拿、安眠之药镇神经，俾之安睡，一面采用白虎人参汤加代赭石、紫石英、远志、枣仁，合百合汤加减施治，屡著奇功，是不过愚者之一得，还希海内名哲，有以教之。

（见《光华医药杂志》1937）

23. 太阳病之研究（一）

人体经脉，在于最外者，即膀胱之脉络。其脉由膀胱以外出于肌肤之表，外为阳，是经脉在于外之一层，即名太阳。此经属于皮肤腠理，主一身之呼吸，呼吸失司，风寒乘之，邪埋其经，经脉之血液沸腾，毛窍壅闭，热度升高，刺激神经，故头痛项强，发热恶寒也。然风寒之袭于太阳经者，有虚邪实邪之殊，用药有桂枝、麻黄之异。虚邪之病，是因病人肉腠本虚，营分之动脉，不和卫分之静脉，且肉理为营所主，风在营脉，脉行怠慢，故脉缓自汗恶风也，即宜桂枝汤解肌，以和营却风也。实邪之病，是因病人皮肤本实，卫分之静脉不通营分之动脉，且皮肤为卫所主，寒在卫脉，脉行紧急，故脉浮紧无汗恶寒也，即宜麻黄汤发表以逐卫分之寒邪也。此系治太阳病之总大纲也。然虚邪邪甚不解，又有桂麻之相合，实邪邪甚不解，又有小青龙之变化。以及传膀胱之腑，传经输之背，并汗吐下火逆误治之变证也。医者如能知此数法，胸有成竹，则举一反三，自可著手成春矣。

夫虚邪病者，如服桂枝汤，反无汗，至八九日，过经不解，是病深一层，连皮肤血管，皆为风寒壅闭，不得外出，即宜桂枝半份，加麻黄半份，以鼓动皮肤血管之风，俾由汗窍以出。《伤寒论》曰："太阳病，得之八九日如疟状，面色反有热色者，未欲解也。以其不得小汗，身必痒，宜桂枝麻黄各半汤。"如服桂枝汤，大汗出后，余邪未尽，风热在营脉，而卫脉阻格不通，故形如疟，日再发者，亦宜桂枝之助麻黄，以驱血管风热，而变为汗。然其因已经大汗，故桂枝二份，而麻黄只宜一份耳。《伤寒论》曰："大汗出脉洪大者，与桂枝湯，如前法，若形如疟状，日再发者，汗出必解，宜桂枝二麻黄一汤。"以上二法，为虚邪桂枝病之一变治法也。若实邪病者，如太阳病，发热烦躁，是寒变为热，热壅卫管之末梢神经，故身能汗不出而烦躁者，夫寒郁于表，非发汗不解，热埋于里，非大寒不除（表是荣脉之外，里是卫脉之内）。故宜麻黄汤倍麻黄，以发汗，加石膏除内热。《伤寒论》曰："太阳中风，脉浮紧，发热恶寒，身疼痛，不汗出，而烦躁者，大青龙汤主之。"又曰："伤寒脉缓，发热恶寒，无汗烦躁，身不疼，乍有轻时，无少阴症者，大青龙汤发之。"然此为夹内热，以用大青龙法，如夹内寒，则石膏有忌。故又立小青龙一方，以却其寒。如伤寒表不解，心下有水气，干呕而咳者，是兼寒水之气，内射肺胃之变症也，故宜麻黄汤，加细辛、干姜、半夏，以辛散水气而除呕，五味酸以收敛逆气而止咳。《伤寒论》曰：“伤寒表不解，心下有水气，干呕发热而咳，或渴，或利，或噎，或小便不利，小腹满，或喘者，小青龙汤主之。”又曰：“伤寒心下有水气，咳而微喘，发热不渴，小青龙汤主之。服汤已渴者，此寒去欲解也。”以上二法，为实邪，麻黄证之一变治法也。观夫太阳病者，不特桂枝证有桂二麻一，桂麻各半之为用，麻黄证，有大小青龙之变法也！而桂枝证尚有传腑，麻黄证尚有传经输之异，而用药又当大变其法也。虽然用药有所变法，而亦不出乎桂麻二汤之加减而已。又虚邪之传于膀胱里者，有蓄水蓄血之别，如表邪不去，传于膀胱，膀胱为表中之里，寒水之气，不由卫管发泄，乃反循太阳脉道，而蓄于膀胱者，即成口渴烦躁，不得眠，小便不利之证，宜用桂枝治太阳之表，泽术猪苓，导寒水由小便而出。《伤寒论》曰：“中风发热，六七日不解而烦，有表里证（里即膀胱腑也），渴欲饮水，水入则吐者，名曰水逆，五苓散主之，多服暖水，汗出愈。”或者寒凝血管，血蒸为瘀，瘀血随太阳脉络而蓄于膀胱，瘀血内积，神经失司，故狂躁小腹硬满，小便自利者，可用桂枝治太阳之表，大黄、桃仁去血管瘀热。《伤寒论》曰，太阳病不解，热结膀胱，其人如狂，血自下者愈，小腹急结者，乃可攻，桃仁承气汤。盖血蓄与水蓄，大有区别。其因瘀血者，故小便自利，瘀血内结，脉行牵急，故脉动不能浮发外，而反沉动于脉里者。而其蓄水者，则小便不利，脉浮为异，寒水凝滞于膀胱，膀胱之质内蓄不出，故小便不利。水质与脉络不相联贯，且此病虽已传腑，而其表病犹在，故脉见浮象也。以上是专论虚邪传腑之变证治法也。若论邪之在经输者，则无分虚实，皆能传于经输，与虚邪之传腑者不同。其见项强，背几几无汗，恶风者，是实邪之在经输也，宜麻黄发汗，加葛根引麻黄入太阳经输。《伤寒论》曰：“太阳病。项背几几无汗，恶风者，葛根汤主之。”若有汗恶风者，是知病从虚邪所得，故不可用麻黄，重发其汗。即可用桂枝，加葛根，以疗虚邪之在经输者。《伤寒论》曰：“太阳病，项背强几几而汗出恶风者，桂枝加葛根汤主之。”太阳脉自络脑，而还出下项，挟背脊，即西医所谓脊髓神经是也。风寒之邪，由荣卫管，引入背脊，影响神经，传达脑之中央，故头痛脊项强硬，如几几状也。寒甚伤卫，则手窍闭，故无汗，风其伤营，则血动摇，故自汗出。以上是论虚邪实邪传经输之变证治法也。观中医之治太阳病者，不外在此数法而已。苟能随证施治，无不效如桴鼓，真微妙之良术也。盖治太阳病者专在乎解表为上。倘不知太阳之表未解，遽用吐下之法，以致传为坏病者，比比皆是，则桂麻不当用也。《伤寒论》云：“太阳病一二日，已发汗，若吐若下若温针，仍不解者，此为坏病。桂枝不中与也，观其脉证，知犯何逆，随证治之。”可见太阳病之误用汗吐下，以变为坏症，犹当研究之，详述于后，以便参考。

夫虚邪病，误服麻黄发汗，以致漏汗不止，毛窍大开。汗为体中津液，汗多则体中所含之白血球，随汗外溢，卫阳不固，即成阳虚，宜桂枝加附子，补阳固脱。或者未至阳虚，但因误服麻黄强发其汗，汗多心亏，血不营养，故叉手冒心，心下悸，欲得按者，宜桂枝甘草，通心生血。此即桂枝证误服麻黄之变为阳虚心悸也。然非仅桂枝证误用麻黄有害，如服桂枝不如法，其害等耳。服桂枝温覆不如法，汗出病不解，致表虚益甚，营血愈亏，故身痛脉沉迟者，宜桂枝白芍生姜新加人参汤主之。若兼卫虚，见不恶寒者，改用芍药甘草汤，或者见表未解，再服下药，不特表病之头项强，翕翕发热，且加无汗心下满，微痛，小便不利之里勃发。盖发汗不透彻，而寒滞结于膀胱之里，故小便不利，宜桂枝去桂，加茯苓白术汤，导膀胱之寒水，由小便而利即愈。此即桂枝证服桂枝不如法之变为身痛小便不利也。夫误汗之变病，既如此有害，而其误下之害尤属大焉。（未完）

24. 太阳病之研究（二）

太阳病，表未解，而服泻药，外之表邪由下而入于肠胃，肠胃有热，变为热利，肠胃有寒，变为寒利，热利宜葛根连芩汤，寒利宜桂枝人参汤，此即桂枝证误下之变为利也。或者寒气内结，胸中积聚不消，其寒质溜于胸，而胸满者，再加附子，辛热散寒，兼固卫气，此即桂枝证误下寒滞于胸之变为胸满也。若下后微满者，是寒水之气，由下以攻于肺，肺受水气刺激，肺动作喘，宜桂枝加厚朴、杏仁，降气平喘，此即桂枝证误下，因凉药浸肺之变喘也。或因硝黄性寒，凝滞腹中，寒气乘脾虚而传于太阴，即见腹满时痛之症，宜桂枝加芍药汤。亦有素体多热，下后热反剧，而内结肠胃，传于阳明，即成大实痛之症，宜桂枝加大黄汤，此即桂枝证误下，寒热内传于太阴阳明之变为腹痛也。如病人素

热与太阳寒水互相扭结，坚硬不散是也。大结胸属实，故宜甘蕤硝黄等以涤实热。《伤寒论》曰：“结胸正心下，按之则痛，脉浮滑者，小陷胸汤主之”（其由误下寒冷之质，蒸化为痰，痰结心下是也。小结胸属痰，故宜黄连蒌半以消痰结）。此即麻黄证误下之变为结胸也。或者不为结胸，而因误下，热乘太阳经脉，而入于膀胱，湿郁不化，水分泛于肢肤，即发身黄，热郁气闭，血滞不行，瘀热内热，即为血结。发黄宜麻黄连翘赤小豆汤，血结宜抵当汤、桃仁承气汤，此即麻黄证误下之，变身黄血结也。然其麻黄证之误治，非仅此耳。亦有因于误用针灸以传变也。《伤寒论》曰：“太阳中风，以火劫汗，邪风被火热，阴阳俱虚竭，腹满而喘，口渴咽烂，或不大便，久则谵語，甚者至哕，手足躁扰，捻衣摸床，小便利者，可治。”热传于胃，胃炎上升，津液涸竭，故咽烂谵語，大便不通，液伤筋败，神经挛急，故手足躁扰，捻衣摸床，但此症之诊断，只在小便利与小便不利为判。如小便利者，是津液未尽，犹为可治。急用调胃承气救治，即可挽回危机，此即麻黄证，误用火劫之变为胃枯液涸也。观伤寒诸病，初起皆从太阳表证，继由误治，即发生种种之坏病，虽然发生坏病，若太阳之邪未离，而治法亦当兼顾太阳，若已离太阳者，即当别用救治之法。此法是仲景治伤寒经验之最有价值者。西医不知此法之善，可做研究之基本，所以不能治伤寒病也，而乃反唇歧视，毁谤中医，吁，斯此之为，欲望世界医术之进步者，其可得乎。

（此二篇见《国医杂志》1933）

25. 畏寒梦遗之奇病

莆田第二区，下黄村，陈亚尤者，前在厦门南京店为伙，自厦门沦陷后，逃难归里，家徒四壁，乃与其妻同甘同苦，力事农业，以维生活。时值四五月间，春末夏交之际，天多阴雨，暑中有湿，湿气浓厚，耕作不休，勤劳不辍，致冒暑热，复受雨湿，暑湿挟攻，酿成大病，初起肩背畏寒，冰冷如水，头部眩晕，四肢麻痹，延黄某医生诊治，初投九味羌活汤，继以桂枝附子汤，加辛热药品十余味。再与黄芪建中汤，加肉桂、附子，连治三四月，匪特无效，而反增剧。黄医术穷法尽，改延黄医之子诊治，十余日，不过依样画葫芦而已。再请西医某者，乃断为花柳梅毒之症，注射六零六、九一四三五针，亦无效验。甚至睡中乱梦，辄与恶鬼交媾，醒觉精泄，精神疲倦，日复一日，腰背左脚诸部，痉急刺痛，狼狈不堪，问神求卜，毫无效果，邻某闻之皆扼腕。乃谓病者曰，此病非属不治，惟当访求名医，或可化险为夷。越日某妻来函查医生，适有陈文珍者，知余名。遂存之，竟听其言，即日来寓求诊，余先为研究病情，继参其脉，再揣其至微之理，因断为湿热阻滞行卫阳。

湿郁化燥，燥积为热，荣气不谐，卫气致畏寒之甚。《中国医学大辞典》云，外之畏寒甚者，属于里热火炽，此之谓欤。因其误投温热辛散诸药，热益鸱张，热迫入荣，荣实卫虚，故畏寒身冷，热甚激动肝阳，相火乱煽，则生恶梦，热能烧灼筋骨，则为筋痿骨痛，火蒸水涸，肾精不摄，则精滑而遗，小溲短涩混浊，精竭气虚，卫阳空疏，荣热益炎，故畏寒之甚，虽于夏日着棉衣，尚不见热者，拟用滋肾水，清里热之法，盖肾水满足，则精自摄，精足卫强，则不畏外寒也。里热清解，则肝火自平，火平脑静，则不生幻梦也。方用生冬瓜肉半斤，黑木耳三钱，生石膏一两，黄柏三钱，知母四钱，防己三钱，海桐皮三钱，麦冬三钱，忍冬藤四钱，黑稆豆四钱，败龟板一两，石决明一两，车前子三钱，连服三四十剂，病势渐渐减轻，继以鸭肉、猪肚、鲍鱼调养，约至三月余，始获收功，现身体业已恢复健康矣。

（见《复兴中医》1941）

26. 睾丸偏肿

睾丸偏肿，大如鹅卵，上冲小腹，刺痛莫当者，可用橘核、川楝、厚朴、枳实、元胡、海藻、昆布、木香、木通、桂枝、车前等，煎汤空心温服，最有著效。

按此方即橘核丸之变化，橘核、木香、元胡，行气化湿；车前、木通，渗湿利水；厚朴、枳实，燥湿散结；海藻、昆布，行水软坚；桂枝入膀胱以化气。盖化湿消气利水，即所以消散肿核也。

腹中寒痛

寒气结聚胸腹，刺痛难忍者，宜用洋芥子末五钱（西药房均有出售)，飞面粉一两，调鸡蛋清，做成药膏，摊于布上，贴痛处。病者自觉皮肤渐渐烧热，其痛立止，速即将膏揭起，否则皮肤发起肿泡，此法试验颇多。惟热痛实痛，则无效也。

按洋芥末，与中国白芥子同有麻醉止痛之性，但性带辛热，故热痛实痛不宜用。

汤火烫烂

皮肤肌肉若被汤火烫烧，肿痛溃烂，脓血狼藉，宜用旧船桐油灰和冰片研末，调桐油抹患处，即可止痛消肿而愈。

按桐油灰，有去瘀生肉，且易于收口，真治火攻汤烫之妙药。请试用之，始信余言之不谬也。

(见《幸福报》1930)

27. 直肠脱出

用龟头骨一个，烧灰研末，调茶油涂抹，缓缓用手将直肠托入，身卧榻上，再与升麻、西党参煎汤温服，三四分钟后，即可缩，自不再堕。惟切忌劳动，以防复发。

按龟头骨有收敛之能，烧灰则功力愈大。平谭人多用此法收，皆有奇效。

胃火呕吐治法

胃火之甚，食后常见呕吐者，是因食物入胃，胃受热气刺激，影响胃神经，遂起嘈杂闷痛呕吐等症，宜用石膏、半夏、枳实、竹茹各味，清水煎浓，冲姜汁二滴，温即可立效。此方专治胃热呕吐之症，若胃寒者，切勿误用，至为叮咛。

按呕吐之属热属寒，当辨诸脉与舌，若脉有力者属热，无力者属寒。舌苔干燥，或不干燥而现黄色者属热，白腻者属寒。又于吐时酸味冲鼻者，其为胃热无疑。

救食鸦片

朱砂二钱，胆矾二钱，明矾二钱，硼砂钱半，滚水冲化。用碗二个，互相扬换，至冷为度，频频灌下。二三分钟后，其鸦片尽可吐出乃愈。若服砒霜，亦可照法救疗。

按凡一切毒药，多有热性，一入腹中，即发热起，腐蚀肠胃，朱砂、胆矾等，其性寒凉，有退热解毒之效。

（见《幸福报》1930）

28. 心理疗病谈

传闻有一丁姓者，性愚，善观小说。一日读西施女之花容柳姿，妩媚妖娆，爱不释手，顿起妄想，意马心猿，如狂若癫，诸医束手。时有名医某者，闻丁姓之病，忽想一法。即邀一老妪，乘夜敲病者之卧房。佯曰：我即西施，因君蓄念，故来访问。病者闻所崛起。一觑老妪，痴立不语。少顷乃曰：何老若耶。妪曰：千余年来，如何不老，君忘之乎？丁某憬然悟，而病遂瘳。

食桃仁中毒治验

有薛妇，性痴憨，一日用桃仁半升炒熟，与小儿食之。该儿遂大啖一尽，初无甚苦。至夜半，陡觉腹痛，口吐涎沫，不省人事，四肢僵硬，气息奄奄，余急用绿豆四两，乌豆四两，甘草二两，煎浓冲麝香二分，随煎随灌，天曙而苏。后又有严姓者，因温病初愈，食桃仁一斤，俄顷火热炽甚，心神散乱，余亦用前方而救愈。考桃仁有小毒，能散瘀逐血，且能使血液弛张，障碍心房。投与乌豆养血，以安心脏，绿豆、甘草解毒，麝香通经入络，连试两次，皆着奇功。

（见《幸福报》1930）

29. 心理病之治疗法

无形之思想能成有形之病症，故思想愈甚，而病愈笃，甚至屡梦鬼交，或常见鬼魅揶揄。经年累月，必至身体损伤，形容枯瘦日甚一日，终归不瘳，此即世所谓鬼祟是也。推其原因，实由怀慕少艾，未遂其欲，情绪忧结，心烦意乱，欲念昌旺，相火盛炽，脑宫不安，幻生梦境，以致夜夜泄精。精极水涸，病入膏肓，世人不明此理，意为真有鬼物为害，专事问神求卜，不揣其本，以齐其末，何能得脱病魔乎。独不思鬼病是由疑心所成，思想所结。若能摈去疑心，尽除邪念，正心修身，则鬼自消灭矣。故欲疗此症者，宜先戒绝意淫，除去邪心，治其无形之思想。继与补心固肾之品，疗其有形之病症，未有不药到病除，奏效如神。鄙人发明一方，历治多人，谨列于下，望海内诸君子，有患同症者请试用之，方知余言为不谬也。

补心固肾方：用蜜枣仁五钱　知母、黄柏各二钱　西洋参钱半　柏子仁三钱　熟地黄四钱　秦当归钱半　龙齿、牡蛎各五钱　朱砂八分　清水杯半　煎八分，空心温服。服后须戒一切妄想杂念，即可奏功。否则无灵验矣。

（见《卫生报》1928）

30. 痿　厥

定义　痿病与厥病相杂合病。

原因　温热伤肾，筋骨热极，则痿，血液寒甚，则厥。

病理　痿为骨节柔软，厥为四肢逆冷，痿厥兼病，故病为重。此症是由肥贵之人，膏粱之质，色欲过度，肾气虚弱，适于六七月，湿令大行时，湿热之气乘肾虚而传里，肾主骨髓，湿热烧灼，骨为干枯，髓为空虚。纤维神经司运动者，被火所灼，即失所司，是为痿病。《内经》云“热甚则痿”。厥为寒冷之气，伏于体中，体温为之减低，而不能熏温肌肤，是为厥病。《内经》云：“寒甚则厥”。然痿与厥合病，即是寒热相合以成为病。《素问·四气调神大论》云：“冬三月，此谓闭藏，逆则伤肾，春为痿厥，奉生者少。”又曰：“逆冬气，则少阴不藏，肾气独沉。”《痿论》云：“肾气热，则腰脊不举，骨枯髓减，发为骨痿”。可见此症之原因，是由冬月伏寒，寒化湿热，热郁伤肾也。

症状 此病属慢性，初起脚气浮肿，继则四肢冷痹，即为痿厥之渐。《素问·阴阳别论》云：“三阳为病发寒热，下为痈肿及痿厥腨痟。”日久月深，脚肿虽消，而腰尻皆冷，厥气上逆，骨痿不能起榻，嗜卧多惊，腰膝消瘦无力。

此即痿厥兼病。为医者宜小心研究，仔细揣摩，庶不致误。

诊断

一辨舌 舌苔之厚薄，舌体之色素，与病之寒热虚实大有关系。故辨舌一法，最为綦重。为医者，不可不研究也。如舌苔厚滑带黄，为湿甚夹热也。舌质白腻多润，为寒甚夹湿也。红赤口渴，痿厥不举，热甚伤阴也。

二观形 目昏耳聋，为肾脏虚寒。而赤气急，为热甚于湿。体倦憎寒，为寒甚于湿。

三切脉 此症为肾脏伤耗，湿热兼寒冷之气，伏之其脏，肾脉主沉，加之寒邪内甚，故脉迟，湿热郁闭，故脉数，所以脉见沉迟带数。

治法 总宜用补肾清湿，除热却寒为主，即熟地、白芍、骨碎补、羌独活、当归、半夏、橘皮、吴萸、地骨皮等，以及安肾丸、健步丹、加味虎潜丸之属。细审其病之属寒、属热、属湿，以权衡加减。如寒重者，加附子、肉桂；热甚者，加生脉散，或加知母、黄柏；湿甚者，加防己、薏苡仁、海桐皮。

（见《幸福报》1930）

31. 骨痿治疗法

定义 大热消灼，骨胶内竭，即平潭人所谓热消风也。

原因 肾脏伏热，蒸灼内烧，骨枯髓灭，发为骨痿。

病理 远行伤骨，复逢大热所感，热势内攻肾脏，肾不生髓，髓不长骨，骨中之胶质受热之灼，变为灰质，其韧带之弹力性，痿疲不举，足不任身。《素问·痿论》曰："肾气热，则腰膝不举，骨枯而髓灭，发为骨痿。"又曰："有所远行劳倦，逢大热而渴，渴则阳气内伐，阳气内伐，则热舍于肾，肾者水脏也，今水不胜火，则骨枯而髓虚，故足不任身，发为骨痿。故下经曰：骨痿者，生于大热也。"可见骨痿之症，由于热灼骨髓，骨髓之胶质变成灰质是也。

症状 腰脊不举，或足脚挛急，不能步履也。

诊断 《灵枢·邪气脏腑病形篇》云："肾脉微滑，为骨痿，坐不能起，起则无所见。"

疗法 用芭蕉根四两，萆薢一两，肉苁蓉、扶筋膏一两（冲），菟丝子五钱，同猪腰子蒸服最效。按芭蕉根味甘大寒，泻骨中大热，以为君；萆薢甘苦平寒，坚筋骨以为臣；然专寒无补，则肾脏愈虚，再加苁蓉、扶筋膏、菟丝子，直接补肾以为佐，此方补泻兼备，故有奇效之功。亦有食冬瓜一二百斤而愈者。

（见《幸福报》1930）

32. 筋痿治疗法

定义　筋肉痿废，成为畸形。

原因　肝气灼热，筋肉内败。《素问·痿论》曰："肝气热，则胆泄口苦，筋膜干；筋膜干，则筋急而挛，发为筋痿。"

病理　《素问·痿论》曰："思想无穷，及为白淫。故下经曰：筋痿者，生于肝使内也。"盖此症之发生，由于思想无穷，所愿不遂，而内伤肝气。肝主筋，肝伤则筋亦伤。且以入房太甚，重伤宗筋，宗筋即阴茎之筋，入房之多，不免宗筋损耗。《内经》云"阳明主润宗筋"。宗筋伤，则阳明燥气独甚，燥气甚，则筋膜干，故其胶质消灼，而战力性不强，乃成痿软不举者。

症状　筋肉痿软，阳物不举，手颤脚疲，步履艰难，舌苔厚腻，胃气不扬，尺脉微细，肝肾虚芤。

诊断　其因湿气上攻者，则头痛如劈，其因血气中竭者，则筋脉萎急。

疗法　补肝肾，以固其本，舒筋脉，以治其标，宜紫葳汤，即紫葳、天门冬、百合、杜仲、虎骨胶、枸杞、黄芩、黄连、萆薢、牛膝、防风、菟丝子、白蒺藜等，煎汤频服最效。

（见《幸福报》1930）

33. 肉痿治疗法

定义 肌肉柴硬，不知痛痒也。

原因 水湿受于肌肉，传于脾脏，内蕴成毒，毒蒸肉败。

病理 脾主肌肉，脾健则肌肉肥厚，而湿邪不能入，脾弱则肌肉衰痿，而水气乃易亵。若好饮水浆，及久处湿地者，其体中所有水质浓厚，变为浊湿，亵于肌肉之间，脾弱不运，湿留不去，内外相搏，濡渍肌肉，痹而不仁，日久月深，即柴硬而不知痛痒也。《素问·痿论》曰："脾气热，则胃干渴，肌肉不仁，发为肉痿。"又曰："有渐于湿，以水为事，若有所留，居处相湿，肌肉濡渍，痹而不仁，发为肉痿。肉痿者，得之湿地也。"观此症，显然脾湿蓄毒，肌肉痿败，神经消失也。

症象 六脉洪革，右关弦代，舌苔干黄，胃气上炎，津液枯竭，消谷善饥，肌肉瘦削，形寒身热，内热外寒，行动不仁，灼不知痛。

诊断 此症治疗最难。

疗法 宜渗湿解毒，运脾清胃，用二陈、二术、忍冬、陈威灵仙、羌活、赤薏米、白蔻花、山枝皮等，或加霞天膏（霞天膏制法：即用肥嫩黄牛肉三四十斤，切片去筋膜，洗极净，入砂锅中，长流水煎成糜烂，滤去渣，再熬成膏用），常服自愈。

（见《幸福报》1930）

34. 脉痿治疗法

定义 膝腕枢纽如折而不相提挈，足胫纵缓而不能任地也。

原因 心热火盛，内炎肾脏。又因溲血太多，先伤皮肤气分之血，而复及于经脉之中。若其脉外血空，则为肌痹，脉内血空，则为脉痿。

病理 心与脉管为循环系统，司全身之血液，其心脏之大动脉，为胞之大络，即冲脉也。心气热，则脉行急数，遂迫血以外泄，血泄太多，则大经空虚，脉因之亦虚，虚甚则脉中之荣养空竭，而脉动之能力疲萎，故为脉痿。考手之提挈、足之步履者，皆藉血脉之为佐也。若脉痿，则膝腕折脱，举动无能矣。《素问·痿论》曰："心气热，则下脉厥而上，上则下脉虚，虚则生脉痿，枢折挈胫纵而不任地也。"又曰："大经空虚，发为肌痹，传为脉痿。"

症象 心肾二脉散漫，肺部反弦，心火内灼，骨髓内枯，胫僵蹈软，不能任地，勉强行动，必须扶壁。

诊断 病得之酒色，非一朝一夕所致也，此属慢性，治疗颇难。

疗法 宜清心热，滋脉虚，以疗其本，疏脉络，化湿郁，以治其标，用合脉汤。即麦冬钱半，元参二钱，当归、白芍、干地黄各五钱，玉竹、佛手、柑、牛膝、独活、酸枣仁各一钱，北五味三分，地骨皮七分，枸杞子五分，或用铁粉丸（即铁粉、银屑、黄连、苦参、石蜜、龙胆草、牛黄、秦艽、龙齿、丹皮、白鲜皮、地骨皮、雷丸、犀角各等分，水泛为丸，汤丸二剂互服，可得良果）。

（见《幸福报》1930）

35. 肺痿治疗法

定义　肺脏枯萎不振而干咳也。

原因　其原因有二：一因汗下失正，胃液耗伤，不能上输于肺，肺失所养，日渐枯萎。一因肺为火灼，脾胃不能上输沾润，转从热化为涎浊，日久干燥，即为肺痿。

病理　《素问·痿论》曰："肺者，脏之长也，为心之盖也。有所失亡，所求不得，则发肺鸣，鸣则肺热叶焦，五脏因肺热叶焦，发为肺痿。"肺居心上，如钟之覆，故为五脏之长，又称华盖。其心房之血，流入于肺，受其呼吸之气，即变蓝色，为静脉，是故心与肺，有连带之关系。《内经》云"肺为相傅之官"，即此之意也。心有所动，必累及肺，如所不得，乱动其心，心火沸腾，故肺为焦，焦盛即痿，亦有因于误汗误下，重亡津液，而成肺痿者。以津液外耗，心肺失养，变为烧热，热刺于肺，肺失清肃，故为咳呛。咳呛之甚，遂为焦干，焦极乃痿。《金匮·肺痿肺痈咳嗽上气病篇》曰："热在上焦者，因咳为肺痿，肺痿之病，或从汗出，或从呕吐，或从消渴，小便利数，或从便难，又被快药下利，重亡津液，故得之。"

症象 因于汗下者，肺枯痿，肺中小管日窒，咳声渐以不扬，胸中脂膜日干，行不数武，气即喘鸣，冲击逆声，痰如一应，因于肺火者，咳唾不已，肌瘦神疲，洒寒潮热，脉弦细数，有如游丝。

诊断 肺痿烦嗽，欲饮水者易愈，张口短气者危。若咳久肺瘪，喉哑声嘶，咳血，及六脉沉涩而急，细数无神，脉口皮肤枯干，气口息粗者，均不治。

疗法 一宜生肺津，润肺燥，下逆气，开积痰，止浊唾，补真气，以通肺之小管，散火热，以复肺之清肃，用炙甘草汤、千金生姜温中汤、紫菀散，加葳蕤、姜、枣。一宜半夏少许，入清凉生津药中，投之，藉半夏之燥力，驱其浊沫，而清凉之药力，始能达润于肺，此妙用也。若治之合法，虽至半身痿废，手足痿软，亦能复起，惟肺痿属气，气为无形之物，须缓缓图之。大忌妄施峻法，尤不可因其不渴，而用燥热之剂，致陷虚虚之祸。

（见《幸福报》1930）

36. 痿易治疗法

定义 四肢不举，左右变易为痿也。

原因 寒湿内伤膀胱，饮食碍滞脾脏。

病理 膀胱外属皮肤，又为贮尿之器，膀胱有病，则皮肤排泄失常，贮尿能量障碍，尿毒由经脉外溢于皮肤，即为黄瘴。内入于脾，脾主四肢，四肢之筋脉，受尿毒所害，则为痿易。痿易者，委弃而不能如常之动作也。《素问·阴阳别论》曰："三阳三阴发病，偏枯痿易，四肢不举。"张隐庵注云："三阳三阴者，太阳、太阴之为病也。偏枯者，半身不遂；痿易者，委弃而不能如常之动作。太阳为诸阳主气，阳气虚而不能养筋，则为痿。脾属四肢，故不举。"三阳膀胱之脉，自头背下行于足；三阴脾之脉，通于四肢。二经之筋脉有积毒，毒熏筋败，故四肢不举，左右变易为痿也。

症象　四肢不举，左手臂痛。一二日后，即变为右手臂痛。或左脚痛，而易于右脚痛（即俗名走络风症也）。脉形濡弱，舌苔淡黄。

诊断　属慢性，宜早疗法，如滋养日久，即成偏枯。

疗法　行血祛湿，活络清心为治。用生白芍二两，当归、薏仁、茯苓、防己、丝瓜络、干地黄各五钱，羌活、威灵仙、黄芪各一钱，萆薢、泽兰、五加皮、甘草各一钱，活络丹一粒，常服即愈。

（见《幸福报》1931 年）

37. 痿躄治疗法

定义　足软而不能也，又名皮毛痿。

原因　富贵剥落，神志挫折，精气内伤，筋肉枯屈，肺叶热焦，皮肤皱褶。《素问·痿论》曰："肺叶热焦，则皮毛虚弱急薄，著则痿躄"。

病理　汪注云："贵者脱势，虽不中邪，精神内伤，身必败亡。”精神为人身之至宝，精神伤耗，真血乃虚。血能生精，精败则筋肉之胶质日枯，韧带之弹力日疲。肺主皮毛，肺焦则皮毛虚弱，汗窍干涩，而筋肉皮肤，即为皱褶而痿。夫筋肉皮肤为运动神经所司，筋肉皮肤若为枯焦，则运动之能全失，故足软而不能行也。《素问·疏五过论》曰：“皮焦筋屈，痿躄为挛。”《灵枢·经脉篇》曰：“虚则痿躄，坐不能起。”虚为真血之虚，躄即足软之症。

症象 皮急筋挛，肉枯骨痹，足软不能行，胻屈不能步，如傀垒之状者，尺脉微弱，或弦滑，苔白口渴。

诊断 为慢性之痿病，治疗最难。

疗法 此症治疗须取少阳经之络，足少阳之络，别走厥阴，即光明穴。在足外踝，上五寸。别走厥阴下络足跗，用针法，针六分，留七呼，灸五壮，可愈。或多服加味健步虎潜丸，又须使志意和愉，内守精神，则筋肉强健，而痿即可缓缓而愈矣。如皮肤干涩而痿者，宜养阴清肺汤。或用黄芪、二冬、石斛、百合、山药、犀角、通草、桔梗、枯芩、栀子仁、杏仁、秦艽之属。

（见《幸福报》1931）

38. 黄汗病之原因及疗法

病有汗多沾衣色黄者，即黄汗病也。《金匮·水气病脉篇》云：“身黄而冷，状如周痹，胸中塞，不能食，反聚痛暮躁不得眠，此为黄汗。”又曰：“黄汗之为病，身体肿发黄，汗出而渴，状如风水。汗沾衣色正黄如檗汁，脉自沉，得之汗出入水中。浴水从汗孔入得之，宜黄芪白芍桂枝苦酒汤。”可见此病是冷水由毛窍以入血管，血中之冷水，再由营卫而入于脾，脾中湿热太甚，熏蒸郁遏，酿成一种黄色之水，汗即血液之废料，故汗亦变为黄色。其汗遂乘卫虚，以泄出于外，即黄汗也。此种之汗，内含有毒质，若久泄不止，则内之血液大伤，血伤则不能润泽皮肤，故肌肤甲错，迁延日久。脾脏受伤，故不能食。身疼重，烦躁小便不利。初起之时，急宜疗治，如缠绵一载，元阳耗脱，血液枯竭者，虽仲景复活，亦将束手矣。然此症治法，总宜黄芪白芍桂枝苦酒汤主之。鄙人常用玉屏风散，加赤苓、赤小豆、绵茵陈，更为灵效。盖玉屏风散之黄芪、防风，固卫和荣，兼解血中之毒。白术补脾化湿，茵陈、赤苓、赤小豆，利水渗湿，此即冷水所渍以成黄汗病之治法也。故黄汗病之原因，非只一种而已，或有不由于冷水，而由于贪饮过度，酒毒内蕴脾胃，胃火内结，湿郁化黄，热蒸为汗，即如阳明证之发黄是也。其脉沉实有力，大便燥结，治法与上不同，此为实症，故宜茵陈蒿汤下之。使蕴毒由大便以出，即可奏效。否则毒无出路，祸不旋踵，可不慎之。

（见《幸福报》1930）

39. 吐血之原因及治疗法

调肝行瘀是为根本之治，三七桃仁即系血证要药。

吐血西医谓胃出血，中医谓血不循经，胃热上腾，火甚迫血所致。可见二者，皆断为胃病，是所见略同。然其疗法，尚无根本之治，时医徒用止血之药，而不知用调肝行瘀之法，以是不能断除吐血之根蒂，诚为可惜。不知血之运行由于心，血之收藏积于肝，肝气畅达，血即流利，血能流利，即不积瘀。肝脏既无积瘀，而心脏所来之血，方能达以循行周身焉。若然者，病安从来？不然，如外受惊恐之刺激，或跌扑之损伤，则肝脏失统机之能，脉络之道路壅塞，因之旧积之血不除，而新鲜之血不能与肝络互相接换，所积之血，遂酿为瘀。瘀血菀结，肝络窒塞，其所生之新血，乃不能入肝脏，而反溢于胃，复加胃火之盛，遂为上涌，而吐血之证作焉。若欲疗此证者，宜先通肝络之道，除瘀血之塞，使新来之血，得入肝脏，肝脉通达，血不入胃，而病可瘳矣。鄙人研究十余载，发明用三七、桃仁通肝络，兼除积瘀；赤芍、丹皮、紫草凉血入肝，当归为引血之归经，以当其位，再加生地炭、棕灰止血。余初用此方时，病者皆疑为吐血之人虚之极，奚堪再用三七、桃仁，独不知肝藏血积不除，心脏新血何能引入，三七、桃仁即所以去瘀血以引新血也。诚有曲突徙薪之妙，世人实所不知也。盖三七之功，为化瘀通络之将军，桃仁即为其副兵耳，鄙人特将三七研末，掺于结坚之猪血，血即化为水。再加以上各药汤，同放于猪血中，细验血质之变化，但见黑积之瘀血，能变成红艳之鲜血，而其内中之鲜红血，独不变耳。由此推之，三七一物，功能除瘀血，而于新鲜之血，无有碍也。然此方不仅以此试验，就为确定，更有历治多人，皆著奇功，引证于下，以资研究。

平潭张厝里某者，患血症，诸药罔效，两胁如刺痛，二三日后，必见吐血盈盂，面色青白，四体衰瘦，延余诊治，与此方二剂，血即止。惟两胁刺痛未除，再加元胡、郁金而愈，继用归脾汤调养，现经二年余，未曾复发。

平潭后围乡某妓者，婴吐血证三四载，每发之时，即服十灰散，而血即止，今春旧恙复发，比前较重，每日血吐碗余，两胁及胸前隐隐作痛，稍有劳动，其痛必剧，迁延月余，中西医药遍尝，殆尽皆无获效，延至二月初，病增危险，急来邀余，投前方，其证若失。

余治此二证，用三七、桃仁，时医皆谓此二物破血，不堪用，病者亦不服，延至病机垂危，以为死马当做活马医，方肯将余方试用，竟获奇效，乃知其药之妙。唐容川氏为治吐血之妙手，其先用止血，继投破瘀，余即仿用其法，可见中医治病之法，用药之妙，真西医所望尘莫及也。

（见《医界春秋》1930）

40. 谵语非属于心包

伤寒、温热之病，或因过汗伤阴，或因毒炽火灼，热气内结于肠胃，由肠胃之血管起充血，肠胃壁收缩力过强，大便即为秘结，大肠秘结，热无出路，热气上腾，冲入脑宫，脑受热扰，而精神昏乱，谵语癫狂之证所由起也。仲景云：“实则谵语，虚则郑声。”陆懋修云：“谵语之病，是由胃中之热，上熏心包，要在治胃热，不在治心包，胃热若平，而谵语自除矣。”可见谵语一症，由于胃热实症明矣。今之医家，一遇谵语，辄谓邪入心包，投与安宫、紫雪，及清宫清荣等品，以疗心包。而胃热之甚，不加研究也，以是愈疗愈坏，甚至热毒猖獗，如癫如狂，至死尚不悔悟，乃反谓鬼祟，吁，真愚尔。今年三月，平潭卢厝坑村，有陈姓者患温热病，胃火炽甚，时有谵语，投与安宫、紫雪，而谵语仍不除，复加忘言错乱，如癫狂之状屡作鬼态，病家疑为鬼扰，遂转求巫觋。巫觋云：病者于某日行途中适遇洞神游行，唐突冲犯，即被带在洞里，只可将金赎罪，不然恐无望生机矣。病家信其为然，一味应许，但早日脱体，克日答谢，大约用有数百金之多，然而病势日增，殆成危笃。不得已再请李姓医，投与大承气白虎，连治三天而愈。由以观之谵语一病，属于肠胃，而承气、白虎，即所以除肠胃之热，世人不知谵语是属胃病，而反以疗心之药治之，既不中肯，又诿为鬼祟，因循误事，诚为懊恼。苟陈姓者之病，若非李医之卓见，而用承气等药，未免偾事。鄙人偶有所感，故作此篇，以告世人。

（见《幸福报》1929）

41. 肠澼治疗法

定义 痔漏，古名肠澼，即肠管为热之澼积也。

原因 湿热本盛，又加过食煎煿厚味之物，热毒蓄积于大肠，大肠之筋脉横解（横解即弛懈，谓不顺理而解散也），血管栓塞，瘀结为痔。

病理 食物入胃，受消化之作用，乃发散精气，内存于肝，肝得其气，淫流于筋，是为康健者。否则，邪伤肝脉，食伤肠胃，则不能淫散其食气，而筋脉横解于下矣，食气留滞，而湿热之澼积于阳明大肠，而为痔矣。《素问·生气通天论》曰："因而饱食，筋脉横解，肠澼为痔。"《骨空论》云："督脉生病癃痔。"《金匮·五脏风寒聚病脉篇》曰"小肠有热者，必痔"，可见痔之原因，是由于肠热也。

症状 肛门内外四旁，忽生红瘰，先痒后痛，或有脓浀渍渍，痒痛难堪，大便下血，尺脉滑数。

诊断 此症属慢性者。

治法 宜凉血渗湿，厚肠清胃为主，内服当归尾、生白芍、生地黄、石斛、薏仁、苦参、蒲黄、黄连、甘草、地榆之属。外用蔓萝花根、苦参、皂矾、小皂、川甲、樟脑、苍术、雄黄等，煎汤熏洗。如有脓水者，用冰片、雄黄、水粉，研细末，调田螺汁时时涂抹，自愈。

（见《幸福报》1930）

42. 胃病治疗之管见与治验

每观一病，即有数种原因，而医者之治病，诚不可执一方之死法，以为误也。如胃病吐酸一症，其原因亦有数端，有因于外受寒湿，寒湿由皮肤而传于腠理，由腠理而传于脾胃，寒湿内扰，胃失温暖之热气，故食物入胃，遂乏热气消磨之作用，胃无热气之消磨，则食物冷积不消，食物冷积不消，则皆变为酸水，酸水窒满，涌溢于上，即为吐酸，此其一也。当用温暖脾胃，燥化寒湿，庶可见功，如苍术、藿香、桂枝、吴萸、赤茯苓、茵陈、半夏、川朴之类。有因苦怒悲哀及所谋不遂，抑郁不乐，内伤肝络；肝络郁血，胆管窒塞，胆汁不能通调入胃，与胃液合作消化之用，胃口所受食物，易成酸化，此其二也。宜用开郁调气，舒筋通络之法，如旋覆花、郁金、玄胡索、川椒炭、丹参、绛纬、菖蒲、降真香、丹皮、当归尾、桃仁之类。有因于脾寒胃弱者，脾司运化之职，胃为受盛之官，脾寒则失其运化之能，胃弱则失其受盛之权，因之食物入胃，胃缺蠕动之能，脾之运动之用，遂皆变成酸水，此其三也。宜温脾补胃，如香砂六君子汤，《金匮》、《外台》茯苓饮之类，若脾得温暖，胃获强健，则脾之运输通畅，而胃之受盛亦无不容纳矣。或者不由于脾寒胃弱，而由于小儿之时，顽性拗执，从高跌仆，损伤胃络，胃之微丝血管破伤，瘀血积聚，胃中不散，以致胃之一部，无力收缩，食物入胃，即难消化，消化不良，遂皆变成酸水，此其四也。此症治法，若徒执消化之药，不特无益，而反有害，惟当散气逐瘀为主，如血腑逐瘀汤，加减桃仁承气汤、七厘散之类。由此观之，胃病吐酸，虽属一证，而其致病之原因，即有四种，至于治法，亦当就此四种之原因，以分别施治，苟能对证投药，无论新病旧病，无不效验如神，奚患胃病之难治者哉。今西医对于此证之治疗，实无把握，不知分别四法疗治，而惟以一切重碳酸曹达、煅制镁、苦味酒、龙胆酒等等解酸之剂，冀图目前之效，而终无根本之治愈。此是余历年经验之谈，实非诽斥西医之私意也。兹录验案一则于下：

鄙人于前日间，游历福清，适有王贤沐君，因患胃病，曾经闽中西医诊治半载有奇，毫无见效，继得其亲友介绍延余，余为医治十余日，诸病若失。可见中药之奇效，真西医所梦想莫及也。特将方案录登贵刊，以供医界研究焉。

病者　王贤沐，福清县西门外，年三十八。

一诊　左关弦急，右关微弱，弦为肝病急，是血郁，微弱为胃脏空虚之象。盖肝为气郁，统血之机失司，肝失所司，则肝无滋生胆汁，以助胃之消化，胃无力消化，则胃中之酸汁充下，以致胸腹胀满呕酸诸症蜂起，至于梦泄不寐，亦为肝魂之作用，考此症当先治肝，以疗其本，本病既治，则胃之诸病，无不愈矣。姑拟疏肝通络之剂，谨请鸿裁。

旋覆花二钱　川郁金二钱　玄胡索二钱　紫丹参三钱　蜀椒炭三钱　牡丹皮钱半　降真香一钱　石菖蒲一钱　新绛纬一钱　青葱管十条

二诊　肝脉弦紧，舌苔白滑，胸满腹胀，气逆呕酸，肋痛，因于烦劳郁气，伤及肝经，肝之静脉发生郁血，血络不通，胆汁缺乏，以致胃中变成酸化，即《内经》所谓肝乘脾之病是也。所服鱼油补品，助纣为虐，肝血愈郁，脾胃愈损，昨投疏肝通络，谅已中肯，依照前法加减。

旋覆花二钱　贡金二钱　玄胡索二钱　川椒炭一钱　紫丹参三钱　牡丹皮二钱　大黄炭三钱　降真香一钱　生姜络八分　鹿肚草二钱　砂仁壳一钱

三诊　照原方去砂壳、鹿胆草，加草果仁、苍术。

四诊　南岛热带多湿，常事冷浴，两湿相搏，湿侵三焦腠理，三焦为油膜之道路，决渎之机关，决渎失司，水湿泛滥，上侵胆肝，下干肠胃，因之胆汁缺乏，胃酸充盛，以致婴斯重疾。昨投疏肝通络，以制酸化苦，当改弦易张，用温暖燥湿之法，冀图奏功，尚希纾怀珍摄，注重卫生，一切寒冷食物，更须摈绝为要。

炒白术二钱　紫丹参三钱　川朴花二钱　陈半夏二钱　东坡蔻钱半　冲潞参三钱　苏橘络一钱　紫油桂八分　吴茱萸二钱　川椒炭七分　当归身二钱

五诊　脉迟兼缓，苔白带润，显系脾湿胃寒。据云前曾经吐血一次，推究此血，必因劳怒直伤胃络，怒气上逆所致，乃非胃热迫血，切勿误认为热，而投凉药。盖凉药障胃故也，至于温胃燥湿之药，须再服数剂。继改投香砂六君汤，为善后策。

西洋参二钱　炒白术二钱　秦当归二钱　陈半夏二钱　毛化皮钱半　川厚朴二钱　东波蔻钱半　炒麦芽二钱　阳春砂一钱　广木香一钱

（见《光华医药杂志》1936）

43. 胃火呕吐秘方

胃火之甚，食后常见呕吐者，是因食物入胃，胃受热气激，影响胃神经，遂起嘈杂痛闷呕吐等症，宜用石膏、半夏、枳实、竹茹各味，清水煎浓，冲姜汁二滴，温服，即可立效，此方专治胃火呕吐之症。若胃寒者，切勿误用，至为叮咛。

按：呕吐之属热属寒，当辨诸脉与舌，若脉有力者属热，无力者属寒，舌苔干燥或不干而现黄色者属热，白腻者属寒。又于吐时有酸味冲鼻者，其为胃热无疑。

（见《幸福杂志》1934）

44. 咳嗽与脏腑之关系

俗云，咳者，皆为肺病。余曰，肺病固是，然心肝脾肾，亦皆能致咳，非独肺也。《灵素咳论》曰，五脏六腑，皆能令人咳，可见咳之来源，是因他脏有病，移之于肺也。然五脏之咳，惟肺为本病，而四脏之病，即为肺之诱因。如心热甚，则血亦热，肺与心连近，热气相灼，肺受刺激，肺气不畅，即为咳嗽。脾湿太盛，湿为水分过多，水甚转变为饮，复加体温度之升熬，由饮煮变为痰，痰涌以上，壅塞气道，呼吸阻碍，遂为咳嗽。肾水内竭，火气必炎，子不能为母复仇，其母必损，清肃失职，咳嗽顿生。肝为将军，相火内寄，火甚则肝中之血张，传流肺脏，酿为痰饮，以作咳嗽。此皆四脏之病，干之于肺也。若外感风寒，肺之机关障碍，而咳嗽者，即纯属肺病，西医所谓肺伤风咳嗽是也。夫五脏之咳不已，即传于六腑，六腑有病，故咳而兼见六腑之证状。如肺咳不已，则传大肠，大肠失传道之力，故咳病兼见大肠之病。心咳不已，则传小肠，小肠失收盛之能，故咳而兼见小肠之病。肝脾肾之咳不已，则传于胆、胃、三焦、膀胱，诸病乃作焉，此即西医所谓合并证者是也。由此观之，人之病咳，非独专属于肺。至于治法，亦不可专治其肺，如五脏之咳未传六腑者，宜用根本之治，以疗其脏。若既传于六腑者，即宜治其脏，兼疗其腑，脉证相参，自获有效。不然，不察其奥，遽用燥痰降气之药，劫夺其气，气耗病危，而咳仍不止矣。吁，世之医者，不知治本，但图疗末，故咳症无一日之除根。呜呼，滋蔓之害，为祸之烈，岂可不惧哉。际此公开研究之时，海内之明哲者，当有所发表以贡献也。

（见《幸福杂志》1934）

45. 喘鸣治疗法

定义　喘急而喉中有鸣声也。

原因　热邪射肺，肺气不敛，即为喘鸣。《素问·至真要大论》曰："诸病喘满者，皆属于热。"

病理　《素问·阴阳别论》曰："阴争于内，阳扰于外。魄汗未存，四逆而起，起则熏，使人喘鸣。"阴，是肺阴；阳，为热气。肺皷不已，热气乘之，肺热刺激，气为震动，即作喘鸣。内争外扰，熏蒸于肺，随肺之合，外出于皮肤，故汗流不止。汗出太多，手足反寒。然外虽寒，而内仍热，热气上熏，肺叶鸱张，且肺如钟，热动于肺，故为喘鸣。

症象 六脉濡绛，喘鸣气急，汗流不止，手足寒厥，骨肉瘦削，形神两疲。

诊断 肺津内枯，故喘鸣汗流，心液外泄，故骨肉瘦削，症涉危险，急当敛肺。

疗法 敛肺固肾，育阴清热，用秘旨补肺汤（即五味、枣仁胆炒、炒远志、桔梗、白茯苓、补骨脂、蒸百合、甘杭菊、枸杞子）。或用生脉饮，合肾气丸。

（见《幸福报》1931）

46. 痛风秘方

痛风，古谓之痛痹，一名历节风。症状：短气，自汗，头汗，欲吐，手指挛曲，身体瘣瘰，其肿如脱，渐至摧落，如有所掣，不能屈伸。用生地黄、黄芪各五钱，海风藤钱半，黑穞豆四钱，羌活一钱，北秦艽钱半，生杜仲二钱，另以猪脚蹄半斤，同前节蒸食，连食四五次，其痛立止。

振声按：痛风之症，是由于血液枯涸，筋失涵养，络脉受风湿之刺激，影响于神经而作痛也。用生地、黄芪、穞豆，生液养筋，风藤、羌活、秦艽，疏风祛湿，加杜仲补筋骨之韧带，猪脚润骨骼之枯涩，使其流利而无阻滞之患，第方配制玄妙，功效最著。

（见《幸福杂志》1934）

47. 酒疸之研究

原因 由饥时饮酒，或大醉后当风而卧，入水浸浴，致酒湿之毒，闯入皮肤，旋入静脉管，脉络为风水所遏，不得宣发，蒸郁日久，血中即变一种黄水，溢于肌肤之微丝血管，即为黄疸。

症状 《金匮·黄疸病脉篇》云："酒黄疸者，或无热谵语，小腹满，欲吐，鼻燥，其脉浮者，先吐之。沉弦者，先下之"。按酒黄疸之症状，或见如腹水状，心下懊侬而热，不能食而欲吐，胫肿溺黄，面发赤斑。

治法 此症治法最难，故宜小心诊察，辨明虚实，虚不致误矣。如实者宜栀子大黄汤。虚者，宜葛花解酲汤，加茵陈。心满不食或心中懊侬，小便黄赤者，宜当归白术汤（即白术、茯苓、黄芩、茵陈、甘草、半夏、杏仁、枳实、前胡、生姜）。如大便燥者，改用茵陈蒿汤。如变成腹胀，渐至身面俱黄肿者，急宜培土藿香扶脾丸（即厚朴、甘草、半夏、陈皮、木香、麦芽、生姜、大枣等为丸），饭汤送服。然酒疸之病，如不早图治，日久月深，血中之毒质，随毒气以变黑色，为黑疸病，治法尤难，宜栀子大黄汤合犀角地黄汤，解血中毒质，甚者加桃仁、川山甲，入血分解毒散瘀为妙。

（见《幸福报》1930）

48. 谷疸之研究

原因 风寒伏于脾胃，脾湿胃热，又加饮食过伤，湿热内蒸，消化迟滞，胆汁不足，胃酸太多，乃流于膀胱，膀胱之气不化，小便不利，湿热又无出路，遂循太阳膀胱经脉以外出于肌表，即为发黄。

症状 谷疸之为病，寒热不食，食毕即头眩心中怫郁不安，遍身发黄，小便不利，食则腹满，脉迟，或食不见饱，饱则发烦，头眩，脉紧而数。此症因胃热，热善消谷，故名谷疸。

诊断 趺阳脉紧带数，善饥腹满，是胃热脾寒，脉紧口不渴，身体尽黄，四肢冷冻，是风寒内盛，脉数有力，二便秘者，是胃热甚。

治法 如胆汁不足，胃酸太多，脉见迟缓，食难用饱，饱即头眩，小便难，宜小柴胡汤去参，加干姜、胆草、白芍、枳实、苦酒、茵陈、矾石（酒制）。胃热脾寒，宜附子泻心汤加茵陈、赤小豆。风寒内甚，宜麻黄连翘赤小豆汤加茵陈、防风、藿梗。胃热结二便秘者，宜茵陈蒿汤。审证用药，即可奏效。

（见《幸福报》1930）

49. 风消治疗法

定义 热极风生，而津液消竭之症也。

原因 热病久羁，内传厥阴，热亢风生，津液消竭。

病理 热病伤寒，妄施药饵，耗损真阴，精竭血枯，阴热炽甚，热邪乘厥阴之虚，而传于肝。肝风乱动，且肝为脑之用，肝液亏极，遂累及脑，脑中之津液消竭，外则见捉影摸空之恶形象也。《素问·阴阳别论》曰：“其传为风消者，死不治。”此之谓也。

症象 内外俱热，精神痴呆，形容枯瘦，捉影摸空，脉模糊无神，苔紫绛不润。

诊断 此症只当镇肝内，救真阴，冀可挽回于万一矣。

疗法 用大小定风汤，人参白虎汤，或可治愈也。

（见《幸福报》1931）

50. 治水臌病经验谈

水臌之症，即是于水肿之甚以变成者。水肿是因饮冷过度，兼以三焦失决渎之权，经脉中之温度，受水分之多而下降，神经作用疲乏，血液循环枯滞，以致皮肤及泌尿器之排泄失其功能，体中水质无从发泄，水气泛滥，溢于各经脉，因之皮肤间膨胀，即成水肿。日久月深，水质蓄积不消，肢体胀大满量，遂成固体，即变水臌。既成水臌，治疗实难。盖水质藏于体内，犹沟壑之积水，积久不消，即成毒水，毒水能发育一种毒菌，毒菌喷出之毒物，与血液混合，脉管之血，即变青色，故水臌甚，腹部有青筋，即静脉管和毒质之外现也。《金匮水气病脉证篇》云“水病脉出者死”，是谓水病既成毒水之外现者，为死证也。夫毒菌之发育繁甚，其体温之冷，必转为热，煎熬血液，肾中之龙火上腾，故水臌之将危，必反见口渴液干，烦躁不寐，诸证蜂起。《中国医学大词典》云：“水臌由于毒水结聚所致，腹部虽大，仍时欲饮水，津液日耗，皮肤日粗，为危兆。”然则水臌之症，若不早治，及至水毒焕发，津液干枯，虽有华扁之能，亦将束手。诚矣，水臌之利害，岂可迁延时日哉。余观古人治臌，大约分为五法，初起之时，宜用麻黄、羌活、防风之属，使水气由汗而泄，则肿可消矣。按麻黄、羌活，发汗以兼利水，即所谓开鬼门之法也。就鄙人所见，麻黄发汗过其雄烈，恐伤津液，宜佐以白术、怀山，补脾固液，且以防麻黄之开发疏散也。世人不知用麻黄，宜加白术、怀山之鉴制，而乃惧麻黄之猛烈而不敢用，以是水蓄不消，贻害匪轻。吴鞠通先生所著医案，内有治肿一案，用麻黄一两，效如桴鼓。化学实验新本草，发明麻黄有利水之能，曾录西医所不能治之水臌，而以麻黄治愈者二案，可见麻黄为治肿之良药。虽然麻黄有利水之能，然仅宜于初起之时。水势膨胀，皮肤细密者，最有灵效。若下部无恙，下体肿大，则宜用泽泻、木通、防已之属，以利下窍，以通水源，即所谓洁净府之法也。再者腠理闭塞，以发汗而汗不出，膀胱气郁，以利水而水不利也。腹部愈大，所积之水，殆成毒水，急用商陆、大戟、甘遂、芫花之属，疏通三焦，荡涤毒水，即所谓去苑陈莝之法也。水毒蔓延，肾脏大亏，三焦之源失相火之扶植，腹大如箕者，宜与附子、吴萸、肉桂，以助其阴，则龙雷之火，不致上奔，而肿者可消矣，即所谓宣布五阴之法也。如脾土大衰，相火不足，阴霾之水泛滥，肾中之阳无光，宜用五苓散、肾气丸，即所谓助脾与火之法也。如此五法，为治水臌之大纲，虽属古法，而于治疗上之效果，未必尽善。鄙人潜心研究，发明数方，为治水臌之良方。先由于实验以后得于实效，又经屡次著功，以后得于最良之结果。窃思时为医学革新之滥觞，公开研究之时局，凡有新发明效方，皆当发表于世，勿敢吝秘，故为误世。特将余所经验药方，并治案数则列后，以质同道，共襄研究，是所望于海内之明哲者。治水臌第一方，麻黄三钱，羌活钱半，怀山八钱，白术三钱，阳春砂钱半，木香一钱，木通三钱，瞿麦二钱，牛膝一钱，茯苓皮三钱，水酒各半煎服。按水鼓初起，水积于血管，及微丝血管，兼排泄器障碍，水无消路，即成水臌矣。方用麻黄疏散发汗，羌活能直达于微丝血管，以助麻黄之力，怀山、白术，补脾固液，兼以制止麻黄之辛散，春砂、木香，行气消肿，木通、瞿麦、牛膝、赤苓，引水下行。然此方虽有辛温发汗之麻黄，直达利水之木通，乃有怀山、白术之补脾固液，故不伤脾，不耗液，真为治水臌第一方。

治水臌第二方，商陆二钱，牵牛二钱，麻黄三钱，怀山八钱，白术三钱，赤小豆皮三钱，茯苓皮三钱，大蒜头五钱，地挂二钱，清水煎服。按服第一方，肿胀不消，小便不利者，是因皮肤坚硬，毛窍闭密，血管中之积水，将成毒水，无从发泄故也。即照第一方，减去春砂、木香、瞿麦、牛膝，恐其耗气酷烈，加商陆、牵牛，直达三焦，涤荡毒水，赤小豆、蒜头、地挂，辛温入络，发泄水质。

治水臌第三方，紫苏叶二钱，防风二钱，陈皮二钱，大腹皮二钱，泽泻三钱，车前子三钱，川朴二钱，白蔻花钱半，茯苓皮三钱，猪苓三钱，蒜头一两，酒三碑，煎三炷香，每次用一杯，食前温服。按四体肿硬，腹厚如石，按之不凹者，是既成水臌，用发汗而汗不出，用利水而不利，诸药罔效。此方用苏叶、防风疏肌解表，以逐毒水。泽泻、猪苓、茯苓、车前开泄下窍，引水下行。益以蒜头、大腹皮、川朴、白蔻花、陈皮行气消肿，通络逐瘀。佐以好酒为引，盖酒性善窜，无处不入，且能直入于微丝血管，搜逐毒水，化成为汗，为尿，排泄于外，然此方专恃酒力为鼓舞，故功力伟大。

治水臌第四方，怀山八钱，阳春砂钱半，木香一钱，云苓二钱，炮内金三钱，沉香一钱，槟榔二钱，泽泻三钱，炒麦芽二钱，白术三钱，广陈皮钱半，清水煎服。按此方为治肿善后调养方，有补脾健胃之能、消食化气之功。如服上方，诸症瘥后，可将此方制成为丸，调治月余，必不再发。

又方，用黄瓜鱼一尾，切开，去腹中之杂物，洗净，再加蒜头三两，阳春砂一两，存于砂锅里蒸熟，加好酒一碑，再滚一沸，空心温服，最有灵效。

治　案

一福清县，后山顶，王阿梅，年三十岁，于丙寅年秋间，患温疟身躯大热，四肢如炙，口渴不止，自思水能退热止渴，争欲饮水。伊妻因惧饮水积蓄，为害最烈，遂阻之，梅再三催促，不得已舀水一钵，与之，梅尽量吃下，真如亢旱之逢甘霖，热果尽退，而病亦瘳。自此以后，唯觉腹皮厚硬，肢肤浮肿，日见日大，竟如皮鼓，四肢僵硬，不能坐立，诸法医治，均无效验。时因家岳抱采薪之忧，余往审候，梅即家岳之堂弟，闻余到，喜出望外，即延诊视。按脉沉石而缓，浑身肿胀，辗转艰难，即用治水臌第三方之法治之，至夜半，大汗淋淋，小便如涌，诸证霍然。

涵江枫岭村，蔡某者，年二十，于前年夏间患热病，服羚、犀、石膏、生地，及冬梨凉品，以致病后发肿，四肢膨胀，腹大如箕，气喘体倦，诸药无效。余特受郑姓之聘，蔡某知余之名，好来请诊。按脉沉石而带迟缓，唇白面青，肢肉冰冷，肾囊肿大，皮色光亮，饮食大减，余断为水积脉中，血分过于充满，溢于四体，脾失健运之能，三焦失决渎之权，以致水无消路。用治水鼓第一方，加西洋参钱半，附子二钱，肉桂一钱，初服一次，胸腹陡觉宽松，肿减其半，仍将原方，连服三剂，遂复原体，后以六君子汤调养。

一平潭县，大富乡，陈某者，年四十八岁，患痢，服鲜草药过多，因之发肿。初服五皮饮、茯苓导水汤，无效，迁延三月之久，转成水臌。四肢衰瘦如柴，腹大如瓮，胸肋胀满，二便不通，头晕眼花，动辄气急。余用治水臌第四方，加麻黄六钱，病者略识医书，惧麻黄善发汗，乃不敢服。余曰，君体水质全归于腹部，殆成毒水，如不用猛烈逐水之药，则水不除。陈某闻余言，自知病势沉苛，此方服与不服，皆归不治，不如煎服，尚冀挽回之机，乃勉服半剂，至夜半，溺有二尿壶之尿，忽然大饥，腹硬转软，再将半剂煎服，仍如前效，又照原方服二剂，病若失。

一平潭县，东坑村，林喜仔之子，年二十六，因天降大雨，园中所种番茄，被雨漂流罄空，乃自到园中拾摭番茄，冒雨而归，衣服尽湿，因之遂发水肿。初服疏凿饮而愈，继因暑天身热，饮水过多，转成水臌。余先与治水臌第一方而大效，后用黄瓜鱼蒜头酒方而收功。

一福邑，东门外，王喜仙老母，年近耳顺，患水臌症，四肢衰瘦，腹大如瓮，大便闭结，小便不利，烦热不寐，辗转床箦，呻吟不安，延医服药，皆无小效。余因有事到福邑，仙闻余至，即邀诊视。按脉沉数，舌苔燥黄，为有形之水，积于肠胃，留于腹部，脾失转运之能，胃乏消化之力，致成臌胀之证。拟与脾约丸，加麻黄、莱菔子、甘遂，作汤剂煎服。服后连泻二三次，腹大顿消，继与运脾开胃养液之品而收功。

但以上各方，皆为治水臌之良方，亦为治水臌而设，对症施方，无不奏效如神。虽然，如非由于水积者，而属于他种原因之臌胀者，则非此方所能统治也。然医者用药，须宜细察秋毫，权衡加减，庶不致误。

（见《上海医报》1929）

51. 脾伤变臌胀

甲寅春间，后围乡，林锦春，因烦心劳神，过饥失顿，以致脾夹不纳，变为臌胀。其初惟觉脐上一条，横于腹部，不动不痛，以手摸之，宛然硬块，渐肿而大，胁痛，手足酸软，时呕便赤。延予诊治，断为湿郁脾经，投以吴氏三仁汤，加片子姜黄、海桐皮、郁金、菖蒲，行气化湿，服二剂，不特无效，又加腹痛。改换他医，投小承气汤，加乌药、苏木、檀香，服后大便连下二次，腹块稍软。再服攻破瘀血之药十余剂，肌肿尽消，心神昏惚，两目晻昧，呕吐益甚，兼见噫气，惟腹肿不消，大如斗，往省中协和医院医治二星期，全无效验，回家，至余医室求诊。按两尺无脉，诸部模糊，脐凸，起青筋一条横于腹部，皮硬如铁，恐厥疾不瘳。查臌胀一症，若脐满且硬如铁，是脾已败。华元化《中藏经》云："脐肿满者，脾败不治，十二日死。"又云："气声绝，腹胀如铁，脾绝死。"未敢下药，并嘱备办后事，果延至十余日而亡。夫此症中医既束手，而西医亦束手，为西医者，奚故调谩骂中医，此诚不知自量矣。虽然，锦春之病，已入膏肓，实无可为之势，然此不具论也。其初起时，有无误治，方予初诊时，脾气未败，尚可疗治，投与三仁汤，加味，虽无获效，与该症无相反，当时如肯再来问诊。余心加意问切，专心考究，辨其外因、内因，使予得早知为臌胀之苗芽，早用补脾行气，兼开水郁，谅不至如斯危殆，或冀渐渐减轻，可致复原，彼乃意轻初服三仁汤，未见应效。遂改延他医，信心投以攻破之药，攻破败脾，又服西药锑剂，其脾愈败，致有如此之误也。盖臌胀，是由烦劳郁结，耗伤脾脏，初起时，宜服开结行气，兼补脾，脾主四肢，脾健则运化活动，气通四末，气调则中宫不败，癥症可消。不然，徒服破散之药，以伤脾脏，迨至脾败病危，虽有卢扁之能，亦难疗治，况西医者乎。

前月间，有一陈姓者，患臌两月余，病状与林某相似，惟腹胀未至硬满，及无脐凸青筋之发现耳。曾到福省西医院诊治两次无效。回家之后，予只教用蒜头四两，砂仁二两（共捣碎），另取猪肚一个，洗净，将蒜头、砂仁存于肚内，不可加盐，用开水二碗，急火炖熟，去猪肚，并杂渣，取药汁一碗，匀作二次服，连服四个猪肚，腹胀全消，诸症若失。其后林妻闻陈某之愈，甚悔已亡夫，当前不服该药之为误也。由此观之，中医之治病，应用无穷，诚有胜于西医者，如林病之误而陈病之愈者，此可知也。盖病治与不治，专在服药之错与不错耳，中西医皆然，无所自讳也。

（见《医学杂志》1934）

52. 㿗疝治疗法

定义 即少腹控卵肿，急绞痛之症也。

原因 燥淫湿盛，气郁不化，内酿毒质，流于小腹之括约筋，而成斯疾。

病理 《素问·阴阳别论》曰："三阳为病，发寒热，其传为㿗疝。"三阳即小肠、膀胱、胆。小肠居下体，为受盛之官，有化物生血之功。膀胱在小腹，为决渎之官，有化气排尿之能。然小肠之能生血者，膀胱之能化气者，皆藉乎胆火之作用也。西医云："胆汁入小肠，化液汁。而入微丝血管，而传心变血。"即此之意也。胆与肝为表里，相火内寄，肝气通于小腹之括约筋，肝液干燥，筋失营养，而小肠膀胱之内液，亦因之而枯燥矣。然小肠枯燥，则不能化物质而为血。膀胱枯燥，则不能变气体而为尿，而血中之盐酸质，遂变尿毒，溜于括约筋，筋脉肿硬，故为癞疝。

《素问·至真要大论》曰："阳明司天，燥淫所胜，丈夫癞疝。"又曰："阳明之胜，外发颓疝。"阳明司天，为燥令当盛。燥是干枯不润之现象，阳明主润宗筋，燥盛筋伤，筋伤则为癞疝。

症象　小腹控卵肿急绞痛，或阴囊肿大如斗，或顽癞不仁，左尺沉细，寸关弦濡。

诊断　有急性、慢性二种。急性者，其筋肿之处，大热大痛，日久酿脓，脓熟即溃，如痈肿然也。慢性者，其阴囊肿大如斗，经年累月，而不愈也。

疗法　急性者，为热郁，宜解热散郁，如川楝、延胡、黄连、黄芩、薏米、海藻、昆布、竹茹之属。慢性者，为寒郁，宜祛寒化郁，如炒白芍、土茯苓、橘络、橘核、南星、青皮、川楝、小茴香、肉桂、荔核之属，或桂苓丸加苍术、厚朴、川乌。外治宜用雄黄、白矾、甘草，水煎，时时泡洗，即愈。

（见《幸福报》1930）

53. 息贲治疗法

定义　肺气积于胁下，喘息上贲也。

原因　血枯气败，肺中之炭气积于胁下，日久月深，肺脏大伤。

病理 男子精极，女子不月，急当早治，否则二阳之火愈炽，肺中之碳酸气日盛，蒸蒸灼灼，肺脏大伤，在居两胁。碳气内积于胸，鼓激奔迫，故右胁下如覆杯，喘息上贲也。肺主毛窍，肺败，故洒淅寒热，喘而发肺壅也（肺壅，即肺气窒塞，呼吸不通也）。《难经·五十六难》曰："肺之积，名息贲，在右胁下，覆大如杯，久不已，令人洒淅寒热，喘咳发肺壅。"然其症之传至息贲者，是属死症。《素问·阴阳别论》曰："二阳之病，发心脾，有不得隐曲，女子不月，其传为风消，其似为息贲者，死不治。"此之谓也。

症象 右胁坟肿，如覆杯状者，稍动则大痛，牵引背脊，静卧仍复不痛，洒淅寒热，气急呕吐，喘嗽频作，呼吸不便。

诊断 如未至气急呕逆者，尚堪救治，延及日久，可断不良之结果。

疗法 宜降气清热，开痰散结，用息贲汤，即半夏、桂心、人参、吴萸、桑根白皮、葶苈、甘草、姜、枣。

（见《幸福报》1930）

54. 中暍治疗法

定义 中暍，谓一中暑气，其声即暍也。此症即《伤寒论》所谓太阳中暍，而西医所谓热射病也。

原因 因肾脏素虚，暑热内甚，蒸变为痰，壅闭心包，或疲劳于烈日之下，暑气内袭，气机停阻。

病理 暑热直中于心肺，心脏亢热，肺脏受迫，肺管发炎，声带破伤，故声音嘶喝，痰中带血，暑热内蒸，外迫为汗，热度升高，内攻心肺，心灼则烦而渴，肺灼则热而喘。《素问·生气通天论》曰："因于暑汗，体若燔炭，烦则喘喝，静则多言，汗出而散。"暑热内发，则体若燔炭，热静则口中多言，当调阴和阳，滋养津液，自可蒸变为汗，汗出则邪散而解矣。

症象 面垢闷倒，昏不知人，冷汗自出，手足微厥，声喝烦喘，或吐或泻，或喘满，口渴，心脏脉搏弦数，余则濡迟，舌苔澹绛。

诊断 此症与中寒中风迥异，中寒则厥逆无脉，口鼻皆冷，中风则手足搐引，痰涌喉中，声如拽锯也。

疗法 宜先开其闭，然后按暑病施治。如昏倒冷汗淋漓，急用路中土，置病者脐上，使众人聚溺之，并将路中热土，搅新汲水调蒜汁调服，或用布蘸热汤。最忌服凉药。如神清阳回，而津枯肺焦，痰中带血，声喝甚者，宜用茯神、甘菊、天花粉、干地黄、白芍、石斛、侧柏、麦冬、莲须等。

（见《幸福报》1930）

55. 附：结胸与痞之鉴别

《伤寒论》云："病发于阳，而反下之，热入因作结胸，而反下之，因作痞，所以成结胸者，以下之早故也。”是结胸之症，由于阳热之邪，盘踞表分，不用解表，而误与攻下，以致胸膈空虚，阳邪乘之，热结胸膈，硬固不解，即心下硬满，短气烦躁，喘满，心中懊侬，或项强如柔痉状，或胸中高起，或腹内拒痛，或舌上燥渴，或日晡小有潮热，或从心下至小腹硬满等症。然此皆为阳热之实症，故宜大小陷胸下其胸中之热结，热除而胸结自愈。若痞者，则异斯也。盖痞之症，属于阴，阴邪误下以成，此与阳邪结胸不同。阳邪结胸，属实症，故宜攻下之大陷胸汤。阴邪痞结，属虚热，故不宜用攻下之药，只可用泻心汤等，泻其虚热之痞。考痞症，但满按之不痛者，结胸满而硬痛者，虚实判然，疗法天渊，岂可不分别而堪混治者哉。《伤寒论》曰：“伤寒五六日，呕而发热者，柴胡汤证具，而以他药下之，若心下满而硬痛者，此结胸也，大陷胸汤主之。但满而不痛者，此为痞也，柴胡不中与之，宜半夏泻心汤。”又云：“伤寒大下后复发汗，心下痞，恶寒者，此表未解也。不可攻痞，当先解表，表解乃可攻痞，解表宜桂枝汤，攻痞宜大黄黄连泻心汤。”惟此因大便硬，故用大黄。虽然又恐大黄性猛，过入胃中，故渍之绞汁，取缓其性，而速下也。可见痞满之症，有表症未解，须先以柴胡解表，然后用泻心等剂疏里。若未经攻下，而见痞满，即非真痞，是痰食凝滞所致，亦不宜用攻下之药，如误用之，必变为真痞。且结胸如阳明胃热，又迥然不同胃热。虽亦由误下所致，然胃热是属中焦，治在中焦，庶近乎理。胸属上焦，热结于胸，故宜用陷胸涤除上焦之热。苟用承气，是过其位，害即立至。况痞之属于虚，岂可误用攻下之药者乎。故世人不究结胸与痞之原理，每见结胸而用泻心，痞症用陷胸，或者承气乱投，以是结胸愈结愈固，而非痞变成真痞。毫厘之谬，误害繁多，鄙人因鉴于此，故详别之而以研究。

（见《医界春秋》1930）

56. 痞与噎之鉴别及疗法

痞与噎之病因不同，治法有千里之谬。痞由饮食积聚，脾胃受伤，脾失健运之机，胃乏消化之能，因之食物积聚于胸中，阻塞气道，气不宣通，而与痰、食、血相搏，遂结而成块，伏于皮里膜外，是为有形之积。其在左者，为血积，宜丹皮、红曲、香附、降真、红花、苏木、山楂、麦芽、童便之属。甚者加大黄、韭子、桃仁。在右者为食积，宜平胃散，加郁金、山楂、神曲、槟榔、沉香之属，或小陷胸汤合木香槟榔丸。

在中者为痰饮，宜二陈汤，加枳实、缩砂仁、木香、菖蒲、竹沥、姜汁之属，或来复丹、涤痰饮。然痞为实症，故宜化气消积，以治有形之物，庶获奏效。若噎膈者，其治法则反是。夫噎由忧思悲恚，气血亏损，血液枯槁，气郁生痰，痰塞而不通，气上而不下，阻碍道路，饮食难进，治法颇艰。如欲健脾理痰，则燥剂有防于津液，欲养血生津，则润剂有碍于中州，惟以养血生津，化痰理气为主。人参、地黄、麦冬、人乳、当归、米糠，补胃阴，养血液，韭汁、童便、半夏化痰，郁金、桃仁、枇杷叶、芦根汁理气，或启膈饮、大半夏汤、膈噎五汁饮之属均可酌用。由此观之，痞与噎，病因悬殊，疗法不同，痞用消耗为主，噎用养胃为要。若治痞之药，以治噎，则胃阴愈伤，而病愈殆矣。治噎之药以治痞，则痞满加甚而病加笃矣。观世之治痞误作噎医，治噎误服痞药，比比皆是。鄙人因鉴于兹，特作此篇。以登本报，望海内之君子，有患同症者，知所遵循也。

（见《幸福报》1929）

57. 癫狂病

西医云，知觉运动，皆为脑之作用，中医即指心神灵敏。二说相反，未审谁是，推其原理，互相参核。其所云，主心者，为远因也；所云主脑，为近因也。盖心主血脉，血能生精，精生髓，髓贯入脑，故血虚者，则精薄，精薄则髓空，髓空则脑病生，此心为远因，而脑为近因也。今西医所云脑病，即中医所云心病，以波及于脑之为病也。故脑虚者，为健忘怔忡也。脑热者，为癫狂也。是癫狂即脑热。西医所谓结核性脑膜炎是也。《素问·四气通天论》曰："阴不胜其阳，则脉流薄疾，并乃狂。"夫阴主血，指心而言，阳主气，指热而言，热气升腾，而阴血为之掣肘（即阴不胜其阳也），热甚流薄于脉管，故脉流薄疾（薄疾，谓脉行急迫速疾也）。由脉管并集于四肢（即阳并盛实），四肢为诸阳之本，热盛则四肢实，所以能登高而歌，热满经脉，并集于卫分，故肢肤烘热，弃衣欲走者，此即癫狂病之形状也。夫癫狂之病，虽属于脑，其实是在于心脏之脉管，与阳热之鼓动，以牵累于脑者。如阳明病之谵语，热入血室之如狂是也。乃西医只知病在乎脑，而不知脑之为病，即心病之波及者也。是西医只知其一，而不知其二，只究其近，而不推其远也。然西医于病之原理，既不明，夫奚有良善之疗法乎。此理之可推而知之也。由此观之，中医之治癫狂者，善于西医，西医只顾眼前之脑病，而用解脑炎，或补脑虚等法而已，而病之源头不之问也。中医则不然，其推源究委，启微发幽，探病情之来路，考脉象之虚实，故治法种种不同。如上焦实者，即宜重镇之药抑之，如生铁落饮之属。胃热上冲者，即宜承气汤、凉膈散，以平胃热，热退病除，效如桴鼓。或者不是上焦之实，不由胃热之累，而因于悲哀伤脑者，即用龙齿清魂散、天王补心丹以治心。而因于瘀血聚脑者，即有癫狂梦醒汤之散瘀。而因于痰迷心窍者，即有礞石滚痰丸之除痰。是活法之善而变化之妙，而无胶柱鼓瑟，刻舟求剑之弊，诚有胜于西医也。望西医善自审之，始知中医之奥，余非为中医讳也。

58. 癫　疾

病者，林某，年四十一岁。

症象　两眼视物矇眬不清，头素晕眩，或大痛，如头大痛时，则心神不安，形状痴呆，夜间则自言自语，谈歌唱曲，或大笑不休，终夜不寐。昼时则隐伏床榻，畏人所觑。或连日鼾睡不醒，心脉急大有力，舌质厚白微黄。

原因 病者，年近不惑，家颇小康，独因膝下无子，伯道空虚思悲过度，日积月深，构成斯疾。

诊断 妄思乱想，心火沸腾，上炎脑海，然脑之充满于头盖中者，为司知觉运动之机能，兹因悲伤过甚，兼以夜间不得休养，以致脑筋大伤，知觉消失，而神所以不安也。

疗法 用天王补心丹，清火补心，白虎汤，泻胃中伏火，再加黄芪，升提补脑，此为补泻兼疗之法也。

处方 大麦冬三钱 天门冬三钱 西洋参一钱 京丹参二钱 黑元参四钱 秦当归钱半 大生地四钱 蜜枣仁三钱 远志肉一钱 川黄柏二钱 肥知母三钱 绵黄芪一两 生石膏一两 生甘草五分

说明 此方黄芪为君，石膏为臣，黄芪功能补脑，性带升提，又恐其升提火气，故合石膏，重镇之品以制黄之升，此即升降相需，使火不乱升，而神即可归舍矣。佐归地三参，凉以补血，知柏二冬清热育阴，益以枣仁、远志，宁心定志，甘草和中清热。按重用黄芪者，为其成分有补脑汁最多，用之以藉其背城之力，以济其功也。

效果 初服一剂，即见心神安适，继将原方再服，五剂而愈。

（见《上海医报》1930）

59. 狂病治疗法

定义 《内经》谓阳热太盛，骈集于脑之为病也。

原因 凡肝之火内燔，上升于脑，脑为之乱，亦有因于胃热痰火者。

病理 西医云：知觉运动，皆为脑之作用，中医即指心神灵敏。二说相异，未审谁是，推其原理正想参核，其所云主心者，为远因也；所云主脑者，为近因也。盖心主血脉，血生精，精生髓，髓贯入脑。故血虚者，则精薄；精薄者，则髓空虚；髓空虚，则脑病生，此心为远因而脑为近因也。今西医所云脑病，即中医所云心之波及于脑之为病也，故脑虚者，为健忘怔忡也，脑热者为狂疾也，是狂病即脑热，西医所谓结核性脑膜炎是也。《素问·四气通天论》曰：“阴不胜其阳、则脉流薄疾并乃狂。”夫阴主血，指心以言，阳主气，指热度以言，热度升高，而阴血为之制肘（即阴不胜其阳也）。热甚流满于脉管，故脉薄疾（薄疾，谓脉行急迫速疾也），由脉管并集于四肢（并谓盛实也），四肢为诸阳之本，热盛则四肢实，所以能登高而歌，热满经脉，并集于卫分，故四肢肌肤烘热，弃衣欲走者，即此之类也。

症状 神志失常，猖狂刚暴，詈骂歌唱，不避亲疏，六脉洪大，急数，寸关尤甚，登高而歌，弃衣欲走，力大无穷，数人不搏，若有鬼邪附身者。

诊断 其病虽属于脑，而根蒂则多由于胃，胃热上腾，痰涎停滞，脑中郁热，神经失职。

治法 上焦实者，宜抑之，用生铁落饮（即铁落一两，石膏二两，龙齿、茯苓、防风各钱半，元参、秦艽各三钱）。阳明胃热，则脉伏，宜大承气、白虎汤或凉膈散。悲哀动中，伤脑而狂者，宜龙齿清魂散（即龙齿醋煅、远志甘草汤泡去骨、西洋参、当归各五钱，茯神、麦冬、桂心、甘草各三钱，元胡一两，细辛钱半，生姜三片，大枣三枚。

按：桂心、细辛，不可轻用）。瘀热上聚脑海而狂者，宜先服癫狂梦醒汤（即桃仁八钱，柴胡、木通、赤芍、腹皮、桑皮、陈皮各三钱，香附、半夏、青皮各二钱，苏子四钱，甘草五钱），散脑中郁血，继与黄芪赤风汤（即黄芪四两，防风一钱，赤芍三钱），补助脑汁。

（见《幸福报》1930）

60. 薄厥治疗法

定义 为有升无降而厥逆者，即暴逆。

原因 生产过多，血液枯竭，临产之时，偶触寒冷之气，瘀血上升而不降，菀积胸中。

病理 妇人生产专藉血液为灵转，交骨之开合，亦藉血液为扶助。夫血者气之帅，气者血之佐，气血相需，生产最易。如生产过多，血枯气郁，则子宫里之血不能养胎盘，胎盘枯涩不开，气道阻碍不行，血反上积于胸。胸为冲脉之区，冲脉阻滞，血菀于上，上升不降，牵引鼓舞，刺激心房，心血即被暴阻，气机即为暂停，故霎时人事昏瞀，四肢厥逆。《素问·生气通天论》云："大怒则形气绝，而血菀于上，使人薄厥。"

症状 临产之时，陡然瘀血上升，四肢厥逆，神昏不醒，牙关紧闭，脉微细似无，或腹痛多日，交骨不开，胎儿上升，昏倒气绝，脉弦急而散。

诊断 此为最险恶之急症，急宜急治，即可济功。如迁延时刻，则有性命之虑。

治法 如见气升不降，交骨不开，昏迷不醒者，急用铁器烧红淬醋，向病者熏之，内服佛手散（当归二两，川芎八钱，龟板五钱，干姜二钱）加姜汤灌之。产后受怒，怒气上升，瘀血菀结者，内服宜六郁汤（即神曲、川芎、黑栀子、苍术、香附）加沉香、木香、青皮、赤芍药、丹皮之属，熏法照上。

（见《幸福报》1930）

61. 煎厥治疗法

定义 血因火升，故名煎厥，即煎迫暑热、气逆之病。西医所谓脑充血症也。

原因 色欲过度，应酬太烦，精气暗伤，心肾不任，再感暑热，暑热煎迫，上攻于脑。

病理 烦劳而伤其心，色欲而伤其肾。精气竭绝于内，惟春秋冬时尚有可以支持者，及延积于夏，暑热令行，使热气直闯于心，心血受热刺激，乃上攻于脑，热盛脑乱，故为暴厥。《素问・生气通天论》曰："阳气者，烦劳则张，精绝，辟积于夏，使人煎厥，目盲不可以视，耳闭不可以听，溃溃乎者若坏都，汨汨乎不可止。"然则此症明系内伤心肾，再感暑热之暴厥症也，或者大怒过甚，霎时人事不知，亦名煎厥，《素问・脉解篇》曰"着怒者名煎厥"是也。

症状 头目昏冒，骤然晕厥，人事不知，脉象虚弦，两尺虚芤。

诊断　心肾大伤，暑热乘之，热气奔逐，故骤然晕厥，人事不知。经云煎厥正合此症。

疗法　凡色欲过度者多患之，宜服加味补阴丸，或加减复脉汤，生脉饮。若因伤暑，宜清暑益气汤。或用生赭石、石膏、怀牛膝、元参、天花粉、柏子、甘菊花、白芍、乳香、没药、䗪虫等。因暴怒者，宜六郁汤加郁金、沉香。

（见《幸福报》1930）

62. 痹厥治疗法

定义　痹病与厥病杂合也。

原因　寒气外侵，冷气内结，即成厥病。血行枯滞，营卫阻碍，即成痹病。

病理　年高血衰，气机不旺，又届降冬，寒冷外袭，侵入血中，血液受寒冷之掺杂，遂变固质，凝滞不畅，则营卫不通，气机阻碍，寒薄而厥，厥而兼痹。《素问·金匮真言》曰："冬善病痹厥"，即此之故也。

症象　初起发时，身必痛，脚气肿痛，有如中风，六脉沉滞，肝心虚涩。

诊断　此症非重用壮补温血之品，则莫能奏捷奇功。

疗法　和血理气，暖脏祛寒为主，用炒当归、酒白芍、川芎、姜炒橘皮、姜半夏、威灵仙、羌活、附片肉、防风、干地黄、高良姜、巴戟等味，常服即可奏功。

（见《幸福报》1931）

63. 便秘治疗法

定义 即阴寒气秘，而大小便不通也。

原因 产后血枯，命门火衰，上焦不升，血凝气闭。

病理 《素问·生气通天论》云："阳不胜其阴，则五脏气争，九窍不通。"阳气即热度，热度式微，阴寒鸱张。夫血见热即散，气遇寒即凝。寒气凝滞，内窍秘塞，内窍，即前后阴也。前阴属膀胱，后阴属大肠。阴寒气秘，肠液枯涩，大肠蠕动不畅，不能传送糟粕，膀胱气机不灵，不能通调水道，以是前后二阴不通。然其下窍不通者，是由于上升气闭所致，如瓶存酒，塞其上窍，则酒斟不出之意也。

症状 额冷颧白，头眩耳聋，小腹前后胀满，两便时秘，寸关弦伏，右肾沉寒，舌质滑腻带黄。

诊断 严寒生产，寒气闭于上窍，气逆不升，大肠之蠕动无能，膀胱之气机不化，所以前后二阴不通，宜与升持化气之药。如误用苦寒，则气秘愈固，而病愈危矣。

治法 宜启肺通肠、开胃、导膀胱，升胃气为主，非苦降之药，所能治也。即菟丝饼、生薏仁、火麻仁、川郁金、菖蒲、金石斛、白茯苓、没药、桔梗、丝瓜络、黑荆芥、佩兰、升麻、肉桂之属，或补中益气汤，合通关散更妙。

（见《幸福报》1930）

64. 鸡内金疗胃之功用

《本草备要》云“鸡内金，即鸡之胃，能消水谷，防热止烦，治膈噎反胃，小儿食疟等证”。考鸡内金，含有胃酸及百布圣。胃酸，胃中天然之酸素，胃脏之强弱，与胃酸之多寡有关系。百布圣为健胃助消化之圣药。然二质相合，故消化之力宏著。鄙人治小儿胃弱疳积之病，常用鸡内金，用米微炒，同怀山药、苏芡实、炒麦芽、白糖等研末，甑熟，滚水冲食，最有奇效。去年平潭有张姓者，年四十余岁。患噎膈之症，数月之间，病势垂危，诸药罔效。余连治月余，亦将束手，最后想出一法，用鸡内金、米糠二味煎汤常饮。一月零，果然病魔退舍。盖噎膈之病，是因胃酸及胃液缺乏，消化迟滞所致。鸡内金能补胃酸，米糠含有维他命，能健胃液。夫胃酸胃液充满，则胃之运动猛捷，消化之力强健，而噎膈之病立瘳矣。

按：鸡内金即鸡肫皮，功能助胃消化，为小儿伤食、大人病胃之良药。如研末服用，收效益著。

（见《大众医药学报》1934）

65. 一个食羊肉之痼疾

本草云：“羊肉补虚劳，益血气。”仲景治虚羸蓐劳有当归羊肉汤，可见羊肉之补，功同人参。然人参之性甘温微凉，大补肺中元气，兼有提神活血之功用，与羊肉大相悬殊。羊肉系筋肉质，气味晕腥，兼油腻，且坚勒强硬之性，消化最难，胃弱之人食之即被固积肠中，以成痼疾。故羊肉一物，食者最宜研究，切勿视为补品。而嗜好者，其害之甚，不可枚举。去年平潭江仔口乡，有陈阿目者，年近不惑，素体颇健，缘于八月二十日，其妻痛故，忧郁成病。初起哕胸胀，日重一日，胃气羸弱，如固硬食物入胃，则难消化，而且窒塞胃口作痛，甚至手足酸软，四肢疲乏，自为胃虚，当食羊肉补之。十二月二十八日，适有邻居某者，宰猪羊敬天公，送羊肉一块，陈某即作一次蒸食，食后不见有害，至次日只觉胸前胀满，大汗溃溃。延余诊治，投以运化消导之药无效，更加发热头痛，热后四肢抽搐，手指厥冷，神魂散乱，不省人事，少顷转热，神稍清醒，举家惊惶，莫衷一是。急来延余，细诊其脉，沉实有力，面色红赤，问其起病原因，据病者曰：自亦不知病从来，竟得此怪病，殊属不解。有邻居某者在其旁，代答曰：前月所买羊肉，是否自吃？莫是羊肉为害。病者皤然悟曰：然，余亦疑为羊肉所害。

考其病，虽在于食羊肉前发生，在其甚者，是在乎食羊肉之后，由此推究，可断羊肉为此病之导火线者明矣。先生若专用除羊肉药，谅病可除。余即用保和汤加大黄四钱，服后果效。至二日旧恙复发，又服又效，嗣后成为习惯，如不服大黄，其症即萌。流连年余，未能除根，改延他医。或补或破，皆归无效。甚且每日昏迷数次，再来邀余，观其病虽重，然饮食不减，形容不衰，声音雄壮，坐卧如常，似无病者。惟脉象沉实，舌质燥黄，似有挟热之状。按脉酌理，谅是羊肉胶滞肠胃，消化阻碍，酿成胃热，热气上腾，故舌燥黄，热度充分，血行急疾，故脉沉实有力。火能化物，火埋阳明经，由经脉以循头面，故饮食不减，面赤唇红，证断已确。不妨再用大承气汤，加知母、山楂、鳖甲、龟板、滑石等，连服六剂，果获全功。按此症绵延三载，计服大黄五斤零。吁！陈某之食羊肉，得此痼疾，苟非大黄涤除之功，奚能挽回乎。然此诚为世之怪病，其用大黄之多，即是奇治。夫怪病之用奇方，始中肯綮。不然惧奇方而不敢用，坐视待毙，鲜不殆矣。

（见《幸福报》1929）

66. 归脾汤不宜于仓卒之病

高某妻怀孕九月，劳役过度，子宫破伤，胎中血液霎时倾崩，续续不止，神乱心昏，言语謇涩。其初尚能服药，连服归脾汤两剂，均无应效。天明诸医毕至议论纷纷，莫衷一是。余见此症血溢过多，神不守舍，所以神乱心昏，脉大无伦，属急症。急则治标，古有明训，正宜急于止血，血止之后，再图别治。某医不以为然，竟投归脾汤，冀其引血归原，独不思归脾汤中颇多助气药，非宜于仓卒之病者，故服后血崩益甚，燎原之分，致不能挽救，仅延至二小时而逝。

（见《医界春秋》1932）

67. 乌梅丸非治厥阴专方

厥阴病，为热度消极之症，故称为阴中之阳也。由于伤寒病，日久不愈，内生炎热，热灼阴血，热度消极，血管之循环不能连续行动者，故脉微而厥。若更见烦躁者，是阴液将亏，脏气将厥，急灸厥阴之穴以救之，即可挽回。不然内脏愈亏，甚至肤冷。躁无暂安时者，是体中之热已绝。心脏之寒悉具，血泣液凝，循环停止，为脏厥不治之病。《内经》云："脏厥者，死不治。"即此之谓欤（四肢厥为热甚，五脏厥为热极，热气消尽，不能再转出于阳也）。然如未至脏厥者，尤可用等等之法治之。如寒甚，未化热，而见吐下者，用干姜黄连黄芩人参汤。寒极已化热，而兼下利者，用白头翁汤。又热盛于里，而脉滑而厥者，用白虎汤。热实于里而谵语者，用小承气汤。且于肝热太盛，内犯脾肺，脾为障碍，肺为损害，又立针法治之。《伤寒论》云："伤寒腹满，谵语，寸口脉浮而紧，此肝乘脾也，名曰纵，刺期门。"又曰："伤寒发汗，啬啬恶寒，大渴欲饮水，其腹必满，此肝乘肺也，名曰横，刺期门。"可知仲景之治厥阴者，非仅乌梅丸已也。然乌梅丸为治蛔厥之方，蛔厥之病状，与热极之厥不同，故不宜用以上之法治之也。《伤寒论》曰："厥阴之为病，消渴气上冲心，心中疼热，饥不欲食，食则吐蛔，下之利不止。"此为蛔厥之症状，故另立乌梅丸一方，其用乌梅酸敛入肝，发生酸汁，酸汁能助胃中之消化。连、柏味苦，以补胃，椒附温热，以暖胃。人参强心，当归补血，桂枝有引血入心房之作用。苦酒有收敛脉急之能力。是乌梅丸之功，在于安蛔强胃，平肝宁脑，乃非诸厥阴病之主方也明矣。《伤寒论》曰：“伤寒脉微而厥，至七八日肤冷，其人躁无暂安时者，此为脏厥，非蛔厥也。蛔厥者，其人当吐蛔，今病者静而复时烦，此非脏厥，蛔上入膈故烦，须臾复止，得食而呕，又烦者，蛔闻食臭出，其人故吐蛔。吐蛔者乌梅丸主之。”由此观之，乌梅丸是专治蛔厥之方。乃世人不知其旨，以为乌梅丸一方，于诸厥阴症，皆可用之。其误人之伙，诚可痛哉。独不知伤寒之有厥阴病，而温热瘟疫，亦皆有之，如动辄用乌梅丸，则必至危殆矣。夫温热之热，比伤寒尤甚。伤寒之传于厥阴者，有用干姜连芩人参汤、白头翁汤、白虎承气等汤，以及用针灸诸法救治，而不敢递投乌梅丸，况温热之厥阴者乎。盖温热之症，最易伤阴，热灼阴亏，体温消极，及传厥阴，即有千钧一发之危，奚堪有所差错乎。然厥阴为肝风内动，风甚生热，热极传阴，阴甚即厥，故为厥阴。吴鞠通深知此病，是由于热动生风，故用镇肝熄风，生液育阴之法，即大小定风汤。此为开温热厥阴之治法也，诚有卓识，亦可谓仲景之功臣也矣。

（见《中医世界》1930）

68. 酒积误下之害

张某性嗜酒，前日为友人邀饮，乘醉而归，中途遇雨，衣服尽湿，回家尚未一句钟，忽四肢厥冷，呆立不语，朦胧不醒，如中风痰状者。家人共聚推拿，体渐温，至夜半始醒，仍不语，家人强问之，始云我腹剧痛，遂延某医诊视。见其六脉浮滑，舌苔白厚，中带微黄，口不渴，腹痛尿白，大便如常，以为酒湿中痰，拟苍白二陈汤治之。张某之侄略识医道，以该药燥湿，温热不宜服。又延某某二医诊治，均云实痛，投以攻克之药，竟至病日增，不久而逝世。余闻之，甚为可怜，按此症，既系舌白微黄，口不渴，腹痛尿白，并非阳明实痛，不过酒积脾经，酒泛为痰，痰涎壅甚，气道不通，郁闭作痛。若用解酒除湿、降痰运脾之药，无不奏效，此即不知用药之医生也，乃若知其病灶之所在，用药不错，谅不至如此也。昨日予曾治一症，即大澳村杨某者，亦因酒后涉水中湿，初见手指麻木，渐入昏神不醒，危险症状，比张某为剧。西医注射樟脑，并嗅以阿母尼亚，竟如石沉大海，病仍病，药仍药耳，未见些微效验也。急来延予诊治，先灌以通关药，醒后仅投苍白二陈汤，加葛花、藿香叶、砂仁等，五六剂而愈。然同此一症，均服中药，彼治而死，我治而愈者，何也？盖在用药之良与否矣。观中医治病，药能对证，立起沉疴，如不中肯，生命即殒，慎哉！医之用药也，夫中医如斯，西医何莫不然哉，岂中医有误，而西医独不误乎。吁！吾国政界名贤，迷信西医，以为西医真有起死回生之能，苟为所误，自亦甘心，乃若误于中医者，则不然，其不揣摩病症之如何，及医药错误之理由，而竟一味谩骂中医，议论取缔，乃不甄别良窳，熏莸旧器，奈何视中医若斯耶。呜呼！中医当受此凌替，危悬一发，卧薪尝胆，未知何日可以大雪于世界，以得灿烂者耶。

（见《医学杂志》1934）

69. 荆芥发汗之研究

《本草备要》云:“荆芥入肝经气分，其性升浮，能发汗。”夫汗与尿，皆血中废料，由皮肤之汗窍，以排出者为汗。由肾脏所滤之废物，入膀胱，而出于小便为尿。夏天炎热之时，汗多者，其尿必少，饮茶多者，尿量必多，此为无病以言。如或受风寒，风化为热，热气郁于腠理之间，卫气被热气之坚固，皮肤失排泄之能，血中废料无由以出，废料与血液互相追逐，脉络失运行之力，故身体倦怠，头痛体痛。气与血相逼，荣卫不和，故恶寒发热。荆芥之性，能直入血分，通荣出卫，开发汗窍，鼓动血中之微生虫，变化为汗，发出体外，又能退热解毒，功力之伟，诚非虚语。夫荆芥特效经验之功，鄙人发明加减解毒活血汤一方，治鼠疫最灵。曾著《鼠疫新篇》一书，内分十篇，条分缕析，说明真理。虽然此书未敢称为救世善书，而平潭各处宗此法而著效者甚多。其方中用荆芥三钱为君，即藉其入血分，鼓动血中之毒菌，变化为汗，有汗则毒邪自有出路。邪若外出，而病可愈。盖荆芥发汗之力，比麻黄为善，麻黄专走气分，性质猛烈，有伤荣耗气之弊，诚不如荆芥为妥也。

（见《大众医药学报》1934）

70. 盗汗之研究

盗汗一症，时医皆谓为阴，故多用补阴固涩、潜阳之药。如属阴虚，补阴之药正是对症良方。然盗汗亦有因于湿热者。夫湿热内蒸，若投与补阴之药，助纣为虐，反增其害，岂不慎哉。盖湿为水分过多，如卫气坚固，腠理致密，湿邪无从发泄，郁于肌肤，即为水肿。卫气虚疏，捍卫无权，湿热相蒸，热气内迫，乘卫虚以外出，为自汗。卫气昼行于阳，夜行于阴，湿属阴邪，邪甚相抗，随卫气以行于阴，即为盗汗。如西医所云，水分过多，流溢于静脉，汗窍开发，水不容纳故也。此症治法，与治阴虚盗汗，有天壤之别。阴虚以补阴为主，如参、芪、龙、蛎、阿胶、白薇之属。湿热以清湿为本，薏苡、滑石、茯苓、沙参、麦冬、豆卷之属。苟阴虚以治湿热之药，则阴愈竭而汗愈甚矣。湿热以治阴虚之药，则湿邪滋腻，而汗反增矣。差之毫厘，谬若千里，为医者岂可不小心研究乎。然湿热所异之点，必见小便短赤，舌苔厚，脉濡带数，口不甚渴。而阴虚之症，则异斯。其脉洪大，小便长白，舌苔光绛，可以分别之。审证用药，自不致误。

（见《幸福报》1929）

71. 一个伏热之重病者

林某，平潭井盂垅村人也，于前年六月间，患头眩四肢痛之病，其居起饮食如常。延余诊视，脉缓肌肤微热，病象较轻，即为疏清暑化浊之药罔效。改延郑医，用银翘白虎汤数剂。不特病无稍减，反转大热大渴。又换吴医，投复脉汤及大定风珠，热势愈大。甚至大便燥结，小溲短赤，自见腹中有热气团结在里，初由小腹渐升至胸前，就于胸前动跳，眼能见之，愈跳愈紧，似难当之势。急服调胃承气合白虎汤：即大黄五钱，元参一两，麦冬、生地各八钱，丹皮三钱，知母五钱，石膏四两，甘草一钱，服后稍觉舒畅，热亦大减。次日证仍如故，再服再轻。如不服，则病症又萌，如此者一月余矣。计服十余剂，如成为习惯者。或谓承气白虎，不宜多服，多服有害，不如另觅良方疗治。林某自亦知多服有害，乃势不得已也。一日与来余室诊治，诊其脉弦急而伏，断为伏毒于阳明腑之深薮，莫能搜出。热甚生风，风搜气急，故胸前跳动。先拟用金匮愈风汤加减：即石膏八钱，滑石五钱，寒水石五钱，紫石英六钱，白石英六钱，磁石五钱，忍冬藤三钱，黑櫓豆三钱，锦大黄三钱，宣木瓜三钱，真朱砂八分，连服四剂，病即减轻。以后二日服一剂，随服随愈，于至复元。考林某，计服石膏二十余斤，大黄三斤，知母三斤，冬地、元参等数十斤，即着奇功。可见此症之奇，而用药亦奇。苟非服此之多，奚有救乎。顾此重病，若投轻剂，真如绪小者不可以怀大，绠短者不可以汲深也。然则有其病，即宜其药，药之中肯，效验如神。有何惧其重，而不敢用，而坐视待毙者乎。

72. 辟房事后少阴病之谬说

少阴病有直中传经之别，直中为伤寒病之真中少阴脏者。如脉微细，但欲寐之类，治法宜温通其阳，四逆通脉之类为主方。传经为伤寒病之传至少阴者，多见口燥咽干而渴，或咽痛，或下痢清水，色纯青，心下硬，或下痢肠垢，目不明等症，可用承气法下之。然直中少阴脏者，必无发热之理。独寒中于脏，风受于经，即见发热。随见发热，乃脉沉而无里症，与热病大相悬殊。《伤寒论》云，少阴病始得之反发热脉沉者，麻黄附子细辛汤主之。又曰：少阴病得之二三日，宜麻黄附子甘草汤，微发汗，以二三日无里症故也。可见少阴病有寒有热，寒者宜以回阳为主，热者可用承气为君。世人不明其义，意为近色之后，有患病者为少阴也。又谓交媾后七日内，皆属少阴，禁用寒凉。沿传已久，误治颇多，时医又不能阐明少阴病有种种之原因，余甚憾焉。盖男女媾精之后，感受风寒，是名色风，乃属中寒。此症之变生最危险，又迅剧烈，岂可稍待延缓其日期者哉。然直中阴寒，虽属少阴，惟其症比少阴为险。古书立有治法，可以研究。今观世人有病适于房事后者，无论热病伤寒，皆谓少阴病，不特禁用清凉表散，且一切苦寒皆摈绝。遂至内热腾发，脏腑败坏而死，尚不悔悟，犹谓少阴病之利害，无特效之良方，诚可痛哉。呜呼，男女媾精为常情，热病之发生无定时。岂特于媾精之后，即无热病，而有病者，概可统于少阴哉。但愿世人亟早觉悟，医生须要认真施治，切勿固步自封，迷惑到底，残害苍生焉耳。

（见《卫生报》1928）

73. 子宫下坠秘方

妇人产后，经后，因劳动过甚，以致子宫坠下，阴户内如一物窒塞，尿意频多，欲溲却无，或尿道扭痛，小便点滴如淋。若投与利水之药，病必增剧。盖子宫悬于骨盆里，子宫口如布袋口之扭结，当产后经后，其口大开，瘀血尽溢。故子宫极虚，稍一不慎，或行动过甚，或坐立过久，每易使子宫坠下。所以产后及经后时，宜静卧以防此患，诚为上法。倘不知慎防，以致坠下者，宜与西洋参二钱，升麻二钱，黄芪一两，五倍子钱半，小茴香一钱，乌梅四枚，清水一碗，煎半碗，空心温服，连服数次，效验如神。

振声按：子宫虚弱，气不上升，故用参、芪、升麻，补气以升提之，则坠下之子宫，得补气以上升矣，佐五倍、乌梅，收敛其气，再加茴香，熏香化气，兼以止痛。然此症由于气虚不能升摄，故专藉补气升提之功，气固则不至再坠矣。

（见《幸福杂志》1934）

74. 妇女经病之新解及疗法

妇女经病，种类繁多，有月经不调者，有月经不通者，有经前经后腹痛者，有经之前后发热者，惟此四者，为医者当研究也。鄙人特用一种最新之解释，详晰于后，并采最简明之方四五方，为加减变法。虽然，方数无多，灵机通变，则用之无穷。此即予历证之经验不敢自秘，以供医界同人之研究也。

（一）月经不调　有先期后期之分。先期为血热，是因血热沸腾，卵巢内部发生充血，子宫之小血管，为血热涨破，月经不能等待对期，遂超前数日而来，是为早经。后期为血寒，是因寒气凝滞血管，生血不旺兼以卵巢内部寒冷阻碍，经血生源暂迟，故月经之来，亦为延迟，是为后期。然因热而先期者，当以凉血清热为主，因寒而后期者，当以温经逐寒为主。

（二）月经不通　有血枯及血滞之别。血枯者，由患萎黄病，或贫血病，体中血液供给不足，卵巢内部空虚，以致月经枯涸，当用滋补血液，若体中血液充盛，自可滋生月经矣。血滞者，由忧郁怀虑过甚，累及肝脏动脉，至子宫内部之组织萎靡，神经衰弱，生血不足，血液莫能流动，郁滞不散，因之尽变为瘀，瘀塞其源，月经即为不通，当以散郁通瘀之药，盖去瘀即所以生新也。

（三）经病腹痛　有常时作痛者，有经前后作痛者。常时与经前痛者，为积血。因卵巢内部，受冷气，或热气，血管栓塞是，将其所生之血液，积滞内部，不能活动，变成瘀血，扰害神经，故内部作痛。若因于冷者，宜用热药，佐行气通经。若因于热者，宜用凉药，佐散气逐瘀。经后痛者，是因卵巢内部空虚，兼患子宫贫血，致神经感觉过敏，月经去后，内部益见空急，故影响作痛也。当与滋补血液兴奋神经之药，此即双疗气血之法也。

（四）经病发热　有常时发热者，有行经发热者。常时发热者，因病者，素患贫血，兼以卵巢内部有积瘀，瘀毒能生热气，热郁于肌肤，故为发热。当以养血兼通瘀，如逍遥散、柴苓四物汤之类。行经发热者，多系患心脏衰弱，卵巢内部血枯不润，至行经之时，内益不济，因之发生热气，热气与体温互争，外出集聚于肌表，故外显发热之形象，即所谓阴虚生外热是也。当以滋阴养血，如四物汤，加鳖甲、龟板、秦艽、鲍鱼、雀卵、木耳之类。

备用成方

调经种子汤　治妇人气血两亏，经水不调，腰疼腹痛，子宫寒冷，不能受孕者。

熟地黄，西当归、川抚芎、南茯苓、怀山药、白芍药、牡丹皮、广陈皮、制香附、元胡索、生姜。经血先期而至者，为热，加黄芩、知母；后期而至者，为寒，加艾叶、肉桂、蜀椒、吴茱萸；经前腹痛者，为积瘀，去熟地黄，加山棱、莪术；经后腹痛者，为血虚，加野台参、木香、砂仁；或腹痛，兼下白带者，为脾肾两虚，带脉不健，去香附、丹皮、玄胡索，加怀山药、莲子肉、枸杞、龙骨、牡蛎、金英子、苏芡实、菟丝饼；经多不止，渐成崩漏者，为血管不敛，去元胡索、香附、丹皮、川芎、陈皮、生姜，加白术、地榆炭、五味子、黑荆芥、贯众炭、京阿胶。

温经汤　法妇人气血虚寒，常时及经后作痛，月经后期，子宫虚冷，不能受胎。

台参、川抚芎、当归身、京阿胶、小桂枝、牡丹皮、陈半夏、麦门冬、吴茱萸、炙甘草、生姜。虚风眩晕，加天麻、黄芪；气滞腹痛，加玄胡索、天仙藤；经水少而淡黄者，加肉桂；经来紫黑腹痛者，挟瘀也，加桃仁、红花；经后腹痛者，虚也，加炒白术；心神不安，惊悸多梦者，加茯神、枣仁、远志。

四物汤　治妇人一切经脉不调，以及血枯经闭，经期发热等症，无不以此方为主。

当归身　川抚芎　生地黄（血寒用熟地）　白芍药

经血先期而至，加黄芩丹皮；后期而至，加制香附、艾叶；气虚脾弱者，加台参、白术；挟痰胃滞者，加陈皮、枳实；行经时脾痛拒按者，有瘀血也，去熟地，加延胡索、香附、桃仁；经后腹中痛者，血分虚寒也，加党参、白术、干姜、官桂；经来色紫者，血分有风热也，加荆芥、防风、紫丹皮；经来色黑者，热极血瘀也，加黄芩、地骨皮、龙胆草、丹皮；然亦有因于寒结者，则须加细辛、肉桂，宜考究脉之微细，或沉迟，及无热象为标准；经来淡白者，气虚而挟有痰湿下注者，加党参、黄芪、陈皮、姜半夏；经来如烟尘水屋漏水者，肝郁气滞而血分又夹有风湿也，加制香附、苍术、六神曲、焦山栀、荆芥炭；而经来色带黄浊者，下焦有痰与热也，加黄芩、半夏、瓜蒌、茯苓、萆薢；腹痛而血片杂下者，血凝气滞也，加延胡索、香附、山楂炭、桃仁、陈皮。

逍遥散　女子善怀，每多忧郁，此方达郁平肝，凡因气郁结，以致经血不调者，皆统治之。

软柴胡　当归身　酒炒白芍　云茯苓　炙甘草　薄荷叶　生羌　贡白术

加丹皮、黑栀子，为加味逍遥散，治肺伤血少经枯。去白术、生姜，加丹皮、焦山栀、橘白、滁菊、鲜橘叶，为清肝达郁汤，乃调气活血之妙剂。

如经迟，因于气血虚寒者，加蛤粉拌炒鹿角胶、桂心，以暖肝温经；因于血凝气滞者，加茜草、旋覆花、桃仁，以活血调经；经早，因于热者，加鲜生地、丹皮、桑叶，以凉血清肝；因于血热液亏者，加生地、玉竹、麦冬，以养血增液；情欲不遂，肝气郁结，以致经闭经痛经乱者，加制香、泽兰叶、鲜生地、郁金，以理气调血。

加味失笑散　治妇女常时发热，及经前作痛，瘀血内滞，月候不通诸症。

蒲黄　五灵脂　玄胡索　当归身　赤芍药　柴胡　桃仁　茺蔚子　没药

经来太少，十余日腹痛不离者，加山楂、川楝、乌药。经后白带反甚者，加樗皮。白带杂月经下行，小腹急痛者，加怀山药、萆薢、小茴香、车前子、牛膝。经前发热，腹痛，加黄芩、川楝、青蒿、葛根、桑叶；月候不能，发热畏寒者，加秦艽、三七、三棱、莪术。

以上五方，统为妇人经病之方，惟在见症加减，用之得法，无不立逐病魔退舍。然则调经种子之法，即在斯乎，读者幸勿以方数多，而轻视之也。

（见《光华医学杂志》1935）

75. 干血痨治验谈（一）

侄女桂宗，现年十九岁，已许于萧家，尚未于归。家嫂素秉愤怒，语多喋喋不休，宗受其呶呶詈骂，由是抑郁不乐，饮食日减，不知不觉，遂婴干血痨之证。自二月初旬起，病势加增，头晕体怠，胸胁痞胀，夜不成寐，口燥唇焦，月经不通，小腹急痛。是时余因岳母病笃，特往审视，致不在家。家兄延邓姓医诊治，投与逍遥散，不特无效，且胸腹愈胀。又与平胃散，加东坡蔻，当归尾，反见口渴烦热，大便二三日不通。改用调胃承气汤，服后即通二三次，腹胀稍松，烦渴亦平，举家欣慰。无如隔二日，又复如故，又服原方，亦如前效，总不能除此病魔。流连三月余，肢瘦如柴，坐卧艰难，痰涌气急，辗转床第，呻吟不安。家兄专函追余回家，又与邓医连治月余，皆无特效。家嫂哀哀告余曰，病将半载，月经不来，莫是停瘀之病。乃与通经药，犹然不效。夜间静坐思索，如其用承气，而大便即能通利，不用即不通利。月经数月不来，显然津液伤耗，血海枯竭，即如世所谓干血痨之证。考干血痨之原因，由于肝郁不舒，相火沸腾，蒸灼血液，液干肠燥，波及子宫，裹之天然，血阻滞不行，血郁不行，肝气不舒，故胸腹胀满，食物不纳。经云：绝食七日，胃气必败，其饮食减少，胃液大伤，故大便不通。由此推之，此证明明血乾所致。(未完)

76. 干血痨治验谈（二）

然仍无特效良药，尤心惕惕。阅本报见良安君云，黑木耳可治妇人干血痨。所述黑木耳之功能，诚有至理。虽然此物有养阴生血之功，独无通经行瘀、补胃润肠之力，不如再加三七之通经行瘀，黑穞豆之补胃润肠，尤为善焉。盖三七有通经行瘀，而无耗液之害，黑穞豆为五谷中之豆，有补胃而无滋腻之弊，此方谅能对证。试用黑木耳二两，黑穞豆一两，三七三钱（研末），滚水冲服，加冰糖一两，匀次温服。服后胸腹顿觉宽舒，诸恙俱减其半，连服三剂，霍然而愈。观此病，流连数月殆成沉疴，服此方仅一星期效如桴鼓，真莫明其妙。以是特将三味药品，细心化验。先用黑木耳蒸熬成胶，验之，乃知含有铁质最多。次用黑穞豆，研细末以水滤净，其水面所浮之质，向太阳晒之，即多带胶质，如胃液相似，其滞在水底者，多含有脂肪质、蛋白质及铁质。故此二物，最能补血养胃。又以三七末，掺猪血中，血即化为水。可见三七通经破瘀之力最猛。三味合成一剂，功力更著。真治干血痨之神丹也。望世之妇女，有患同证者，请试用之，如再见有何种奇功，不吝赐教，则可以证实此药之特效，以为公开研究之良品，是则余区区之所厚望也。

（以上二篇见《幸福报》1929）

77. 一个三年腹痛之妓女

民国十四年，平潭后围乡，某妓女（隐其名）年二十一岁，患腹痛三载，延医服药，不特无效，且日痛日深，辗转床第，呻吟不安。有黄姓者，与某妓暧昧情深，知余医术颇精，力为介绍，并代邀余诊治，余将至彼家，遥听病者呼痛哀惨，声达里许，空人遥视余至，旋入通告。病者遂忍痛不呼，故隐病状，试之以脉。余先审形色，继诊其脉，即曰此症是系腹痛。病者俨然曰：先生脉理甚明，一诊即知余之腹痛，吁，吾病三年，延医诊脉，皆能知是腹痛，奈何服药无效。岂腹痛一症，世无良药乎。但望先生细心研究，赐惠良方，救我蚁命，则载生之德，惟当衔环图报。余沉思良久，坦然曰：汝之腹痛究属痛在何处，详细指明。俾我有所方针，不然讳疾忌医，卒灭其身。某妓曰：某之腹痛，在于小腹下，阴户上，环绕腰间，急急作痛，痛时小便癃闭不通。余即断为湿热内伏于子宫，湿蒸为带，淋漓不绝，日久日深，内伤带脉，带脉绕腰循小腹，痛引小腹，仿佛腹痛，非真腹痛也。某妓憬然悟曰：先生真神医也。吾之病带，殆五年矣。自去年六月间，带下加剧，甚至转为血淋，小便割痛，腹痛增重，如先生所言病原，诚有至理。余曰：汝之病流连至今而不愈者，是由于故意隐病状，以脉试医，医非神仙，何能详悉病情。无如略为敷衍塞责，书数味行气止痛之药而已。夫行气止痛之药，与治带病，如风马牛不相及，诚自误之也。遂为处方，用小蓟饮子合萆薢分清饮一次连投二剂，症减大半，照方再服三剂，霍然而愈，后用知柏八味丸加车前子、牛膝、乳香而收功。然此症绵延三载，诸药罔效，今仅治半月间，沉疴立瘳。可见药能对症，著效最灵。岂腹痛真无良方耶，呜呼！某妓者如肯早告病情，而用治带之药，则不至受三年之苦楚也夫。

（见《幸福报》1929）

78. 一个气郁不孕的女子

平潭井边村有陈姓妇，年二十余岁，颇贤孝，夫妇爱情甚笃。惟其姑心性悍恶，日日苛虐其媳，初犹呵骂，继以鞭楚，该妇惟是吞声忍气而已，以是气郁不舒，构成重疾。胸中膜胀，小腹隐痛，月经不调，呕恶呃气，诸症丛生。计自结婚至今，已有十余年，尚未生育，凡种子丸、毓麟丹等……遍尝殆尽，皆属无效。去年二月间，与来余诊治，细究病情，并查其家中景况，乃知其病由于姑媳不睦，气郁不舒，内伤肝肾，八脉丽于肝肾，肝脉通于子宫，肝气大伤，血不调和，子宫之收缩力弛张，以致莫能摄受精虫，故不受胎。遂用降真香、当归、元胡、乳香、桃仁、郁金、柴胡、砂壳等调肝行气之药，连服十余剂而愈。一而令其姑媳暂时分居，静养月余，竟怀六甲，至本年正月添一男。由此观之，愤郁之病，与生育大有关系。然此病由于气郁所致，其用开郁调气，即所以调经种子之法也。顾此症由于气郁，可称怪病，其治在肝，亦属奇治。

（见《幸福报》1930）

79. 产后虚泻治疗记

民国元年季冬，家二嫂，产后因脾虚发，流连半月，日甚一日，甚至四肢厥冷，大汗淋漓，气息奄奄。举家惊慌无措，家父素嗜医学，深悉此病系中气虚脱，投与补中益气汤，倍用西洋参，以防气脱，服后泄泻立止，而脉转洪大，手足大热，口渴，气促，心悸胸跳，辗转不安。书云：若药不瞑眩，厥疾不瘳，无以异也。嫂之外家诸人，见其如此，疑为灯尽复明之势，大声呼骂何不再延他医诊视，而乃自诊自治，殆视媳为他人子，如秦越人之视肥瘠，不然何以视命若草菅耶。无奈听其延请某医调治。诊视之时，便谓病入膏肓，不可救药。嗣阅补中益气方，又谓此病因炎热迫泻，服此方，犹抱薪救火，危孰甚焉。嫂之外家诸人，气尚未平，闻此语，更怒发冲冠，骂不绝口，并与某医云，若早延先生，必不至危殆以斯，惟望速赐良方，立起沉疴，感恩不浅。某医持笔构思良久，始断为热结火利，即开三黄石膏汤，加知母。临去之时，尚云非此药，恐难挽回。家父以此病由产后脾虚发泻，何堪用此峻下大便，正如落井投石，是速其死，不能，万不可服。令将前方药渣再服，立逐病魔退舍，吾不信也。至是夜果四体和平，精神清爽，诸病皆除。嫂之外家诸人，转怒为喜，且曰不服某医之药，洵万幸也。乃知医者之误治，有显而误者，隐而误者。显而误者，人人皆知。隐而误者，虽智者亦莫之觉也。家二嫂服补中益气，反见身热脉大，体倦心跳，皆疑服药之误，变为不治之症。若是时，不熟思审处，遂服某医之药，而至于死，人皆谓服补中益气汤之害。虽服某医之药，亦补救不及，是某医之药，反为无误。所谓隐而误，人所不知也。幸不服某医之药，而补中益气汤，始得显功。假令误服其药，匪特家二嫂受其害，即家父亦蒙不白之冤。兴言及此，令人汗流夹脊。家父自此战战兢兢，益自警惕。每谓医生用药，差之毫厘，谬若千里。故易箦时，执余手而告之曰，为人子不可不知医。汝当勤读医书，深究医理，一则可以保身，一则可以济世，良医功同良相，斯语不谬。余复是言，孜孜汲汲，不敢少懈，惟恐有负先人之遗训也夫。

（见《幸福报》1929）

80. 气血衰弱不孕之治验谈

拙荆素属寒体，外观虽见丰肥，而内实血气衰弱，月经素来淡白如水，骨节酸痛，约六七年间，未添男女，心甚不安。几温经汤、种子丸、归脾汤等……遍尝殆尽，皆无获效。改服西药，还元铁（西名 Eerrum Redactum），酒等，仍乏效果。吾以是悁悁忧，而悄悄悲也。一日俯仰焦思，细心揣摩，尚无妙术可以疗治者。观其行动举止，如无恙，惟其性交之时，不知感快乐之情趣，且常怀恹恹不乐之状态，真如此症者，诚世之罕见也。以后渐渐推究，细诊其脉，乃知此症是由血气衰弱，子宫过冷所致。盖血衰气羸，则月经淡如白水，月经淡白，则不成生育卵珠，故性交之时，不知感快乐也。夫妇人以月经来时，为卵珠成熟之期，珠卵既热，子宫温暖，遂起一种淫欲之火，以刺激膂骨之神经，引起爱情之感动者，即为有子之期也，否则病矣。按拙荆之病，既为血衰气羸，即宜用大补气血。气血强壮，子宫温暖，即易得胎，遂用黄芪四两，当归二两，大枣四两，龙眼肉四两，鹿茸（羊油炙）四钱，好酒六磅，浸一星期，日服一次，各用一杯炖熟，空心温服。服至半月零，自觉心中稍有温暖之状，子宫亦觉有如热气之刺激者，月经变为赤色。

精神清爽，四肢灵动，经净之后，竟怀六甲，至十一月间，添一男，爱如掌上明珠。后因劳碌过度，旧恙复萌，将及七载。又未添弟妹，旋思前年所服之药，虽经试验不效，然余尚在怀疑中，不如再试一次，以证实验与否，用原药投之，果如前效。又添一女，以后连试三四次，皆验。由此观之，妇人患血气衰弱子宫过冷，不能生育者，此方为最。鄙人屡次试验。以确证者，兹以世界医学公开研究之时，如有经验良方，不吝发表于各医报，以广流传，以救民病，区区之忱，用表寸衷，海内诸君，勿以余言为狂也。

（见《幸福报》1929）

81. 早泄求子法——世之患早泄者请三复斯文

吾友陈学君云，清光绪二十八年，曾见长乐县有林姓者，娶妻杨氏，琴瑟和鸣。二十余年，未添男女，忧心惕惕，问医求卜，均无效验。有高姓者，素秉忠厚，性质谦和，与林为莫逆交。一日谓林某曰：君家患何病，不能生育？林曰：吾妻素体健壮，且无带下阴痛之隐病，然其不能生育者，实由吾之阳物易举，而精早泄故也。曾求医服药无效，吾兄有何妙法，不吝赐教。高某戏曰：吾替君生子可否？林某以求子之心急切，信之为然，而归与妻相商，林妻低首不语，再四诘之。心意颇允，旋告高某。次日适林妻经净，即备酒筵，并邀高某到家，高某在房中高谈宏论，以动其欲。林妻在帐里淫欲刺激心经，浑身烘热，似难阻遏，将帐揭起，睥睨高某。高某觑其欲火已动，急将灯火扑灭，即捉林某与妻同寝，乃自回家，竟得麟胎，后举一男。林之夫妻喜出望外，且感高氏之德云尔

作者按：高某先云替他生子，是使其心无所思，心思融融不乱。欲火不动，则阳物不易举，阳物不易举，则精不早泄，是属柔性。后以春情激动女性，俾其欲火炽甚，卵球易熟，为刚性。柔能克刚，刚柔相济，则卵珠易吸精虫，自易受胎，然此法是使精早泄者，以渐缓时刻，卵晏熟者，易以成熟，诚至妙也。

82. 小产昏迷治验谈

平潭湖头村，有陈桂弟妻，与陈大髻之尾妇素有挟衅。昨日于途中适相遇，髻之尾妇，乘其不觉悟，暗中殴打桂妻，桂妻被伤胎动，霎时腹痛，众人急急抬回，越日竟尔堕胎，至鸡鸣时，陡然牙关紧闭，昏迷不醒，四肢僵直，气息奄奄，殆一日夜，众人以为其死。桂弟怒发冲冠，率集百余人，要将髻之尾妇，细缚乱打，以报其仇，人众嚣嚣，莫当其酗。时有乡老十余双方阻止，一面代为延请李孝芳医生诊治，该医老诚卓识，抠衣入室，抖擞精神，诊脉察色，沉思良久，死生犹莫敢决。众人问曰：先生脉理高明，其生其死，请为一决。奚犹豫乎？该医构思再四，答曰：此系怒气伤肝，肝主冲任，丽于子宫，冲任受损，故胎不固，且产后去血过多，血不养肝，肝动生风，风闭上窍，故牙关紧闭，昏迷不醒，即医书所谓产后发痉之证。与华佗愈风散，加填魂养血之药，频频灌服。至夜乃苏，众人缠渐退息，至明日鸡鸣时，又复昏厥，又邀李医。桂仓皇问曰：病已愈，何复作，究竟生命有无关系耶。李医曰：其再昏厥者，是血养未足也。又问曰：然昏厥三次，俱在鸡鸣时，谅必伤中适穴，血行不通故也。医曰：肝藏血，血属阴，鸡鸣时，为阳进阴退，阴阳交争，故病为剧。不妨再用大剂当归补血汤，加参、桂。连投数服，果愈。余想此症之发生，在于人众喧哗之时，苟非该医见识深邃，认证明白，用药中肯，奏效之速，则前虎未退，后狼又进，祸之滋炽，岂不可惧哉。虽然此证之奇，而治法亦奇，堪作研究医学之一助云尔。

（以上二篇见《幸福报》1930）

83. 产后中风

用竹叶汤之效验

妇人产后，血溢过多，荣卫虚弱，偶一不慎，便成中风。风邪鼓动，脉中之温度沸腾，遂变发热，热气熏蒸。雾露淋漓，化成为汗，随卫气之虚，元府之疏以迫出，故大汗渍渍。此为痉病之渐，苟不知法，祸即旋踵，豈可不慎哉。仲景深知此病之原因，以用竹叶汤主之。救疗多人，功德无量。鄙人行医十余年，历见产后患此症者甚多，均以竹叶汤以治愈也。谨将各治案列后，以资研究。

（一）平潭后池村林妇产后三日，因衣裤染着瘀露，腥臭不堪，浑身更换，偶中风寒，发热口渴，面赤气喘，咳嗽吐痰，大汗淋淋。彼时医生皆为温病，或投吴氏银翘散，或与桂枝白虎汤，匪特无效，而反重笃，急来延余。诊脉象浮大，口渴身热，四肢挛急，手指麻痺，殆成痉厥。急与竹叶汤加催夏曲、浮海石。林家诸人嚣嚣然曰：此系热深厥深之症，奚堪再用热药？余曰病势将危，急投此方，尚冀挽回之机，否则殆矣。病家闻余言之切实，必有卓见之地，勉与半剂，服后痰涎顿消，热减大半，举家欣喜。再将余剩半剂再服，诸症霍然。

（二）平潭南街宝成店东之媳，产后中风，四肢拘急，气喘面赤，诸药罔效，嗣后延林幼盘君诊治。林君深知此症由于产后中风，用竹叶汤增减，服二剂，病若失。

（三）平潭东甲村林益妻，初产二日，陡然发热，口渴不止，濈濈恶寒，翕翕发热，口渴大汗，体倦咳呛，小腹急痛，服生化汤加荆芥穗、益母草而增剧，急来邀余。投与竹叶汤加元胡索、香附，连服二剂而愈。

（四）平潭北街林妇，产后中风，服药殆偏，均无获效，亦用竹叶汤而愈。

观以上各案，可知此方诚为产后中风之良方，其方中配合，真莫名其妙，鄙人见世间多以产后中风发热，误为温病，投以大凉大寒之剂，以致误事，诚可痛哉。故特将余平生所疗各症，泚笔录之，公诸于世。

附方

竹叶汤金匮方：葛根二钱　防风钱半　桔梗二钱　桂枝钱半　西洋参二钱　附子钱半　甘草一钱　生姜三片　大枣四枚　清水煎半碗八分，温服。

84. 酒与生育之关系

酒能入筋脉，穿骨骼，调血液，提精神，兼麻醉神经之功。医谓酒有兴奋作用。余谓酒之能力，非只此耳，然其性最强，有杀精虫、灭卵子之害。精虫与卵子，为生殖人种之要素，嗜酒之人，其精与卵，常被酒之麻醉而死，所以不能生育。世人不知生育与酒有绝大之关系，反谓祖坟不吉及妇人命带白鹤埋儿，有关于生育者，等等迷信流谬惑众。呜呼，吁，酒之为害不加研求也。鄙人深知酒之大害，本欲明白发表，以告世人，缘因诊务匆匆，未获尽心研究，心甚憾焉。今春诊事稍暇，乘此机会，兹因家藏有米酒半坛，即倾一半于玻璃杯中，复取人之精虫少许，放入酒中，用五百倍显微镜照视，见其精虫受酒之麻醉，遂渐渐僵毙，以此试验，可知酒有杀精虫之确证矣。虽然心尤疑焉，后再考查世上之嗜酒者，一百人中有九十人患无子，其余十人，是因嗜酒而无过量，以及精虫强健故也，否则谅皆与九十人同患伯道之忧嗟矣。《素问·上古天真论》云："以酒为浆，以妄为常，醉以入房，以欲竭其精，以耗散其真。"诚夫酒有竭精耗真之害，夫精真既竭，有何望之能生育哉。故酒者只可少吃，不宜过饮，少吃即有调血液，提精神之功，过饮即有竭精耗真之害。望世人切勿沉溺杯中，以酒为乐，亟早悔悟，则将来中国之人种，可增至八万万矣。

（见《大众医药杂志》1933）

85. 补中益气汤有堕胎之害

土寄中央，中央为脾之所属，补中，即是补脾也。夫人以脾胃为后天之本，而气为生身之源，气与血有连续之关系，是益气，即所以补血也，如补中益气汤，即斯之意也。然其方中有人参之益气，当归之养血，白术之补脾胃，升柴之解外邪，故能补中而带驱邪也。凡劳伤兼有外感者，此方是最合宜。惟是妇女有孕，服此方，即有堕胎之害。观其所害之处，即在升麻、柴胡二味。升麻性质过升，升之太盛，必伤其胎。柴胡有克伐肝气、通经逐血之弊。若肝气克伐太伤，经血通利过多，则肝无系胞之能，血无养胎之用，故胎易堕。是有胎之妇，升、柴二味，当慎禁忌。不知者，以为之是益气汤，既有补中益气之名，即有安胎之功，不为减去升柴，放胆投药，甚至每剂升柴用于数钱之多，及至胎儿下堕，尤不觉悟，反谓胞胎不固，升之不升。斯此之故，孕妇多以误服补中益气汤，以致屡有小产之患，诚可痛哉。

（见《中医世界》1935）

86. 妇女健康指南（一）

上篇　学术之研究

受胎之原理

人胎，即精虫与卵珠相合而成，女子之卵，月生一次，随月经溢出于子宫，需待精虫而后受胎，男子之精与女子之卵，所生不同，其精之生，是由血精所成，日生月积，藏于睾丸，交媾之时，受摸搓之力，发生电气，刺激睾丸，压迫挤出于外。女阴户之内，即子宫，当经净之后，群卵集聚复宫口，互相突起，以待精虫吸入，精虫掺入卵核后，精虫之尾，即消失于外，是为男性前核，渐渐于近于女性前核，名曰胚胎。由胚胎再起变化，过一月之间，其变化乃异，月更月异，至十月满足，五脏六腑皆成完备，其胞膜即破裂，胎儿随之产出矣。此只论卵与精吻合为受胎之原因，至欲明受胎之详细情形，及胎儿发育之层次，当再研究胎产学，庶可耳。

胎儿转身之研究

古云，胎儿在母腹时，头在上，足在下，外有胞衣包着，如地球之状，至临盆时胞衣冲开，胎儿随头转身向下，以上所说固是，惟云临盆时，即垂头转身，恐未必然也。余研究胎生学，略知胎儿转身经过情形，请试述之。夫男子精虫入于女子卵黄核，为男性前核，逐渐移近之女性前核，合之为一，即起变化。月更月异，乃成人形，其初儿头固在上，后即渐次移转而趋下，三四月时，孕妇自亦不觉其转动，至五六月，即蠕蠕移动，其头大约循移至腰脊之处，横卧于腹腔，八九月殆至子宫下端，十月满即到宫口，预备钻出之机会，此为胎儿转身经过之大略也。如孕妇血气虚弱，胎儿转旋必迟，故有延至十二三月，或二十余月，始生产者，宜服补气养血药，以助其转，庶无难产之患也。否则气枯涩，转移迟慢，儿头未经移至产门，偶一不慎，忽然受惊，或仆跌，以至影响胎儿，遂至迫出。或手先出者，为讨盐生；或足先出者，为踏莲生。种种难产之原因，即此之故也，嗣见贱内第二次之胎，顺月时，先服补气血药，至临盆，只见腰脊酸痛，并无腹痛，及困苦状况。观此情形，遂引起胎儿转身之研究，若论胎儿及至生时，才即垂头转身向下，则当于转身之时，腹中必见剧烈之转动，奈何或腹痛，或腹不痛者。如腹剧痛，认为转身腹痛，其腹不痛者，亦可认为不转身乎。推原究理，可知胎儿至生时，即转身之说，大谬不然。试请用子宫镜，检查子宫内之儿头，果是在上，亦系在下，自可了然矣。或曰如君所言，胎儿至八九月，头已垂下，不待转身，躯体倒悬，岂不危哉！余为辨曰，胎儿在腹中，赖母血之荣养，其呼吸及排泄废料，由脐带为之作用。况胎儿在于胎盘里手足互抱，瞑目闭口，其气咽入丹田，犹静坐家练丹田之气以求汞，复练汞咽入丹田以化铅，乃能辟谷不饥之玄妙也。

87. 妇女健康指南（二）

妇人经痛之研究

有因于气滞者，有因于肝郁者，有因于血虚者，有因于脾积者，若徒用祛瘀终非对症之法。

痛经一症，世人皆谓瘀血积痛，故多用通经祛瘀之药，然此药恐未必均获有效也。何哉？吾谓病者如因瘀痛，用此药正是对症良方，否则适增其害耳。盖此病由于瘀积为多，然瘀之所以积者，有因于气滞肝郁及血虚脾积之不同焉。医者宜分别施治，庶获有效，不然徒用通经祛瘀之药，亦非对症之治，故不能达于最良之结果也。盖气为血之帅，气行则血调和而不滞。若瘀积作痛者，治宜调气为先，如香附、郁金、元胡、降真香、沉香之属，肝为将军，藏血之器，肝气不郁，血能收藏，即不作瘀，故病不生，治宜疏肝开郁为先。神曲、香附、一金黑栀子、川芎、木香、丹参之属，血属阴，性好静，血旺则经调，经不调，则阻滞而作痛，治宜补血养阴，归脾汤、养荣汤之属，脾主运动，统血之机，脾虚则血积不行，而痛经之症作焉。故脾虚经痛者，必兼则白带、白淫等症，治法宜金樱、白果、芡实、莲子、白术、怀山药、党参、木香、砂仁之属，审症用药，自能获效如神。岂仅通经祛瘀之法，即能建成巨功哉。鄙人研究此病，十有余年，历症颇多，皆用以上诸法，俱有奇效。诊读之余，选作一篇，请同道者，共襄研究之。

妇女体质寒热与生育迟早之关系

妇女之发育，随地方之寒热为先后，故热带之女子，发育最早，其性觉亦随之而早矣，寒带之女子，发育最迟，其性觉亦迟，而生育亦随之而迟矣。然不特热带寒带与生育迟早之关系，即女子体质之寒热，其关系尤属大焉。观夫肥胖丰厚之女，素属寒体，寒盛则冲任二脉阻滞不长，任脉不通。任脉不通，则卵巢之卵子不能发育。卵不发育，则心理之知觉为迟。而肌瘦如柴之女，素属热体，热气煦和，则冲任二脉温暖，血气和，任脉通。任脉通，则卵巢之卵子，易以成熟。卵珠成熟早，则心理之知觉亦早，而生育亦随之而早矣，此自然之理也。所以寒性者，宜多服温药，使体质温暖，而其迟者，可转为早。热性者，虽然生育早，有胎之时，亦须多服清凉之药品，使血室清净，无有遗毒。则生儿必得强壮英秀，而无胎毒之患也。是体质之寒热，与生育有关系也。

产后骨盆痛与瘀血痛之鉴别

世人每谓产后腹痛，是因瘀血停积作痛，宜与散气破血之药，以除瘀血。乃愈服破血，而腹愈痛，甚至血海枯涸，恶症丛生，何哉？独不知产后骨盆虚痛者，十居八九，而瘀血腹痛者，十仅一二。盖产后交骨大开，骨盘虚空，任脉萎弱，引血之机能迟钝，骨盘之神经受反射之刺激，而引起酸痹麻痛，诚非瘀血积滞而作痛也。夫骨盘虚痛，其痛在于小腹，牵引腰脊，连及阴器。若久坐其痛益剧，以手按之稍止，与瘀血作痛，大相悬殊。然瘀血阻滞，系属有形，痛时小腹纽结如石，以手按之，其痛益剧。此症多由产后忧郁气滞，或由惊怒伤肝，肝血不舒所致。宜加味逍遥散，开肝郁以通瘀，自有奇效。若骨盆虚痛，投以此药必成大害，为医者可不审也。鄙人每鉴世人多以产后骨盆虚痛，认为瘀血扭痛，屡投破血之药，误人甚多，心实深痛，乃研究一方，为治骨盆虚痛最有效验，方录于下，以供同道之采取。

苏党参三钱　秦当归二钱　川抚芎钱半　牛膝三钱　续断三钱　川升麻一钱　玄胡索二钱　青皮、木香各二钱　炙黄芪三钱　炙甘草一钱　清水一砸半。煎至半砸，冲好酒一小杯温服，连服数剂，即可奏功。宜安卧不宜久坐。至为叮咛。

精之原理论

精为生人之要素，亦为荣养之原料，故精与身体之康健，有密切之关系，洵当谨守也。古人云：“千点血，乃成一点精。”诚则精之关键，不綦重且大欤。可见精者，是由多数之血液裒集而变化所成也。或曰，小儿血液当旺，何以不生精耶。盖小儿所生之血，只仅涵养脏腑，生长筋骨，无剩余血，而为化精。故睾丸无藏精，精气不溢。若至二八则筋肉、骨骼皆已全备，躯体强壮，肾气盛，其所生之血，除充满各腑，通流经脉，溢于皮肤，而生毫毛外，更有剩余者，乃入任脉，受命门之火化，而成精。《上古天真论》曰：“二八肾气盛，天癸至，精气溢，阴阳和，故能有子。”夫精为蠕动微细之虫，存于睾丸，贮满之盛，突然膨胀，乃起反射作用，引动神经，而发欲念。故男子至二八之年，欲念之感，渐渐觉悟，即自能知交媾之情事也。至七八肝气衰，血液少，但所生之血，仅能供营养之需，尤虑不足，自然未有再能生精之力。故天癸竭，精少，肾气衰矣。夫精存于睾丸，如灯台之膏油，为有限之生物也。少年不知节戒，乱施空抛，自然精竭血衰，而夭折天年，诚矣哉。精与身体之康健，有密切之关系，世人幸勿轻视之。

88. 妇女健康指南（三）

种子琐言

世人受宗社制度之遗毒，而望早子者，比比皆是。奈嫁娶数年后，未见产育，则抱终身无子之浩叹。竟致不育者有之，呜呼可怜亦可惜哉。盖种子之道，不达心理与人工合而成之也。当男女未婚之先，宜择年几相若，容貌相称，心情联络者，配为夫妇，则爱情浓厚，交感有意，自必容易受胎。今之精虫与卵子由情欲激动而变化之现象，试说明之。夫欲念之感，在男子可助精虫之运动，在女子可压迫卵巢，卵子之早熟，及助卵出于子宫，与精相接。故男女心情相缔，情欲浓厚者，其精虫与卵容易接触，亦易受胎，此必然之理也。前年吾友林君，与其妻和调，乃十余年未生子，余教之云，俟经净八九日后，先以求情动其欲念，则受胎必易，试之果然。美国法乌罗氏曰："欲成胚胎。须令女子生殖器感动，男子出精早，则女子不觉快美，而无感动之机。"观此可知女子无欲之感，到不能生育者，明矣。后以此法，历试数人皆验，但此指无病男女而言，如有病障，则必先除病因而后可也。

生育问题

世人每以不能生育，谓为妇人身体有病，或因卵子不能结实，更者生子多夭，又谓妇人命带白鹤埋儿，才责全归妇人，藉以蓄妾。不知交媾成孕，男女双方着力，不特女性有病不能生育，即男性有病，于生育之障碍大有关键。吾人不可不研究之也。夫男子之精虫，为生育之原素，故精虫培养强壮，即生康健儿子。若血气不足，精虫衰弱，且生子多夭。况精虫枯极之男子乎，则生育更难矣。今世之人，不明此义，不讲卫生，每于情窦初开，发育未透，怀慕少女，淫欲无度，损伤身体，斫丧精神，以致精虫萎靡，不能结成胎珠，乃世不咎男子有病不能生育者，反以妬妻之不育而置妾，因之偏房溺爱，闺阁争风，反目败乱，阶之为祸，可不戒哉。吾谓欲望生育之发达，男性一方面先须修炼身体，节制性欲，则气血充盛，精虫活泼；女性一方面始当补血调经，涵养卵子，则子宫润湿，春情奋兴。又宜男女双方心情悦愉，两相感激者，即与交合，自易成胎，且可生育康健儿女。古云"寡欲多生子"，诚哉斯言。（未完）

89. 妇女月经不潮之原因及治法（妇女健康指南）（四）

古云：男精女血，裹以成形。此说过于简单，且不明了，夫女子若到相当之龄，内身生一种不凝固之血液，从子宫口发出，由子宫而达阴道，放出于外阴部，即月经也。月经有助卵巢生卵之能力，其卵巢是在于下腹部之内两边，卵巢表面有液体，其液体之水泡，又名滤泡。由滤泡之里生长变化，成为卵子。此卵每月只生一个，由左右两边之卵巢，轮流生长，卵子即长成，其滤泡之水即加多，水胀泡破，卵子随同滤泡液离出卵巢，其滤泡即成空洞。不久空洞就生一种黄色物体，充满其间（此黄色之物体，在医学上名为黄体），然其卵之所能到于子宫者，是藉卵巢附近之输卵管也。夫输卵管上接端近卵巢，下连子宫，卵子由此管输送到子宫，卵子到子宫之后，便附于子宫之内膜上面，为受孕之机会，如与精虫相会，即可得胎。有胎之后，月经即不复来，若非是胎，则在内之卵子，自死化，而下次之月经，仍照常来潮，每月一次，此生理之情形也。若月经不调，则卵子不能发育，此即不孕之原因也。夫月经不调，有种种之原因，知其原因而用药，药可对证，月经自调。月经即调，卵子便能生长，故易得胎矣。愚诊治妇女不能生育之病颇多，乃知妇女不孕者，皆因月经不调之故也。夫月经不调，原有数端。兹将管见所及一一举陈于下，以备参考。

一、因怒气之致月经不调者。多怒之妇女，其月经之血液，必为怒气所激，血行紧速，溢入子宫，充满之盛。子宫口遂被充血迫开而流出于外者，是为早经。月经过早，卵子即不随月经而来，此即不能生育之原因也。亦有因其血液已充满于子宫，子宫口郁闭不开，致充满之血，积塞不出，即成为瘀血。瘀血障碍，故月来迟，月经过迟，则其成熟之卵子，因时间延久而死化矣。虽与精虫相遇，奚有得胎之能乎?!

二、因愁郁之致月经不调者。旧家庭之妇女，无家庭之常识，故多有妯娌不睦，然妯娌不睦，家庭屡多吵闹，妇女因之愁郁不开，胸结不舒，肝脏之血运行疲惫，月经发生迟慢，卵巢表面之液体，无力生长水泡，即不变成卵子。或能成卵子，亦不随月经之期，同月经送于子宫内，此卵乃自卵巢内，随生随死，而月经之来，月迟一月，如此者即不能受孕也。

三、因淫欲过度之致月经不调者。淫欲过度，子宫必伤，子宫离阴门约三寸余，月经来时，子宫口即放开，其内膜上面，有卵子附着，若与精虫相遇，其卵即结成形，非经多月不得坚固，且最易变化。苟不寡欲，而屡屡房事，则阳物直冲子宫，刺激内膜，膜破而胚即化，下次经来，精卵会合，膜可复生，尤能结成胚形，尚属无防。若不知节欲，屡破其膜，膜即不生还，月经之来，亦受影响而不调矣。如斯者，虽有精卵相遇，乃无其膜为包围卵体，故不能成其胚形也。又有因欲火乱动，迫追月经早来，刺激内膜，膜之弹性痿疲，收缩不强，即不能裹其卵子，此亦不孕之原因也。谚云：寡欲多生子，诚哉斯言也。

四、因湿热之月经不调者。青年妇女，有因嗜啖辛热之食物，有受不洁之交媾者，有因患白带之毒为害，皆能生子宫肿核，及肿癌诸症，此症多在小腹部之内，古人多为癥瘕是也。时医不知是因子宫发肿之故，乃误认为瘀血结积，屡投破瘀之药，愈破子宫愈伤，以是即发生月经不调之病也。

五、因运动之致月经不调者。妇女若在下腹部运动，用力过剧烈，血液多量就归于下腹部，子宫输卵管各处，皆充满血液。故月经时，当暂歇运动，俾月经顺期以来，自无月经不调之患，不然月经当充满于下腹部，复加运动不停，则血液运行定必旺盛，归积于下腹部。月经分量愈增多，甚至迫为子宫出血，或血崩等症。然不特此者，更有因运动之时适因子宫虚，内伤生殖器，即发生殖器疼痛之症，因之遂成月经不调者。

以上所论是述各种月经不调之原因，夫月经不调与生育有绝大关系，若月经顺序有期，其成熟卵子与月经相随排出。一遇精虫，便能成胎，此自然之理也。鄙人尽心研究，深知月经不调，有各种原因，就其原因，发明数方，功效最着。胪列于下，以备采择。

一、镇怒调经汤　生地黄五钱　贡阿胶三钱　川郁金钱半　牡丹皮三钱　京赤芍三钱　桃仁三钱　枯黄芩二钱　紫丹参三钱　旋覆花二钱　西当归二钱　清水二杯，煎一杯，食前温服，连服十余剂。服药时，须安歇静煎，切勿发怒，奏效最着。按妇女多怒伤肝，肝血过急，则月经之血液亦急，因之月经不调矣。方用镇肝凉血之药，盖肝气静，则血液也静，血静则子宫开放不致过早，而月经之来，亦可按不误矣。（未完）

90. 妇女健康指南（五）

二、化郁顺经汤　光桃仁三钱　生地黄五钱　降真香钱半　郁金钱半　柴胡二钱　丹参三钱　怀山药一两　川椒炭八分　炒丹皮二钱　香附二钱　六神曲二钱　九节蒲一钱　清水二杯，煎至一杯，食前温服，连服四五剂，即愈。服后当游览公园，吸受新鲜空气，如遇黑暗家庭，妯娌不睦，当令其病妇归宁，调治数月，即可恢复健康矣。按此方为开郁调肝之圣药，妇女有患此症者，当按法服用，获效如神。

三、制欲理经汤　川黄连二钱　肥知母三钱　川黄柏二钱　酸枣仁三钱　朱砂一钱　西当归二钱　杭白芍三钱　生地黄五钱　怀山药一两　清水一杯半煎八分，食后温服，连服六七剂甚效。按此方有清心泻火之能，水火即济之功，盖心静思息，欲念不生，而月经之来潮必得顺序有期，卵子之成熟亦易。若与雄精相遇，便得成胎。此方真有制欲调精之功效也。

四、清湿消核汤　山栀子二钱　赤茯苓五钱　车前子三钱　西当归二钱　忍冬藤三钱　木防己四钱　薏苡仁五钱　川椒目五分　白蔻仁一钱　软柴胡八分　清水二杯煎一杯，食前温服，连服五六剂。服药后，忌一切辛热食物。如腹部癌肿，或经来腹部疼痛者，再加三七末二钱（送服），红花三钱，最效。按此方专为清洗子宫及输卵管湿毒，湿清毒消，则月经之来必对，月经若对，与卵珠之熟相随排出，此可期其有胎矣。此方功用在于清湿兼消子宫肿核，故名清湿消核方。

五、抚劳舒血调经汤　漂白术二钱　枣仁三钱　生地黄五钱　当归身二钱　乳香二钱　玄胡索二钱　杭白芍三钱　京丹参三钱　小茜草三钱　清水二杯煎一杯，空心温服。按此方有安抚劳动，引舒血液，可治子宫充血，及月经过多等症，皆有奇效，因名抚劳舒血调经汤。此五方是愚历症试验所发明之良方，若能审查月经不调之原因，按症投药，无不见效。但望世之妇女有患此症者，照法服用。当知余言之不谬也。

妇女小腹酸痛疗法

妇女经过生育多次，血溢之甚，子宫虚伤，内液枯竭，荣养不足，神经衰弱，故小腹部时时酸痛。甚至腰脊刺痛，小便频数，点滴似淋，腹下硬痛。精神惫困，食欲不振，月经来时其痛益甚。经血黏滞如带，清淡似水，此症由血室虚空，子宫损伤所致，当投补药以治其虚。若血足气旺，子宫固强，其痛自愈。时医不知其故，以为小便频数，疑是热淋，屡投利尿之药，愈利而子宫愈伤，痛亦愈甚，屡变不治，比比皆是。愚曾治数症，多用补中益气汤加减，屡治屡效，方中有参芪之养血，归芍之补血，白术固补子宫，陈皮调气止痛，萆薢消毒去湿，湿毒若消，则小便通畅，小便通利，胀硬自消。怀山药固脾补液，脾液若足，则食欲增进，食欲增益，则精神兴奋。所用诸药，并非止痛之品。而疗治小腹酸痛之症者，盖以治病当求其本，根本坚固，则标病自愈，故能奏效如神。特将其方照录如下。如女界有患同症者，请试服之，方知愚言不谬也。

变化补中益气汤　台党参三钱　绵黄芪三钱　当归身二钱　杭白芍三钱　贡白术二钱　炒陈皮钱半　川萆薢三钱　怀山药一两　清水一碗半，煎八分温服。如腹痛剧甚，加木香、川楝各钱半；腰背酸痛，加杜仲、续断各二钱；白带甚者，加白果肉十粒，金樱子三钱。（未完）

91. 子淋病（妇女健康指南）（六）

妊娠患淋，古谓子淋。由湿热留注于膀胱，蒸为热毒，煅炼一种黏胶之物，闭塞于溺管，水道阻碍，以致小便点滴不通，即子淋之症。宜与八正散、小蓟饮子，以清湿热，俾湿热由小便而出。观此二方，以治子淋，恐有碍胎。盖胎在于胞宫，专藉气血之摄养，肾气之扶殖，渗利之药，即所以剿阴伐肾。用之未免伤碍胎气，吾谓此症非湿热为害，乃是血热气郁所致。血热则胞胎内之血，受热气之煎熬，血中即成一种瘀浊，塞于溺管，而成淋症。且血得气以行，气郁则血不行。余常用胖大海、茅根、榕树须，以清血热。西木耳，养阴补血。郁金，开郁行气。和冰糖同煎，藉之调和胃液。此方用治子淋，诚有益而无害也。

干血痨之原因及治疗

干血痨，是妇女最重之证，如治不得法，即有生命之危，岂可不惧哉。观此症之治疗妙药实少，为医者正当研究之也。盖欲研究治疗之法，必先明其原因，乃世之妇女，无卫生常识，医家无研究实际，所以无善良之效果。余甚悯焉，每遇有患此症者，必加细察病情，考核原因，即历十余载之苦心研究，然其病之原因，尚不明了，忧心惕惕。嗣阅高氏女，患干血痨，因误服热药而死者。又林家妇，服辛热食物，以成痨症。及郑女因患痨症，服黑木耳、萝卜汁、川膝而愈。将其详细情节，录于下以作参考。

一高某女，十四岁，于夏间体质初更，月经适至，其母以该女体羸弱，投与参、茸、桂、附、鸡、羊等，从此月经断绝，饮食日减，肌肤日衰。其母又疑为气血衰弱，再与热补之药，甚至两脚浮肿，夜不成寐。细询之，始知自服补药后，月经不来，遂成干血劳之症。延陈医生诊视，与五苓散加桂，服后匪特脚肿不消，更加大渴身热，舌燥口糜。改延于余，见其脉象浮大，认为阴火内甚，肺胃有伤，拟照临证笔记医案，治吴相国之法，用生脉散，加桑皮、龟板、牛膝、淡菜，以救阴。服二剂，诸恙均减，缘此女之舅父，与某医最善，再三推焉，高某意为前药有效。再换他医，恐反误事，所以踌躇未敢决请。其舅心意已，则曰此病非某医不可，无奈屈从而已。某医诊后，即断为冷气聚结，瘀阻不行，宜温补气血，庶可奏功。用十全大补加干姜、附子，隔日脚肿顿消，热度减轻，父母诸人欢慰莫名。余闻之，心窃疑焉，因念审证确难，诚某医有我十倍也。某医嚣嚣斗胆，照原方再投，竟至药热内发而毕命矣。余故不知其误，尚称其奇，此然治疗正合研究者。迨月余，适遇见高某，见蹙额憔容。余向前问之，云：我女服某医药，初虽见效，后即七窍流血，身热而毕，未知何故？余因之大有可疑，细心研

究，乃知彼因误服热补所致，复因误服热药，是一误再误，勿怪其至于死者，此岂非患干血痨之误热药乎。（未完）

92. 妇女健康指南（七）

二、林妇素体干燥，掌心多热，略感风寒，即咳呛月余，肢体衰瘦，两颊常赤，十三岁月经适至，色带紫黑，十余日淋漓不绝。父母两人，年近百余，只在一女，钟情爱慕，如掌上明珠。见体弱肢瘦，即投参茸桂附数大剂，隔月即停经不来。又增咳呛头痛，热度增高，口渴烦闷。该女因隐情含丑，不敢告说，父母不以为意，置之不究，竟成痨症。幸根蒂未固，犹可救治。余用黑木耳、鲍鱼、红菰、藓冬瓜、同猪瘦肉蒸服，月余诸症若失。

三、郑女二十岁，因产后恣服辛辣热补之物，而成痨症。瘀血菀结，月经不行，初为小儿哺乳，月经停止，久之渐觉身热口渴，骨蒸烦躁，咳嗽嗑痰，夜不成寐，白带淋漓，臭秽难堪。其夫深知理，医断为热灼阴亏，龙火上腾，与黑木耳、罗卜汁、川膝，服之其症霍然。

由此观之，此症是由女子月经初行，父母过于爱惜，误与烧烤炸炒食物，以致成痨，独不知女子到二七之龄，任脉通，月经行，乃自然性者，毋庸热补。若投热补，助纣为虐，诚有害而无益耳。夫女子之任脉为引血王卵之机关，当任脉初通，即服补，热则经血被热蒸熬，成为瘀，由瘀变生毒质，毒气漫延，熏蒸血海，遂为枯涸。月经由之停止，年久月深，其津液烧灼，骨中之胶质日减，韧带之弹力性萎靡，筋失营养，四末之神经受热气之刺激，故骨蒸烦热，四肢酸痛，火甚刑金，清肃失权，肺气通于卫，肺虚卫亦虚。故恶寒多汗，浑身肿胀，当此之时，知为热害，速投凉血生液，调其任脉，补真精，则血旺热解，任脉通，天癸溢，其二竖不除而自弃矣。虽然热毒灼烧血液枯涸，然其原因又有先天遗传，及后天服热之别，不可不细心施治，兹将管见所及，述于下，望世之医学研究者有以教之。

一、先天遗传　由于母氏怀孕之时，好啖辛热，及酒色过度，以致毒质传于胞宫，该女儿已有遗传之痨菌，伏于内，迨其发育之龄，或因感受大病，或因产后蓐痨，体质尫弱，抵抗毒素之力不足，其痨菌乘机而发。先则白带淋漓，继则咳嗽频增，身热口渴，诸症蜂起。然此症最剧烈，殊难医治。大约症象发现，至百日外，即成不治，故潭人称为百日损，惟有预防一法较善。如女儿未成人之先，见有肢体干燥，掌心多热，频频咳呛，尿带混浊，可知其体内遗有菌，急投西木耳、淡菜、萆薢、桃仁、百部、款冬花、苦杏仁、橹豆皮等，并戒食辛热燥辣之物，即不致成痨，真是预防之上策。

二、后天服热　由于月经初来，即服辛热燥毒之物，月经因之停止，瘀血菀结，身热口渴，骨节烦痛，咳呛不寐，咽干声哑，白带淋漓，躯体倦怠者，宜与白术、白果、怀山、龙齿、穞豆、当归、阿胶、海参、枣仁、豆腐皮、生地黄、萆薢煎服，自可奏功。此方历试多人，皆著奇功。

然则此病因有遗毒，复加服热药，两热相搏，酿成痨症，可确定矣。鄙人因痛此病之剧，女界大为障碍，故竭尽绵薄作此一篇，忠心披告，俾世人共知防患于未萌，除祸于将来，是余区区之所厚望焉。

交媾后子宫出血自疗法

妇人月经来时，或烦劳过甚，或运动过度，子宫之收缩疲乏，收撮不强，因之月经不能存蓄，遂渐渐渗出，淋淋不绝，最为懊恼。如迟延不治，则卵珠不能成熟，卵珠不熟，何能结成胎儿乎。诚矣，患此症者，与生育有绝大关系也。为妇女者，岂可不小心预防哉。其预防之法，惟当其月经来时，务宜多坐卧，节饮食，宽心养性，戒恼怒、烦劳、房劳及剧烈之运动，最为上策。不然，子宫受伤，月经不扰，以致交媾之后，血溢不止。可用赤芍二钱，麦冬三钱，阿胶三钱，藕片三钱，炒地榆二钱，黄芪二钱，丹皮二钱，桑蛸二钱，当归二钱，枸杞二钱，五倍子二钱，清水煎服，其血立止。血止后，宜用归芍八味丸调养月余，永不再发。此法经鄙人试验多次，皆著奇效。（未完）

93. 妇女健康指南（八）

白带自疗法

俗云南方妇女，十人九带，是谓南方属热带，热带多湿，且多白带之症，是带因湿热可知也。世人不知用清热化湿之药，以疗其本，反用一切补涩滋腻之品，只图目前一时之见效，以是病根不除，湿热积蓄不化，遂酿成癥、腹胀等症。为害最烈，可不惧哉。鄙人因鉴于此，潜心研究一方，治验多人，可谓白带之劲敌。谨将各药品及制法，详述于下。

治白带方　车前子（盐水炒）一两，萆薢一两，白果一两（去壳），杏仁去皮尖八钱，黄柏（盐水炒）六钱，炒川连五钱，西洋参四钱，樗椿皮八钱，升麻五钱，金樱子一两二钱，芡实一两二钱，莲子（去心）一两五钱，桑螵（蜜炙）八钱，鸡冠花四钱，共为细末。怀山药打糊为丸，每一钱，匀作五粒，糖胶为衣，每次空心服十粒，盐汤送下。忌酒及辛热食物。

白带概论

带下一症，完全因于子宫局部不清洁而致，旧医不知生理，徒从阴阳五行，牵引附会。所谓伤肝经，色青泥；伤心经，色如红津；伤肺经，形如白涕；伤脾经，色似烂瓜；伤肾经，色黑如衃血。此皆腐化之谈，不值识者一辨。独不知妇女之带下，与男子患淋病浊同症也。系由与患有淋浊者，接触之淋菌，所传染而来。初起之时，为急性淋症，或医治不得其宜，摄生不得其法，迟延经月，则急性变为慢性。急性淋症，即中医所谓温热下注于下焦之淋带症也。慢性淋症，即中医所谓脾肾衰弱，内伤带脉之白淫症也。此症治法，当在急性之时，以利尿消炎防腐镇痛之剂。如导赤散、加减胜湿汤、小蓟饮子之类。炎性已退之后，则佐以消毒收敛之品，如既济丹、清带汤之类。其他再以洗射等法，以清洁子宫内部，庶有济矣。特为采集数方于后，按证加减，则其淋带者略具完备矣。

清带汤　治赤白带。

生山药　生龙骨　生牡蛎　茜草

淋症属急性者，加白芍、生地。夹热甚者，加苦参、黄柏。或兼用防腐之药，若银花、三七、鸦胆子，即古参子，若用此，当去苦参，皆可酌用。

淋症属慢性者，加白术、鹿角霜。夹寒甚者，加干姜、肉桂、附子。

小蓟饮子治各种急性淋带，或兼有尿血者。

生藕节　川蒲黄　木通　滑石　生地黄　当归身　山枝子　淡竹叶　甘草

如淋带之甚，小腹急痛者，加乌药、益智。续发卵巢炎，以致全身发热，下腹部肿痛者，加川楝、元胡、青蒿、甘菊、乳香。经期之后，小便急痛，兼流脓水者，加苇根、樗椿皮、怀山药，并用洗射子宫内部。

加味知柏八味丸　治赤白带下。

生地黄　牡丹皮　建泽泻　云茯苓　怀山药　肥知母　川黄柏　石枣肉　白鸡冠花（赤带用红鸡冠花）　扁豆花　建莲肉　杭白芍（赤带用赤芍）

肝火重者，加黄连、香附。痰湿重者，加制南星、苍术、半夏。虚弱者，加党参、黄芪。赤带加黄芩、荆芥。

既济丹　治带下久不止，变成白崩者，此方以固涩为主。

鹿角霜　石菖蒲　煅白石脂　益智仁　当归身　白茯苓　远志肉　怀山药

此方为慢性淋带之收敛剂。如口渴身热者，加玉竹、乌梅。淋带随月经杂不下止，形如漏经者，加五倍子、地榆炭、贯众炭、生地炭。带脉过伤，甚至腰部酸痛者，加杜仲、续断、菟丝子。经年累月带下淋漓，伤及神经者，多见头眩，骨节酸痛，加熟地黄、鱼鳔胶、肉苁蓉、何首乌、明天麻。

加减胜湿汤　治脾虚湿盛下注，而成浊带者。

泔苍术　杭白芍　生滑石　枳壳　甘草　茯苓　椿根皮　陈皮　台党参

平素嗜酒，兼发酒湿痒疹者，加葛花、莲须。湿毒淋菌浸入肌肉，以发肌肉炎，其症肌肉表面，多生疮节湿疹者，去椿皮、党参，加乌枳藤、土茯苓、忍冬陈。微菌浸腺，兼发横痃者，去椿皮、党参，加浙贝、乳香、皂刺。（未完）

94. 妇女健康指南（九）

椿樗皮是治带之良药

妇女以任脉为先天之本，带脉为后天之基。任主血源，带属脾阴。任脉伤，则月经不调，血气不旺。带脉伤，则脾脏羸弱，湿热不化，熏蒸郁遏，以成带病。日久月深，内伤带脉，绵延不治，累及脾脏。脾脏大伤，饮食日减，身体日衰，即为痨损，虽有仙丹，亦难救治矣。故妇人之带病，为终身之祸根。其勿疏忽视之，急宜研究对症良药，方不至滋蔓难图。如任带二脉无病，即是妇女健康之本，生育之基础也。然则带病显系二脉之病所酿成者，故治带，宜先治此二脉。椿樗皮入血分，调任脉，补带脉，运脾化湿，并有固涩下焦之能。《本草备要》云，椿樗皮气香带香臭，味酸性涩能入血分，化湿热，治妇人崩带。可见樗皮为治带要药。鄙人遇有妇人带病，用椿樗皮一两，芡实、莲子各五钱，车前子、川萆薢各三钱，煎服。或单用椿樗皮一味，熬成浓汁，冲冰糖服。烤椿樗皮，性虽带涩，而无阻滞湿热之弊，功虽兼补，而无碍胃滋腻之害，且有补脾化湿之能，诚为治带之良药。望海内诸妇女，有患同症者，请试用之。

枯明矾治白带之功效

明矾，即钒二铼二矿四养四，西名（AIUMEN），为六角系之结晶体，产于吾国山西之寿阳，山东之益都，湖南之浏阳，河南之彰德等处。性质酸寒，服之能使胸中嘈杂，胃之神经起反射涌吐之作用，故西医以明矾列为吐剂。余研究明矾一物，多由治验成绩所得。深知其者只能涌出，而其煅者，用途甚广。其有收敛软坚，解热除湿之能，考煅明矾，效力与西药碳匿酸 TANNAOEM 同。碳匿酸西医为止泻收敛之药。仲景用矾石丸，治妇人脏坚癖不止，中有干血，下白物，亦是取其软坚收敛之力。鄙人当仿其法，用矾石丸，妇人月经过多，并男子白浊等症，皆著奇功。谨将各病成绩录下，资以研究。

一林姓妇患白带多年，诸药罔效。余用矾石丸，每月三次，各服六丸。外用白矾四钱，五倍子五钱，研末滚水溶化，日注入阴户一次，连服矾石丸五六日，并注入五六次，竟然获愈。

二林月梅女士，年二十一岁，因湿热之甚，月经过多。

一月间，大约有二十余日，月经渍渍不干。亲来诊治，余用地榆一味，煎汤送矾石丸，十余日后，其病若失。

观以上各症治验成绩，可知枯明矾为治带良药。然明矾亦中国所产之矿物药，今西人常取吾国药品，制为原料，仍售于吾国，侵夺吾国之利权，摧残吾国之国粹也。吁！际此中药有千钧一发之危，吾国医药界之同胞，快早醒悟，以求精神之良术，悬崖勒马，是余之所厚望焉。

白带之因于湿热者

女子白带，与身体大有关系，不可不早为疗治也。其原因虽多，约言之，不过湿热二者而已。任、督、带三脉，皆通于子宫。任为引血机关，循行于经络。督为司精之重器，输送于睾丸。带脉者，所以约束胞胎之系也。如湿热伏于任脉，则任脉薄弱，而乏引血之能。中夹湿，复加膀胱之气不化，湿热蒸成一种黏胶如带，故名曰带。湿甚于热，为白带。热甚于湿，为赤带。更有湿热伏于督脉，精与湿热混和，蒸炼一种白物，如涕如唾，流泄于外，淋漓不绝，即《内经》所谓白淫，亦带之一种也。治法皆宜清热化湿为主。世人不知治疗，往往用补涩，愈补愈重，甚至湿热猖獗，延为骨节酸痛，咳嗽声哑，咽干躁闷，诸症蜂起。宜先清热去湿，如任脉无湿热为害，任脉自强，血液流通，则能生精化气，精气充满，吸入督脉。是全身督脉之总司令，督脉强壮，诸脉者皆得强壮，况带脉者乎。兹为采集古方二方，重为加减，胪列于下。

一侧柏樗皮丸（沈氏尊生书方）　侧柏叶五钱，椿根皮二两，香附（醋制）、白芍药、白术各一两，黄连、黄柏

（炒）各五钱，白芷灰二钱，桑螵蛸、萆薢各一两，升麻五钱，西洋参四钱，共研细末，米粥为丸，如梧桐子大，每服三四十丸，热汤送下。

按侧柏、白芍，补任脉，而带凉血，白术、椿樗皮运脾胃而兼祛湿，连柏，清带脉湿热，香附、白芷化气散滞。夫湿为气滞，气化则湿亦化矣。再加桑蛸补肾脏，萆薢分清浊，升麻、洋参以升其气。气升则清者之精血，上补于脑。而不致下泄，与湿热合化，而成带病也。

二易黄丸（傅青主方）　山药、芡实各二两，黄柏八钱，车前子六钱，白果肉一两，萆薢五钱，知母（炒）五钱，蜜炼为丸。（完）

（以上九篇见《中医世界》1936、37年）

95. 阴阳易病之原因及疗法

热病伤寒之人，脉络中皆有毒菌潜伏，虽经服药杀除，而至病愈。然其身体之余毒，尚未干净，苟或不慎，祸即旋踵，顾为祸之甚者，其惟淫欲乎。淫欲之害，不特病者自受其祸，即不病之人，与病者交媾，亦能直接承受病人之余毒。以发种种之病症，此病即所谓阴阳易病也。《伤寒论》云：“阴阳易之谓病，其人身体重，少气，少腹里急，小便不利，阴中拘挛，热上冲胸，头重不欲举，眼中生花，膝胫拘急者，烧裩散主之。”夫热毒伏于肾脏，封蛰坚固最难搜出，必待诸邪俱离，而肾中之毒，方获渐渐脱除。病后余毒未离，伏埋肾中，外受淫欲之刺激，毒火全归于精室，或妇人之卵巢，精虫卵珠，皆传毒菌。潜存不发，再加淫欲之激，受交媾为引线，男感其气，女受其毒。兼以不病者，肾阴本虚，受气之后，遂发成病。按此病属之于肾，肾居下焦，故身体重，少气，少腹里急，小便不利，阴中拘挛。毒中有热，热气上冲，胸主冲任，冲任通于肾，热气循经脉至于胸。头之脑，主属肾，眼之筋，播于脑，肾中有毒，累及头部眼筋，故头重不举，眼中生花也。仲景先师治以烧裩散，即取妇人中裩近隐处者，剪烧灰，和开水服。

（见《幸福报》1930）

96. 妇女体质寒热与生育迟早有关系

妇女之发育，随地方之寒热为先后，故热带之女子，发育最早，其性觉亦早，而生育亦随之而早矣。寒带之女子，发育最迟，其性觉亦迟，而生育亦随之而迟矣。然不特热带寒带有生育迟早之关系，即女子体质之寒热其关系尤属大焉。观夫肥胖丰厚之女，素属寒体，寒盛则冲任二脉阻滞不长，寒滞之长，任脉不通。任脉不通，则卵巢之卵子不能发育，卵不发生，则心理之知觉为迟，所以生育亦迟。而肌瘦如柴之女，素属热体，热气和煦，则冲任二脉温暖，血气和，任脉通。任脉通则卵巢之卵子易以成熟，卵珠成熟，则心理之知觉为早，所以生育亦早，此自然之理也。然则寒性者，宜多服温药，以却其寒，使温和体质平均温度，则迟者可转为早。而热性者，虽然生育早，亦须多服清凉之药，使血宜清净，血不生毒，则所生之儿必得雄壮俊秀者，且无胎毒之后患矣。诚矣哉，体质之寒热，与生育最有关系也。

（见《幸福报》1930）

97. 产后热泻

郑妻产后患泻，小腹热痛，里急后重，寒热往来，烦渴不寐，初服五苓汤无效，改与却风兼补涩药，亦罔效。延余诊视，六脉沉实有力，小腹如有一块硬塞作痛。认为瘀热，伏于大小肠，即与桃仁承气汤。服后连下数次，忽觉心神快愉，照原剂加川连、白芍，至次日反见不安。郑某因之疑为产后多泻，气血两虚，不敢再服承气。改用洋参、龙眼肉，未见有害，益信为虚，连日服参数两，至第三日旧症复发，比前加重，甚至大便闭急作痛，身热口渴，急来延余。诊脉势更急于前，大为可疑。郑某初意将服参情节，隐讳不说，见余怀疑，遂以实告。仍照原方大黄加倍，再投一剂，竟然而瘳。余自治郑妻之后，始知医生治病之难，匪特诊断用药之难，即病者不知小心，乱投药石，致变他病，不肯实告，使医无所方针，是更难矣。今郑妻自知服参之误，实情告余，使余有所把握也，复用承气，即奏奇功。否则余乌知其因误服参汤所害，亦无不疑承气之不灵，改用他药，未免迁延日期，或者反至于误，亦未可知。甚矣医之难为也。

（见《幸福报》1930）

98. 经闭治疗法

定义 即月经不潮之症。

原因 嗜好辛热，伤碍肠胃，饮食日减，脾气不运，心血大亏，冲任弛耗，胞脉枯干，即为经闭。

病理 胃为仓禀之官，肠为传道之府。肠胃有伤，则饮食减少。食少则滋养不足，荣液消耗，脾为统血之机，心为行血之关，荣养缺乏，心脾受之。心病则血不统，脾病则气不化，血随气以行，血不行，故女子不月。《素问·阴阳别论》曰："二阳之病（二阳即手阳明大肠，足阳明胃也），发心脾，有不得隐曲，女子不月。"夫经血虽生于心脾，然其能下行者，是藉胞脉与心通也。如胞脉为热所阻，亦能使经闭而不行矣。《素问·评热论》曰："月事不来者，胞脉闭也。胞脉者，属心，而络于胞中，令气上迫肺，心气不得下通，故月事不来也。"

症象 心中郁闷，神疲体倦，口中微渴，夜烦不寐，月经不行，胸腹莫舒，脉微涩而带沈滞。

诊断 凡经闭之脉，要滑实，重按有力，若细而数，或脉七八至，骨蒸痰嗽，肌肉消瘦，而面反娇赤者，此为死候，更加泄泻喘逆不能右卧者，死期大促。

疗法 宜审察五脏之所损，以为治。肝损者，益其气。心损者，调其营卫。脾胃损者，调其饮食，适其寒温。肺损者，缓中。肾损者，固精。总用鸡内金、怀山药、丹皮、代赭石、三七、桃仁、黑橹豆、秦当归、西木耳、石膏各药为主方，其余另可按症加减施治。

（见《幸福报》1930）

99. 骨盆痛与瘀血痛之鉴别

世人每谓产后腹痛，是因瘀血停积作痛，宜与散气破血之药，以除瘀血乃愈。服破血而腹愈痛，甚至血海枯涸，恶症丛生，岂可不戒哉。独不知产后骨盆虚痛者，十居八九，而瘀血腹痛者，十仅一二耳。盖产后交骨大开骨盆虚空，任脉痿弱，引血之机能迟钝，骨盆之神经受反射之刺激，而引起酸痹麻痛，诚非瘀血积滞而作痛也。夫骨盆虚痛，其痛在于小腹，牵引腰脊，连及阴器，若久坐，其痛益剧，以手按之稍止，与瘀血菀结作痛大相悬殊。然瘀血阴滞，系属有形之痛，痛时小腹扭结如石，以手按之，其痛加剧，此症多由妇人产后时，或因忧思愤郁，气滞不行；或因惊怒伤肝，肝血不舒，以致血滞而成停瘀，宜与加味逍遥散以开肝郁，以通瘀阴，自然有效。若骨盆虚痛，投以此药，反成大害，为医者不可不细心分别施治。愚因世人多以产后骨盆虚痛，认为瘀血扭痛，屡投破血之药，误害颇多，心实深痛，专志研究，选作此篇。兼将生平经验良方，录于下用公于世。

苏党参三钱　秦当归二钱　川芎钱半　牛膝三钱　续断三钱　川升麻钱半　元胡索二钱　青皮木香各钱半　炙黄芪三钱　炙甘草一钱　清水一碗半，煎八分，冲好酒一羹匙，温服，连服数剂，即可奏功。宜安卧床榻，不宜久坐，至为叮咛。

（见《卫生报》1928）

100. 温热服热药热入血室治案

莆田第二区洞庭村，黄夏南媳妇年近而立，素体肥胖，身怀六甲，因于六月间田中操劳过度，早感伏暑，至八月中旬，外受秋天燥气，而发伏暑秋温之症。一日倏见发热头痛，服表药热反炽盛，口渴多汗，遂延妇科医生黄某诊治。先投人参败毒散，合安胎饮，继与九味羌活汤及保胎无忧散，再与清暑益气汤，加银花二钱，石膏三钱。约治一星期之间，热势不减，病益增剧，大便十余日不下，腰脊酸楚，小腹急痛，神色不清，时有谵语。某医又谓安胎为急，若热重无妨。再疏荆芥、羌活、当归、川芎、银花、黄芩、白术、知母、防风、牛黄安宫等三十余味。连投二剂，腹痛益鸱张，至次日竟然热迫胎坠。某医犹执一不悟，又谓产后忌服凉药，复以生化汤加味。服后病症较前危险万分，某医尚不知，一误再误，且自诩谓吾乃祖传妇科，治既不效，谁能胜我哉。此必因前世前夫之报冤，故服药无功，以此迷信之言，不过掩蔽其罪耳。病家亦以某医已经束手，勿须再延他医，惟有坐以待毙而已。斯时病家慌慌忙忙，莫衷一是，或谓某医最精，或谓西医术妙，注射服药一一试验，尽归无效。自此而后，延医服药，置之膜外，专备后事已也。延至三五日，病症不增不减，欲生不生，欲死不死，无之奈何。

有邻居某者，由省回家，闻知其故，力劝其延医诊治，万一有救，遂即介绍邀余诊视。余初抵其家，见其堂前左边排一棺材，右边即是病人，仰卧席上，身着殓衣，外套麻衣（莆例妇人胎产死者，当穿麻衣，谓可避免阴府血河地狱之刑）。面赤似脂，齿黑如炭，口闭牙紧，眼珠不转，身若炮烙，脉沉而实，腹部胀硬，二便不通，细问旁人，谓前数日，尚能言语，曾云腹部热痛不堪。余细心揣究，乃知此病必因伏暑内蕴，发生温病，误投辛温热药，温热内结，热传血室所致，为拟抵当汤合白虎紫雪之类（即大黄一两，水蛭二钱，虻虫二钱，桃仁五钱，生石膏二两，肥知母五钱，红花三钱，生地一两，紫雪丹一钱，甘草一钱）。并用乌梅煎汤，外擦齿牙，撬开牙关，徐徐将药汤灌下，至次早下黑粪甚多，眼珠转视，神亦清醒。再邀复诊，余先令将所穿衣服一概脱去，仍用前方紫雪易安宫牛黄丸。服后又下二次，热胀尽消，嗣以甘露白虎汤收功，举家欣悦，登门申谢。余以此病之危险，竟得治效之速，诚出意料之外也。

（见《复兴中医》1940）

101. 血郁方案

福清门楼村，蔡国气君，脉左关弦紧，右关虚弱，是因烦劳过度，伤碍肝脏，肝气抑郁，克伐脾胃，脾胃耗伤，消化不良，故生膜胀。肝主少阳相火，湿邪内亵，气不外达，营卫不和，故肌肤时热时息，用疏肝调胃，兼和营卫之法。

柴胡肉钱半　粉葛根二钱　黑山栀二钱　川郁金二钱　石菖蒲一钱　京丹参三钱　鸡内金二钱　川朴花二钱　白蔻花一钱　瓜蒌仁三钱　小桂枝钱半　陈半夏一钱

二诊　年近老迈，脾肾两虚，复因暴怒伤肝，寒邪侵胃，肝失将军之职，胃乏受盛之权，致成膜胀之症，润延半载，肠胃败伤，脉现结代，不佳之象，用四磨饮去参，加疏肝消胀之品。

小桂枝钱半　粉葛根二钱　车前子三钱　南山楂三钱　五瓜皮二钱　川朴花二钱　莱菔子三钱　鸡内金二钱　贡沉香一钱　槟榔子钱半　台乌药二钱　西洋参一钱

三诊　前方加减，连服三剂。小腹部胀满稍软，惟胸中之气未平，是胃肠诸病未除，气无归纳之路。若胃肠病愈，则气可安矣，所虑者，年迈气衰，恢复之期，庶见艰难，再拟安胃镇气法。

紫丹参三钱　小桂枝二钱　草果肉三钱　木防已二钱　川朴花钱半　白蔻花一钱　一枝香二钱　怀山药一两　毛化皮二钱　南山楂二钱　生大黄三钱　降真香三钱

四诊　年迈体弱，脾胃气虚，用旋覆花代赭石汤补脾胃，镇逆气。加白术、砂仁健中；乌药、木香消气，厚朴开胃，干姜温脾，苏叶疏解风邪。此方有补有消之妙，而克伐胃脏之弊。

旋覆花三钱　代赭石一两　陈半夏二钱　西洋参二钱　北干姜一钱　正川朴二钱　白蔻花一钱　台乌药三钱　阳春砂二钱　紫苏叶一钱　广木香八分　贡白术二钱

五诊　考查尊恙前年经过吐下黑瘀之血甚多，血止之后，又失调养，以致病根深固。西医谓吐血为胃血，下血为肠血，肠胃出黑瘀之血，是肠胃之血管栓塞，血积日久，则成瘀结。瘀为有形，其形能消能硬，皆由气之变化也，略似癥瘕之象。前服消气运胃，如石投水，未见有效，当为改弦更张，用消瘀散气之法。

川楝子三钱　橘核仁三钱　浙贝母三钱　淡海藻三钱　咸昆布三钱　柴胡肉二钱　荔枝核三钱　正三七二钱研末匀吞

六诊　脉见弦涩，非是虚弱，弦涩为血积之象，再阅前医大概补脾暖胃为多，若果属虚，当然有效。既无见效，则非脾胃虚弱明矣。细察病者，面色带红，夜间多胀，盖红色为血积之外现。血属阴，夜为阴，阴气相交，故为夜胀。且胀时气窒不通，腹部硬满，为有形之状，血为有形，气是无形，血为气之帅，气行则血亦行，故治血当兼化气，血气相调冀可效验。

花蕊石三钱　怀牛膝三钱　代赭石八钱　光桃仁三钱　当归身二钱　咸枳壳二钱　川朴花二钱　牡丹皮二钱　京丹参三钱　三七末二钱送下　黑锡丹一钱匀吞

七诊　前方服二剂，弦紧之脉，转于弦缓，腹胀稍软，气亦不升，药可对证，不妨再服二剂。

照前方去桃仁，加兰珀、青皮。

（见《中医世界》1935）

102. 盲肠炎用大下剂之效验

莆涵江镇后度乡，林荣哥者，年越而立。前在莆涵汽车公司为司机，自公路破坏后，该汽车公司改为汽船公司，常川行驶莆涵。林荣哥，即为汽船司机，该公司人员，与莆城卫生院各医生莫逆之交，屡与竹围糟丘为乐，所以该公司人员，如有毛病者，皆系卫生院医生负责诊治。于前月十日午后，林荣哥，陡起小腹胀痛，盲肠部痛加甚，该院医生射注服药，灌肠通便，终朝碌碌，毫无效验。其盲肠部，硬痛增剧，大便不下，汗出不止，目呆神脱，危垂顷刻。嗣经该院各医生，并延涵江有名西医数人，会议或谓此病当用手术剖割，或谓有肠炎肿痛，剖割实有危险，或谓炎肿已甚，时延过久，虽割亦危，议论纷纷，莫衷一是。斯时有王某者，路经门前，询究底蕴。始知林某病危未死，因各西医皆断不治，力为介绍前来邀余诊治。余初抵其家见病者，腹部膨胀，痛如刀割，盲肠部且最酷烈，以手摸之，痛实难当，大便不下已三四日矣。小溲点滴不出，胸满气急，逆呕不止，辗转翻覆，狼狈不堪。余谓病者曰：此因硬固食物，稍聚于盲肠，盲肠发肿，闭塞作痛，当用通法，通则不痛，此症即中医所谓大实痛是也。为疏：大黄八钱，元明粉四钱，正川朴二钱，枳实二钱，乳香钱半，浙贝三钱，蒲公英一两，丹皮二钱，白芍药三钱，赤芍药三钱，川楝子四钱，洋泻药五钱，服后越半日，大便依然不下，药渣再服，过三点钟，始下出稀粪些少，腹痛稍减。再将原方连服三剂，连下五六次，腹痛若失，惟盲肠部，尚有硬痛，药如不服，痛复如故，仍照原方减去大黄，再服十余剂，盲肠部痛即日轻一日，后以肉汤调养。大约计服元明粉半斤，洋泻叶五六两，连治二十余日而痊愈。病家欣愉莫名，均曰此病实出先生再生之力，感激不已。嗣闻各西医亦皆赞许治此病之著效，而屈服者矣。

时逸人按：盲肠炎初期肿硬时，可用攻下之剂，仍须以活血消炎消肿解毒之剂佐之。如经过多日，肠黏膜腐溃者，慎不可下。倘若有腹膜炎之趋向时，攻下尤宜慎重，不可颟顸致误。

（见《复兴中医》1941）

103. 患痔疮下血治疗之经过

余于民国二十二年五月间，在福清县患痔疮下血证，危险已至极点，曾经吾友俞慎初君诊治数次，继得俞君之令尊介庵先生，用马前子磨水调三仙丹涂抹，并及自己治验，各经过情形，胪列于下，聊作治疗痔疮下血之一助矣。

余于民国二十二年五月间，适因拙荆抱采薪之忧，绵延半载，诊治过烦，以致旧之血痔证复萌，又因潭地匪盗四起，迁徙逃避，奔走劳碌，益之愁苦警骇，伤及肝脏，肝不摄血，所以下血不止，甚至痔疮肿大，窒塞于肛门口，形似一物硬塞不通之状，故大便里急不堪，惟日夜盘坐厕间，欲起不起，卧寐不安，实为狼狈，日重一日，服药罔效，甚且每逢小便时，大便亦即挺出，血汁沥滴满地，因此精神倦怠，步履艰难，或时昏痧不醒，若灌以热汤，并施以推拿等法，投以生地黄、怀山药、樗椿皮、三七末、苦参子等药，下血虽见稍愈，而痔疮仍然肿大，疼痛不当，余即用冰片粉调田螺汁涂抹患部，霍然痛止，越四五日，略能行步，后遇俞君子之令尊介庵先生云，患血痔者惟用马前子磨水，调三仙丹敷之最效。余试之果然，下血亦见稀少，由是每日用硼酸水先洗患部，继敷以三仙丹等药，一日数回，并用冰片五钱，生地黄四两，苦参五钱，雄黄五钱，贯众炭一两，五倍子五钱，共研细末，调冬蜜为丸（此丸方，系拙荆所发明之方），每次于食前用开水送服，一日三次，连治月余，并用鲜葡萄、鲍鱼、淡菜、肉汁调养，兼守摄生，竟然获愈。

按以上之药丸剂，系拙荆王玉娘女士所发明之方，其用生地黄为君，是藉其寒凉，而能止血，盖血得热则泛滥而妄行，遇凉则凝滞而不流，所用生地之寒凉，即此之意也。苦参、冰片为生肌防腐要药，且能佐生地之止血，故以为臣。凡痔疮之所出血者，多由瘘管蕴蓄毒菌所致，即用雄黄直接杀菌解毒，为治本之法，益以贯众炭、五倍子，收敛血管，然其杀菌之中，又有收缩血管之作用，则其用药之妙，真不可思议矣。余初以为妇女妄拟之方，庶不视重，后经试验一次，方知立方之奇。可见愚者尚有一得之能，及观其方中之侧重生地、苦参二味，遂名为生地苦参汤。

（见《医界春秋》1936）

104. 大便下脓血之治验

平潭山利乡李某，患大便下血证，诸凡桃花散、侧柏叶汤、当归赤小豆汤、黄土汤等，遍尝殆尽，均乏效果，至去年六月间，病忽增剧，脓血杂下，小腹时痛，屡急后重，一见腹痛而大便即急，急欲下或脓血齐出，或先便后血，或先血后脓，四肢衰瘦，面色萎黄，体倦心跳，再服归脾汤、人参养荣汤，仍无效。改用西药，症反重笃，不得已买舟赴省，再入闽中最著名之博爱西医院，经该院西医连治月余，匪特无效，且日增日重，黔驴之技，技只此耳，无如回潭，仍服中药，以为死马当做活马医。同乡某者，知余研究医学，遂为介绍，余与绵黄芪一两，滑石一两五钱，花蕊石三钱，杭白芍五钱，初服一剂，颇觉舒畅，乃连服十余剂，竟尔收功。然则中药之能直接愈此病，而且奏效之速者，试问西医有此药乎？吁，今之为西医者，不谋中西医并辔联镳之美，乃具反唇歧视之异，夸言乱语，攻击中医，是诚何心哉。

（见《上海医报》1930）

105. 对口痈治疗法

定义 即痈之生于项后风府穴，与口对峙，故名对口痈。

原因 血郁热聚，发为痈肿。

病理 太阳之经脉循脑后，至于风府，血郁上逆，湿毒内盛，营气不通，陷伏肉理，毒菌就于经脉之所过，以发于脑后，气结血聚，遂成为痈，毒盛化热，热甚则肿，连及颈项，是名痈肿。《素问·正理论》曰："热之所遏，则为痈肿。"《素问·生气通天论》曰："营气不从，逆于肉理，乃生痈肿"。

症象 发生于项部脑后，与口相对之处，初生小颗，渐次肿大，疮面呈黯黑色，发剧痛，神色疲乏，畏寒壮热，至十余日，好成脓而溃，脓栓之散布，如蜂窠，脓头取出，则疮口凹陷，有寸许深。

诊断 此症颇恶，若溃烂脉断腧裂者不治。

疗法 初起之时，可用水芋头磨醋，时时涂抹，内服降痈活命饮，送醒消丸三钱，近贤陈无咎，有发明一物石藤饮，更为灵效（即用石蛰龙藤四两，煎浓汁频频饮之）。曾云："能治一切痈肿，有清血解毒之功，生肌复脉之效，真上上品也。"

（见《幸福报》1930）

106. 大疔疮治疗法

定义 即疔疮之大者。

原因 由恣食膏粱厚味，内生热毒，流注经络而成，或有因于中蛇蛊及疫死牲畜之毒者。

病理 恣食膏粱厚味之物，加之体质素热，热质与厚味之食物混合，遂成一种化学之变化，即为极毒焰气，毒氛氤蕴，乘脉络之虚隙，而入肝脏。肝主筋，筋络壅结，即发丁毒。丁毒之盛，发炎漫肿，痛极彻骨，使病者周身捆缚倦怠难支，正如受持虚器然者。《素问·生气通天论》曰："膏粱之变，足生大丁，受如持虚"，即此之谓欤。

症状 多生于无毛处，或关节处，状如丁钉，其形小，其根深、其发生猛速，蔓延剧烈。初起发热，烦躁，头晕眼花，脉急疾有力，舌硬口渴。

诊断　此症属急性，如肿势蔓延，神昏心烦者，名曰走黄，最为危险，急宜早治，尚可挽救。稍延，即有性命之虞。

疗法　内服宜荆芥败毒散，加鲜菊花叶汁，或泽膝汤（即杭甘菊、薏仁、金石斛、生扁豆、甘露藤、天花粉各四钱，忍冬花、生白芍、蒲公英、夏枯草各二钱，川连、小甘草各七分）。外治用巴豆、火硝、磁石研末，蓖麻仁、生葱和蜜捣敷，一饭时，丁即拔出，或用多年旱烟筒油，厚涂四周，毒水流出自愈。

（见《幸福报》1930）

107. 颈瘘治疗法

定义　颈结痈肿，而有管者，即《金匮》所马刀侠瘿是也。

原因　心肝拂郁，血热逆行，脉络栓塞，血结成瘀，内生痈虫，虫蚀血液，内成瘘管。

病理　颈项两旁筋脉交错，经血稽留不去，再加虫蚀，则新血不生，新血不生，凝滞为瘀，瘀血变化，阻碍营卫之循行，外之卫气，不能与内之营血互相联络，瘀毒独得猖狂，陷入脉管，留连于肉腠之间，即成为瘘。《素问·生气通天论》曰："陷脉为瘘，留连肉腠。"

症状　初起颈项肿痛，肉里发生大核，如瘰疬之状，高如破榴，痛彻心肺，寸关弦急，口燥舌黄。

诊断 此症宜急治，即可扼阻毒势之蔓延，否则危险堪虞。

疗法 治宜解毒散瘀，开郁消痿为主，可用当归、白芍、花粉、茯苓皮、浙贝、蒲公英、夏枯草、忍冬藤、桔梗、柴胡、没药、乳香、海藻、昆布、郁金、甘草等。外敷宜麻黄、浙贝、南星、青黛、生半夏、大黄、南香等，研末调猪胆汁，捣涂最效。

（见《幸福报》1930）

108. 痈疽治疗法

定义 即疮疡之大者，痈属阳，疽属阴，痈疽，即二症相合为病也。

原因 痈由饮食厚味醇酒炙煿之毒，遏壅在胃，血络受热而生。疽由郁怒忧思，肾火丹毒，结陷于内而成。

病理 胃腑有毒，则血管壅闭，经脉不通，其所积之毒血，乃变为痈。《灵枢·脉度篇》曰："六腑不和，则留为痈。"此为内痈。若外痈者，是因毒血稽留经脉，壅遏于营卫之间，其外真皮，及皮下之组织，肿胀硬结，故热。大热不止则肉腐，肉腐则为脓，虽然化脓，乃外不伤骨髓，内不伤五脏，故其症较疽为轻。《素问·痈疽篇》曰："营卫稽留于经脉中，则血泣而不行，不行则卫气从之而不通，壅遏而不行，故热。大热不止，热甚则肉腐，肉腐则为脓，然不能陷骨，髓不为焦枯，五脏不为伤，故命曰痈。痈者。其皮上薄而泽。”此即仅论痈之病理。若夫疽者，则有异也，其由于毒攻五脏，血气内陷，脉管之血为寒凝滞，血积硬结，发生霉菌，腐蚀筋肉，内败五脏，故症为重。《灵枢·痈疽篇》曰：“热气淳盛，下陷肌肉，筋髓枯内连五脏，血气竭，当其痈下筋骨良肉皆无余，故命名曰疽。疽者上之皮夭，以坚上如牛领之皮。”由此观之，痈是属阳，故为轻；疽是属阴，故为重。医者宜细究之，庶不误也。

症象 痈属阳，其病在腑，初起皮肉热赤，高肿隆起，发剧痛，皮薄而泽，至十余日，热加盛，痛加剧，酿煮化脓，脓渍其顶如蜂窠状者。疽属阴，其病在脏，初起患处高起不红不痛，或不高起而在痛，或肿而坚硬，或肿而柔软者，若日久不治，必成注骨之恶症。

诊断 痈症，按法疗治，大抵佳良。若疽者，即宜细辨原因，对症施药，无不获效。然此症之分别，在于肿与不肿，痛与不痛，及坚硬、柔软之异。如肿而不坚，痛而难忍者，为流注；肿而坚硬微痛者，为贴骨、鹤膝、横痃骨槽之属；不肿而痛，骨骱麻木，手足不仁者，为风湿；坚硬如核，初起不痛者，为乳岩瘰疬；不痛而坚，形大如拳者，为恶核；不痛不坚，而渐大者为瘿瘤；不痛而坚，大如升斗者为石疽。皆起发甚缓，而其毒深为难治。

疗法 痈症宜于未作脓时，以洞天鲜草膏贴之，内服醒消丸（即乳香、没药各一两，去油，麝香三分，雄黄五钱，先将乳、没、雄三味，各研称准，再合麝香共研，煮烂黄米饭一两，入末捣为丸），热陈酒送下，三钱即止痛，得睡，次日皮即起皱，再服全消。如过四五日，将要作脓，亦服醒消丸，肿消痛止。如作脓肿胀未破者，用代刀散酒服，即消穿。外贴洞天膏，数日收功。如根盘数寸在背、心、脑后、腰腹、肚腋、阴囊等险要处，用醒消丸、五通丸，早晚轮服一次，败毒汤送下，即皮皱痛息。若已穿破，用托毒散、醒消丸。早晚轮服，自有奇效。

疽症 宜服阳和汤（即熟地黄一两，白芥子二钱，鹿角胶三钱，姜炭、麻黄各五分，肉桂、甘草各一钱，水酒各一杯煮服），或犀黄丸、小金丹，外用芥子、白芷各五钱，野枇杷子一两，麝香二分，研末同艾绒文火熏炙，最效。

（见《幸福报》1930）

109. 肺痈治疗法

定义 即肺脏生内痈也。

原因 感受风寒，未经发越，停留肺中，蕴发为热，热盛肺肿，肿盛成痈。

病理 肺脏发肿，壅闭脉络，肺存气而外主息，其脉支别者，从肺系，横出腋下，内肿以壅其气，气塞不能，外之两胁因之胀满，胀满之成，内气鼓激，故为喘息。《素问·大奇论》曰："肺之壅，喘而两胁满。"《金匮·肺痿肺痈咳嗽上气病脉篇》曰："肺痈胸满胀，一身面目浮肿，鼻塞清涕出，不闻香臭酸辛，咳上气，喘鸣迫塞。"观世之患此症者，甚多。若至面目浮肿，皆不治之症。俗云"内伤发肿不治"，即肺痈之甚也。

症象 病者，时吐臭痰，有如败絮，两胠气满，喘不得卧，自塞不闻香臭，项强遗尿自汗，呼吸不利，饮食减少，脉数盛而芤，恶风毛耸，或两脚痛，或舌下生如细豆一粒，此即肺痈之候也。

诊断 此症初起，即宜疗治，延久内溃，大热又甚，喘汗面赤，卧不安，脓痰腥秽，不已者难治。

疗治 初起之时，宜有保肺汤（即生薏仁、天花粉、桔梗、川贝、百合、丹皮、麦冬、甘草、夏枯草、忍冬花、白及、甜杏仁、葶苈、石甘露藤）或犀黄丸一料即愈。如喘不得卧者，宜葶苈大枣汤。喘而胸满，振寒，脉数，咽干不渴，时出浊唾腥臭，久久吐脓，如米粥者，宜桔梗汤，加石甘露藤、白及、忍冬花。喘咳上气，时时唾浊，但坐不得眠，宜皂荚丸。

（见《幸福报》1931）

110. 肝痈治疗法

定义 肝气壅滞而生内痈也。

原因 愤郁气逆，肝之动脉瘀滞不化，以成为痈。

病理 肝脏之动脉为气逆而气不行，瘀血壅滞，脉络闭塞，发生肿满，肿满之盛，即变为痈。肝脉通于两胁，内痈肿满，故两胁满。肝主藏魂，卧则血归于肝，而能寐，肝气不舒，内为所乱，故卧而多惊，疏泄不畅，故小溲艰涩。《素问·大奇论》曰：“肝满、肾满、肺满，皆实，即有肿，肝壅两胁满，卧则惊，不得小便。”

症象 初发之时，期门穴隐痛微肿，口苦欲呕，两胁胀满，绿痰如絮，吐之不尽，饥不欲食，食亦不消，侧卧则惊，便溺艰，六脉弦虚，左关独实。

诊断 此当早治，即可消散而愈。如迁延不治，日久溃烂，预后不良。

疗法 初服复元通气散［即木香、小茴香（炒）、青皮（去白）、穿山甲（酥炙）、陈皮、白芷、甘草、漏芦、贝母（去心）各等分，研末，每服一二钱，温酒调下］，或用生白芍一两半，当归身、石甘露、忍冬花、浙贝母、天花粉各五钱，佛手柑、生甘草各三钱，龙胆草、木通各一钱，痛胀已止，宜服六味地黄丸。禁用温补、针灸。

（见《幸福报》1931）

111. 胃痈治疗法

定义 胃中生痈也。

原因 好饮醇醪，喜食煎煿，热毒之气，积于胃中。

病理 热毒积于胃中，遂生一种微菌，菌毒横暴，热气炽盛，且胃为水谷之海，其经多气多血，气郁则逆，血滞则热，熏熏烁烁，胃壁发炎，乃生痈肿，然因其热在胃，故胃脉紧盛。胃脉循喉咙而入缺盆，故人迎脉搏动之盛也。《素问·病能论》曰：“人病胃脘痈，诊当何如？曰：诊此者，当候胃脉，其脉当沉细，沉细者气逆，逆者人迎甚盛，其盛则热。人迎者，胃脉也，逆而盛则热，聚于胃口而不行，故胃脘为痈也。”

症象 寒热如疟，身皮甲错，或咳嗽，或呕脓，脉沉细，而人迎紧盛，舌苔糙黄，中有蚀点。

诊断 右关沉细，胃气逆下，以不上通于手太阳也，人迎脉紧盛，胃热盛也。舌为心苗，知蚀为血液不清，胃痈不妥，为胃痈阻碍也。

疗法 宜清胃汤（即生赤芍、白芷、天花粉、粉葛根、乳香、没药、甘草、生地黄、忍冬花、浙贝、槐蕊、生黄芪、归尾、皂角针）为主。如风热内结者，加薏米、丹皮、石露藤。小便短涩，腹满不食者，加三仁汤。痰气上涌者，加甘桔汤。

（见《幸福报》1931）

112. 颈痈治疗法

定义 痈之生于颈之两傍者。

原因 风湿痰湿内犯于少阳，少阳三焦火郁上攻，气血凝滞而发斯症。

病理 少阳之经脉上贯于左右之两颈，三焦之火上腾，气血为之凝滞，经脉因之栓塞。脉管发炎，酿为痈肿，惟宜用针以通气血，用灸散凝结，最为善结，最为善法。《素问·病能论》曰：“有病颈痈者，或石之，或针灸治之，而皆已。”此古人用针灸之疗颈痈者，所以通气散结，即西医之原因疗法也。

症象 初起头痛身热，或寒热往来，颈项强痛，渐渐来肿，脉滑数大，口渴苔黄。

诊断 痰湿内传于少阳，故寒热往来，颈项强痛，痈属阳热，热甚则肿，故渐渐赤肿，热肿不消，寒热不解，当即成脓，脓熟即溃，此为诊断颈痈经过之症象也。

疗法 两颈见红粒微肿者，为势之轻也，用仙人活命饮。如四五日，寒热不解，当必成脓，宜清热和营，用降痈活命饮。溃后则扶胃和营，用八珍汤。

（见《幸福报》1931）

113. 痤 痱

定义 疖疡之小者，为一种皮脂腺慢性炎病。

原因 久处潮湿之地，或沐浴受风，湿气内伏于血管，或受风雨淫气，风湿凝滞于皮肤，重者为痤，轻者为痱。

病理 身体血液之循环，如器机之枢运，枢转流利，又藉皮肤呼吸之作用，即为健康之人。反之则毛窍内闭，肌肉外壅，皮肤之呼吸失其功能。又当夏季之时，汗应外出，乃反受风湿阻遏，而汗复收入，热气与汗质愦郁于皮肉之血管，遂酿成痱。热甚毒重，赘生较大，即成为痤。《素问·生气通天大论》曰："苍天之气，清净顺之，则阳气回。阳气者，欲如运枢，失之则内闭九窍，外壅肌肉，汗出见湿，乃生痤痱。”夫阳气者，即夏天之热气。夏天毛窍多开，汗泄应多，如外受风湿所遏，致毛窍内闭，肌肉外壅，枢运失司，毒气不由汗泄，血管栓塞，即成斯证也。

症状 痤，常患于面部，面部最易受累者，为额、颞、颊、颏等处，剧者全面部皆累之。初起必为粉刺，大小不等，迨后有黑点围绕粉刺头处，深浅不等。

痱，于房舍矮小热气高度之处之人多患也，即名汗疹，又名瘖子。形如砂粒，轻者稀疏，甚者成一片。或稍有脓，频频作痒，搔破即痛。

诊断 初起根红热赤，如急性之疮疖，可断为痤，或形如砂粒，以手搔破，有水渍渍，汗黏之即痛，是为痱。

治法 宜却痱汤，即丝瓜络、甘露藤、茯苓皮、当归、防风、白芷、荆芥、羌活、威灵仙、南星、橘红、桔梗、甘草，或吴氏清络饮、薏苡竹叶散。外用赤石脂、黄柏、儿茶、白水粉、冰片，研末和匀扑之。或绿豆粉、滑石，研细末扑之。如痤疖焮赤作痛者，可用生苦参、生菖蒲，煎汤调猪胆汁涂抹，或用吕宋果、生南星磨浓茶，常常涂抹自愈。

按：痤痱症，恒见于夏令，尤以小儿患者为最多，如不医治亦无大要，其原因不外汗出见风，湿留肌肤而成。故《内经》云：“汗出见湿，乃生痤痱。”可谓一语破的。普通最简效之自疗法，可购滑石粉扑之，良效。盖滑石粉既能吸收毛孔之湿，其性淡寒，又能清热，且一经扑后，滑利异常，诚夏令之妙品也。

（见《幸福报》1930）

114. 小儿胀泻，小儿夜啼，痘

李健颐先生的文章，短小精确，最迎合我们当编辑的心理。——长稿子唠唠叨叨，教人头痛，望一般“新来的作者”们，学学李先生的方法。（铁笔）

一、小儿胀泻中西治法

小儿肠胃柔弱，食物碍难消化，稍有不慎，即成胀泻，故胀泻一症，是小儿所不免之病。为养母者，不可不谨慎饮食，细心喂养也。余观世之育婴者，惟恐小儿饥馁，任意与之食物，消化不良，遂为积聚，甚至转成胀泻，日久月深，即变成慢惊。是慢惊之症，由于胀泻渐积以成也，治当以温补脾胃。时医不知慢惊之原因，每误以急惊之药治之，甚且以一药谓能治急慢惊风，误人颇多。独不知慢惊属虚，急惊属实，虚实之症，判如大渊，用药岂不分别施治哉。鄙人见世之治小儿胀泻，不知治法，且小儿无知，每多不肯他药，坐视待毙者，比比皆是。俯思之间，莫不痛心，乃专心考核，始明此症治法，有虚实之分，用药宜中西合配，应中应西，审证用药，无不著功。其实泻者，中法用猪苓汤，去阿胶，加白蔻花、川朴花、莱菔子、山楂之属。西法，先服蓖麻油（OleumRieini）八钱分二次服，以除积毒，继用单宁酸（Aaidumtannicm）二厘、沙鲁儿（SoLol）一分、泌碳养一分、加路米一厘，分三次服。如腹痛甚者，用依必格根散一厘，加盐酸莫儿比涅（Morphin Hydrocroieum）半毫。其虚泻者，中法用理中汤，桂枝人参汤之属，西法用碳匿酸一分，祕灰养二分，分三次服。或用天竺酒一分，调滚水，分三次服。若泻甚四肢厥冷者，服白兰地酒二滴，然此法经试验颇多，未审合否，望海内之中西名医赐教是盼。

按：愚常见世幼稚小儿，因患胀泻，以致死者，真不知恒河沙数，心甚悵焉。曾经多次研究，即发明一方，比上各药，功效尤灵，且无积弊，特为煅炼取出药液，化成丹丸，名为八宝万应丹，能治八种大症，无论寒热虚实，皆可见功，此非鄙人之私诩，试用之，即知余言之不谬也。

二、治痘

痘疮为传染病之一种。其症与伤寒瘟疫相似。而治法则不同矣。若治伤寒瘟疫之法以治痘，则必致偾事，何者，盖痘之初起，虽略似伤寒，乃痘毒遍传五脏，非比伤寒只在一经，故不宜用麻桂等汤。若误为太阳中风，与桂枝汤，添薪救火，痘必转成黑陷。及痒塌破烂，误认为太阳伤寒，与麻黄汤，以发其汗，必致腠理疏虚，卫阳不固，痘变灰白凹陷，或不起胀灌脓。然误为伤寒治之，其变症尚见如此险恶，况误为瘟疫乎。瘟疫之症，热毒一发，如火燎原，洵为急症，急宜急治，庶可奏功矣，故宜用清瘟败毒饮，连服急追，以热退为度。治痘之法则异斯，夫痘疮之毒，是由里以出于表，治宜疏托，以使其痘之蒸长，而起胀，而灌浆，而收靥，而脱痂，其毒始可尽除矣。否则，变症丛生，岂可不慎乎！古云“走马医风寒，回头治痘瘆”，是谓痘之变症不测，医者宜回头审察，此即古人谨慎叮咛之要语也。翁仲仁云：“治痘分为六法，如外重，则治表为本，一法也；内重，则治里为要，二法也；热者平之，三法也；虚者益之，四法也；实者损之，五法也；寒者温之，六法也。惟此六法，变化无穷，又当以日数为范围，故于一二日与托表解毒，使痘易出，四五日，与清凉解毒，使痘易长，七六九日，用养血补气，以助成脓，十与十二日，为收靥期。”温脾利水，使痘易厌，此为治痘用药之方针也。鄙人常依其法，选取其最有灵之方，及简单之法，胪列于下，并附加减等法，为医者即可举一反三，按图索骥矣。

1. 十神解毒汤：牡丹皮二钱，红花钱半，桔梗二钱，生地四钱，当归身二钱，赤芍药二钱，川芎一钱，大腹皮钱半，连翘三钱，通草一钱，灯心四茎，水煎服，一日至四日，均宜此方加减。

表实加荆芥、银花、蝉蜕；表虚，加西洋参；热甚口渴，加白虎；痘色紫赤，便秘腹胀，加大黄、当归；毒伏血分，痘毒黑陷，大热谵语，加安宫紫雪，元参犀角，猪尾血；痘色灰白，大便常泻，加参苓白术散，或四苓汤，聚积不消，胸满噫气，加山楂、麦芽。

2. 银翘四物汤：银花三钱，连翘二钱，当归、赤芍各二钱，生地四钱，川芎一钱，水煎服，四日至六日皆宜此方加减。

热甚口渴，加白虎化斑，毒入血分加桃仁、红花、紫草、天葵；表热壅闭，痘不长者，加荆芥、葛根；里实便秘，加调胃承气，毒入心胞，痘脚紫黑，神昏谵语者，加犀角、至宝。

3. 保和汤：生地四钱，西洋参一钱，红花钱半，紫草二钱，桔梗二钱，山楂钱半，川芎一钱，木通一钱，甘草五分，灯心四茎，糯米一勺，水煎服，六日至九日，皆宜服此方加减。

气血虚者，加黄芪、白术；脾虚泄泻，加参苓白术散；血热毒甚，加犀角、元参神犀丹、天葵；热甚火炽，不能成脓者，加化斑汤、四顺饮。

4. 保婴百补汤：西洋参一钱，白术钱半，茯苓二钱，怀山二钱，当归钱半，白芍（酒炒）二钱，生地三钱，水煎服，十日与十二日，皆宜此方加减。

九十日，壳中出清水者，或不灌浆者，此气至而血不至也，宜加黄芪二钱，官桂三分，血热气腾，而痘不受靥者，加犀角地黄汤，身热口渴，痘色红艳者，去参、术、怀山，加化斑汤，血分热甚，神昏谵语者，加安宫、紫雪，热甚便秘者，加大黄、紫草。

按：此数方之加减活法，虽非治痘之全书，而简便捷要，真可为治痘之初步也。

（见《光华医药杂志》1937）

115. 小儿风痰秘方

小儿肝胃柔弱，消化不良，易罹风痰之症。其因胃积生痰，肝动生风，风痰上涌，窒塞肺管，阻滞气道之升降，故霎时四肢挛急，两目上吊，口开唇反，危在顷刻。西医不知是痰，乃指脑病，专投安脑麻醉之药，如灰臭卤绿养冰臭剥等……而其顽痰窒塞者，不之问也，何如膝痒摸背，以是不能取效。鄙人发明一方，用之最灵，诚有胜于西药之却痰剂，谨录于下：川贝五分，真朱砂三分，天竺黄四分，陈皮三分，南星五分，薄荷叶五分，青礞石八分，苏络珠一分，僵蚕二尾，沉香四分，风化硝四分，共研为极细末，藏于玻璃瓶里，临急之时，用一钱，开水冲，灌服自愈。

（见《幸福杂志》1934）

116. 热遏内盛因发闷痧

福清硋灶联保，保长陈某，妻年越不惑，于前年十一月间，忽患闷痧疫症，初起但觉头眩咽痛，身体倦怠，服姜茶饮发散，至夜半闷痧大作，不省人事，牙关紧闭，口不能言，四肢痉急。急延西医某者，谓患脑膜炎，注射脑膜炎血清，并服强心剂，毫无效验。再延复诊，则曰病已入不治之列，实无可救，惟当预早备办后事。病家闻该西医决心辞却，无不动哀，乃一面央人备办后事，一面前来邀余。按其六脉弦滞，而带沉数，面色紫赤，齿唇浊黑，热度升高，身发红点，因断为烂喉丹痧（西医谓猩红热）。即系疫毒太盛，热遏神经，致发闷症。先用金锁匙，吹入鼻孔，随注电银胶一针五 CC 于静脉，并投清咽白虎汤加减，即生石膏二两，知母五钱，菖蒲钱半，石斛三钱，瓜蒌实五钱，元明粉三钱（匀二次冲），犀角五分（磨冲），元参五钱，射干二钱，甘草一钱，牛黄安宫丸二枚。日内连服二剂，连下大便二次，粪中挟带瘀血，色黑似炭，小便尚短，热度降低，精神清醒，略能言语，自谓咽喉肿痛，饮水下咽痛更剧甚。再注电银胶五 CC 一针，仍用前药，加生橄榄五粒，生葡萄二两，再服三剂，霍然而愈。继与麦冬、石斛、生葡萄、沙参、石膏、元参、忍冬藤等，常服以善其后。余当时在陈家宿夜，诊暇之余，暂时休息，静养片刻，忽有一人自门外蹿入，面带忧容，低徊流连，余诘其故。则曰，前日吾儿亦患同症，吾乡人皆云，西医善治急症，以是雇舆抬至莆涵兴任医院医治，该院院长谓吾儿系患脑脊髓膜炎，注射服药，不及一星期，遂赴玉楼，所用注射药，并缴各费计一二百元，财散人亡，悔不延先生一诊，或且不致于此，抑郁于心，惋悼不已。余亦不禁代为扼腕，然其触景生情，无怪其然，余惟再三抚慰而已。

（见《复兴中医》1940）

117. 附：幼科玉屑

夜 啼

小儿夜啼，有因湿热者，有因阴热者，湿属阴邪，热为阳邪，热湿相搏，血液熏蒸，即为烦躁。烦躁不宁，则夜啼不已，宜用吴氏薏苡竹叶散加沙参、知母。若因于阴热者，则其症状与治法，迥然不同矣。盖阴热之症，是因热病伤阴，阴液大亏，多见口渴烦热，舌燥唇焦，五液俱枯之现象，治宜大小定风珠等，以救阴液，即可著功。倘不知分别，投以利湿之药，则殆矣。然湿热之服救阴药者，其害与阴热之用利湿者等耳，惟在临证审察，庶不致误耳。

胎毒

小儿发生胎毒，浑身溃烂，浓渖渍渍，数年不瘳，甚至夭殇，偶幸治愈，亦必疮痕遍体，羞态难堪。吾以是潜心研究，欲明此症之原因，以求有预防之法也。古云，此症由父母体中遗传之热毒。又曰，乳母淫欲不节，嗜啖辛热酸辣毒物，传入儿体而发，虽然此远因也，非近因也。盖小儿生后，即以帽戴之，则遗传毒菌，受帽温覆，盘踞其中，怫郁于内，裒聚血管，即乘皮肤之毛窍而发生疮痍。夫初生之儿，囟门未合，胎发未薙，所有遗毒，专藉空气以宣泄之，则体中之炭气及毒质皆可由空气之新陈代谢，自可渐渐消灭，不致发生胎毒之病。故预防之法，须以温盐汤洗儿体，再与绿豆、大黄、甘草煎服数次，清肠胃，杀毒菌，惟不可戴帽。若遇严冬之际，冷气凛冽，不得已而戴帽者，亦须俟弥月外，胎发薙后方可。总之无戴帽为上，鄙人历试多人，著有效验，泚笔记之。

（见《医界春秋》1930）

118. 小儿疳积

小儿疳积，多由饮食不节，肠胃虚弱，消化力不足。夫消化不足，则肠胃多有积聚不消之物，日久遂成发酵性，乃生蛔虫，而疳疾成矣。或用单笃宁杀之，惜其性最烈，有碍胃气。惟有用莲子、怀山、芡实、茯苓、使君子肉、槟榔、鹤虱、炒麦芽、鸡内金、粳米等味，共为散，甑熟，和冰糖，用开水冲服，非仅杀虫补脾，兼助消化之功，而无碍胃。且小儿亦可以当小点，真治疳之妙方，婴儿之补品，胜过单笃宁多矣，请试用之。

（见《幸福报》1930）

119. 痘疮热证治验谈

平潭东痒村，萧某之妹，年二十八岁，素体强壮，骨肉肥胖，于本月廿六日，忽大热口渴，坐卧不宁，善呕体倦，至廿八早，见有红点隐隐皮肤间，服升麻葛根汤二剂，其点渐次加多，旋即红赤稠密，形如蚊咬，繁琐成片。次日忽干焦紫黑，烦躁闷乱，举家惊惶，莫衷一是。急来延余，诊六脉沉数，重按有力，大便不通，显系火毒太重，热甚内攻，将成危证，急与凉膈散加白虎化斑汤，连进二剂，热减大半，痘苗转润，根脚红泽，愤然涌起。再与化斑合犀角地黄，加紫草、天葵、红花、当归等清凉活血（此是遵翁仲仁用清凉灌浆之法），服后果变佳。陆续收靥，惟喉中隐痛，声哑咳嗽未愈。按痘当灌浆，见喉痛声哑咳嗽者，是痘出肺窍，内亦成脓，毒壅肺窄，声带阻塞也。今已收靥，其声当清，其痛当止，然其声所以不清，痛不止，而兼咳嗽者，肺有余毒，火灼津伤故也，即与甘露饮加桔梗、款冬花、杏仁、兜铃，服二剂，诸恙霍然。后因流连月余，痂壳未落，复加面青浮肿，此因痘前服凉过多，损伤脾肺，气血孱弱，元阳不足所致也。改茯苓导水汤，加西洋参、绵黄芪而收功。考萧妹之症，设当时不用大凉解毒下便等药，乃仍用升麻葛根汤，则火毒愈炽，痘必加甚，以肌肉为战场，热毒与升发之药对垒交锋，人体之皮肤、脏腑空受其害，犹二虎相斗，而驽犬受灾，危何待焉。由此观之，痘疮一症，宜活法变通，应热应凉，审证用药，临时斟酌。古云“走马医风寒，回头治痘疹”，诚哉斯言也。

（见《幸福报》1930）

120. 痘疹汇参

第一章

【总论】古人云，走马看风寒，回头医痘疹，是治风寒易，而医痘疹难也。夫治痘疹者，专在诊断之明，及医生用药之良与否耳。故药能对症，则沉疴立起，偶有错误，祸即旋踵。人命攸关，生存所系，医之负责綦重，何敢一得自矜，而不加以参考也。观痘疹之变症，在于俄顷，温凉补泻，随时更易，苟失毫厘，谬若千里。为医者，岂不战战兢兢乎。考前贤者所著痘书甚多，汗牛充栋，或囿于一地，或驳杂而不纯。初学者不堕于五里雾中者，几希，鄙人深知此弊，潜心研究，积十余年之经验，撰述一册，用科学之方法在作有系统之整理，分门别类，举要删繁，内列六章，凡十余节，条分缕晰，举纲张目。虽云卷帙无多，已属网罗大要，简明浅显，初学熟览是编，按图索骥，朗若列眉，胜于其他多多矣，此本书之宗旨也。

【痘疮之原因】小儿受胎之时，乃母五脏之液所养成形，其母不知禁戒，纵情厚味，好啖辛酸，或食毒物，其气传于胞胎之中，遂发为痘疹。然亦属天行时气，市廛村落互相传染，轻则俱轻，重则俱重，虽有异于众，亦仅十之一二而已，又岂可概谓胎毒哉。

【痘疮之症状】初起发热烦躁，脸唇红赤，身寒头痛，乍寒乍热，喷嚏呵欠，喘嗽吐痰，呕吐恶食，或窜眼惊搐，或口舌咽喉腹俱痛，或烦躁狂闷昏睡，或自汗，或下利，或发热，或不发热，症候多端。大概第一二日，有紫斑，或红斑之丘疹，发于下腹，及大腿内面，为发热期。至第三日终，或第四日之始，全身症状减轻，后即入于出痘期，始有红色之蕾疹丛生于面部，继及背部四肢，痘出第三日，即为水泡。三四日间，周身发赤肿，变成脓泡，为灌浆期。至十日十一日，脓泡渐次收干，身发微痒，为回浆期。至十二三日，脓泡收干，结为靥疤，为收靥期。以后经三十日，或三十六日，痂皮始行脱落，面部遗有圆形之瘢痕，为脱痂期。然此症有顺有逆，有恶候，有死症，要不外发热、见点出痘、灌浆收靥、脱痂六者，而终之还元而已。宜于诊断时，细心研究，庶不致误矣。

第二章

【痘症诊断法】（一）望色　小儿体肥者，形盛也。体瘦者，形衰也。目中之神瞭亮精彩者，神强也。目不瞭亮精彩者，神弱也。痘顶凹陷，手摸过，多见软薄者，气虚也。痘色淡白，手摸过，随即转白，血虚也。痘囊板实不活动者，根脚紧束坚硬不松者，为里实。痘正灌浆即收靥者，痘已灌浆日久不靥者，皆里虚也。身发壮热，面唇皆赤，舌上干燥，烦躁不宁，神昏谵语，吐血衄血，痘色紫黑焦枯者，属阳热。身肢不热，口鼻皆冷，面唇爪甲现青色，四肢厥冷，痘色灰白根脚无晕红者，属阴寒。

（二）闻声　声音雄壮，气实也。声音微细，气虚也。痘当灌浆而音哑者，此喉中有痘，碍于气道，待外痘收靥，而内痘自清，可不施治。未灌浆而音哑者，毒壅肺窍也。

（三）问症　1. 饮食否？饮食如常，胃实也；不能饮食，胃虚也。2. 发热恶寒身痛否？有发热恶寒身痛者，属表症。3. 有汗无汗否？有汗为表虚，表虚者，则痘平不起，塌痒无浆，小溃烂，或脓水浸湿不干也。无汗为表实，表实则痘闭塞不出，或稠密丛白红，赤晦暗也。4. 有大便腹痛否？大便秘腹痛者，为表实。下利腹不痛者，为里虚。

5. 小便何色？小便红色，为实热。小便青白，为阴寒。6. 喘否？初发热至出齐之后，见有喷嚏鼻涕而喘者，为风寒客肺也。痘灌浆至半足，忽倒靥而喘者，中气大亏。又有食痰积肺，上冲作喘，泄泻后元气下陷，脾气不足而喘也。7. 呕吐否？痘初出呕吐者，是火邪犯胃，毒气上腾，自起胀至收靥呕吐者，而疮集咽门，吞咽不利所致。8. 咳嗽否？初起咳嗽者，是肺中感受风寒，自起胀至成浆而咳嗽者，是喉间有痘，喉管狭窄，痘收自愈，不必服药。结靥后咳嗽者，乃卫气虚弱，腠理开张，风寒袭人肺脏，或肺脏有余毒也。9. 渴否？初起大渴者，里热甚也。痘出稠密、色艳作渴者，血热甚也。成浆口渴者，由于津液外泄，或脾虚内伤津液也。10. 烦躁否？痘未出而烦躁为表郁，痘已出而烦躁，为血热。灌浆时顶平清稀而烦躁，为血虚。11. 身痒否？痘才出而身痒者，此毒气欲出，腠理严密，其火毒游溢往来，故不时作痒。灌浆时痘淡白平塌，便溏赖食，浆清作痒者，脾弱气血虚也。浆敛而作痒者，脓成毒化，荣卫和畅也。12. 身痛否？痘初出身痛者，因毒未发透，痘出稠密作痛者，毒甚血热也。收靥时痛甚闷乱者，不治。13. 寒战咬牙否？初热时，寒战咬牙者，因火毒留于经络之中，邪正相争，欲出不出也。见点后痘色紫赤，大便秘，小便涩，烦躁口渴者，属实热。若胃热则咬牙，肺热则寒战矣。灌浆时，脓色清稀，大便溏，小便长，身冷不渴者，属气血虚。若气虚则寒战，血虚则咬牙矣。

（四）诊脉　痘疮自发以至起胀，毒从内出，为阳候。其脉浮大而数，不宜沉细而迟。收靥之后，毒从外解，为阴候。脉宜和缓，不宜洪数，但要平和有神，切忌虚大无力。

若见浮而无根，皆为死候。

【决寒热虚实例】（一）发热　表热，则恶寒而无汗，里热，则有汗。小便短涩，大便燥难，发热时，神昏闷乱妄言，毒伏于心也。喘满气急，毒伏于肺也。腹痛，毒伏于脾也。腰痛，毒伏于肾也。不眠不食，毒伏于胃也。惊搐不止，毒伏于肝也。不时干呕，失血、吐血、尿血，毒火内攻也。

（二）见点　痘已出齐，犹身热不退，此热毒甚也。痘已见点，复隐伏不见，此毒陷内攻也。发热不待三日，其痘一齐涌出，此毒火甚烈也。

（三）起胀　痘当起胀时，平扁不胀，顶陷不起，此毒热伤残。更有因风寒外束，滞热内郁，使毒不得透发而起也。

（四）灌浆　灌浆时板硬干黄，毒甚凝结血分也。灰白黯滞，毒甚气滞也。痘色紫黯，毒甚血不化脓也。地界紫色，痘形焦黑，毒灼血液也。根脚晕红色浅，血不足而亏少也，顶陷不起，灰白无浆，血不充盈也。痘皮薄，浆清，根无晕红，气血虚缩也。

（五）收靥　如浆皮嫩而难敛者，元气不足也。溃臭焮赤难敛者，毒甚也。浆浸溃而难敛者，湿甚也。靥速窠燥早敛者，火甚也。

（六）结痂　痂干燥不落者，为血分热。围痂浸淫，为湿邪甚。半掀半连，为肌表热。瘢紫黑点，为毒未清。若赤而凸起，为风热甚。白而凹陷者，气血虚也。

第三章

【预防痘之传染法】天花之症最为狞猛，人人已尽知之。计自古时迄以今日，人类之中，不知已将牺牲几千百万之生命矣。救之无荣，避之不能，每当其流行之时，世界人之心理中，咸感有触发灭亡之怖，即幸而得生，一则亦必遗醜容，致不完具，成为畸形，终身沉于苦海之中，遗祸之烈，殆有与其匹者。然此宜如何补救之，曰惟预防为上。故小儿之先，急宣种痘苗，及至天花流行时，宜常服三豆饮，或金银花汤，并戒吃荤腥、毒质食物，庶不致蔓延为害。

【预断痘症生死法】（一）发热　发热时，身无火热，腰腹脚膝不痛，过三日才见红点，又坚硬碍指，此为吉症，不必服药。发热之时，浑身温热，不时发惊者，痘自心经出也，为吉症。然亦有痘前惊而终凶者，未可言吉。发热之初，腹中大痛，腰如被杖，及至痘干燥，而前痛犹不止者，又初发热一日，遍身现红点稠密，如蚕种，摸过不凝指者，预后皆不良。初发热时，头回一片红如胭脂者，六日后死。初发热时用红纸醮油点火，照胸前，皮肉里红如一片胭脂，或遍身皆成红块者，八九日后死。

（二）出痘　凡小儿发热三日之间，热退身凉，凉而复热，热而复凉，然后报点，痘从口角颧骨上，两两三三成对，至三四五日出齐者，顺兆也。其或发热只一日，或二日，即见红点，或吐泻腹痛，或战栗身温不食昏卧，三四日痘不起，不光泽而惨暗不明，根窠白色，皆虚寒之候也，可治而愈。苟发热太甚，烦躁闷乱，喘急不食，热而复凉，一齐突出，红紫黑杂色不一，且不光润，为表中实热，预后不良。出痘时，头面稀少，胸前背上皆无根窠，红润顶突碍手，如水珠光泽者吉，不须服药。出痘时，烦躁不宁，腰腹痛不止，口气太臭，紫点者死，亦有出青斑如蓝靛色者亦死。出痘时，色白皮薄而光，根窠全无红色，或根蒂带一点，三五日即长如菜豆大，此痘绝不能灌浆，久后成一色清水，擦破即死。不可因其好看，妄与下药。出痘全不起项，又项如汤泡，或如灯草火烧之状，十日后痒塌而死。痘出时，起红斑如锦纹者，六日死。遍身如蛇皮者死，出痘时黑斑如痣状，肌肉成黑块者即日死。

（三）起胀　痘痕放标，以后渐渐起胀，先出者先起，微黄光泽，根窠明润，面目渐肿，能食无杂症者，又有鼻涕，口有涎，眼有泪者，预后皆良。起胀时，根窠全然不起，头面皮肉红肿如匏瓜之状者，起胀时，遍身痘顶皆黑，其中有眼如针孔紫黑者，起胀时，遍身痘陷伏，腹中膨胀不能食，气促神昏者，六日内痘尚红紫项满者，起胀时，腰腹痛，遍身紫点如蚊咬，全不起胀者，黑陷闷乱，神气昏暗者，预后皆不良。

（四）灌浆　灌浆时根窠红润，脓浆满足，如黄蜡色，二便如常，饮食不减者，预后良。灌浆时，纯是清水，皮白而薄与水泡相似，三四日后，抓破而死。灌浆时，痘中干枯全无活血，此名空疮不治。灌脓时，吐利不止，或二便下血，乳食不化，痘烂无脓者死（若二便不下血，犹可用止泻健脾之药）。灌脓时，二便闭，目闭声哑，腹中胀满，肌肉变黑者死。

（五）收靥　结靥时，色转苍蜡，一二日从口唇四边结靥，由胸腹收至两腿，然后脚背和额上一齐收靥，预后良。结靥时，遍身发痒，抓破无脓，皮色如豆壳干者，结靥时，寒战手足颤掉，咬牙噤口者，预后不良。

（六）落痂　落痂后，瘢痕雪白全无血色者，预后不良。急宜补气血，养脾胃，庶可挽回。

【类症辨别法】真痘与水痘不同。水痘病状甚少，发热第二天便出，出时翌日即收，一起便有水泡，内无格数，不如真痘内多间格也。此痘以少年人为多，出时每在背后。又与杨梅疮相似，杨梅疮之生，先有硬疳，患时头发剥落，口内喉咙黏膜具有破损，出时全身皆有，其色如黄铜，不觉痒，水痘则无此患也。天花流行时，倘觉发冷，或头痛腰痛及呕吐，此即天花症。又初发时，常与麻相类，但麻每由伤风而起，眼睟发炎，无头痛腰痛之患，真痘亦与不同。又初发热时，与伤寒相似。伤寒从表传里，只见一经形症。痘疮从里出表，而五脏之症皆见，如身寒头痛（太阳经），乍寒乍热（少阳），喷嚏（肺经），哈欠（脾经），腰痛（肾经），呕吐（胃经），此与伤寒所异之点，医者宜细辨之。

第四章

【种痘术是中国最初之发明】天花一病，考诸史籍，中国初未有也。自后汉马援征武陵五汉之蛮，兵士多得经病而回，旋渐流传全国，故旧时呼为肤疮。医者不知治法，以致有染皆死。其时西班牙人死于此症者，较我国为甚，欧西医家俱无能疗治者，惟有公议卫生预防等法而已。至宋真宗时，有枢密院太保王旦者，发明痘痂预种鼻孔之法，神效异常，彼时人民疑惑滋深，不敢试种，遂托辞神道梦中传授，以后其术得行于世。然犹失十一于一二者，未能操券而十全也。未几转为西人所采悉，千七百十七年时，英国伟人猛登夫人，曾施此术于其子得救，遂大为全球医家所乐用。后有德国人海尔活古氏，因念种鼻之法，其较天花固已得占优点，而其缺点之处亦颇不少。盖以患者平均计之，约十八人之中，其占死亡数者一人，且其看护及摄养之法手续极繁，与患受身之苦楚，则与天花无异。一经疏忽，遗祸亦烈，以是潜心研究，试以小刀施种天花痘苗于人身，果发痘数颗，验知接种之后，确能免天花之感，且患者毫无痛苦，手续简单，遂以笔记之。窃思此法虽善于种鼻，又因天花痘苗贪有毒质，种之未免有害，以是不敢糊涂施种，而又需待研究者，后见业榨牛乳之女子，独不感染天花症。又见牛身上所患痘毒，其势甚轻，遂即试取其苗，种于牛身上，候其灌浆时，再取牛痘苗，移种于人身，验之，则比天花痘苗为善，且无遗毒之患。继有英国人善那氏，再起研究，遂得完善。吾见种痘之术，虽由德国发明，其实得之中国种鼻之术，遂渐觉悟，有以致之，诚夫为中国最初之发明。而今之西医，多数典忘祖，彼辈固未尝知中国有绝大贡献于种痘术之大发明也。

【种痘方法】种痘之术，虽极简单，然亦不可等闲视之，倘技术不精，消毒不完，即能传染梅毒、丹毒、癞病等症，而贻后患，其害亦非浅小。今将其应行之手续，一一说之。

（A）施术法　种痘施术之时，医生当坐于室中明亮处，使受痘之小儿，露出上膊，以酒精棉花十分洗拭上膊外侧，至无垢而止，再用无菌棉布抹干，乃取已消毒之牛痘刀，并痘苗置放右侧，以左手执小儿之上膊，使紧张其皮肤，以右手拇中指三指，执定痘刀，如执铅笔状，以小指环抵于上膊面，刀与皮肤做四十五度角，轻轻浅切，切线不可过长，约有一分许，深达皮肤黏膜层，以红润为度。不可使甚出血，如血流过多，则痘浆必被冲去，失其效力，切宜戒之。连切五处，或一手单种，或二手并种，均无不可。每处相离，须在一寸以上，其切开之式，有单线者，十字纹者，星状式者之别，而对于将来之发痘力，则单线为弱，十字纹次之，星状最强，单线切开状，宜于人种苗。用牛痘苗，则十字形，或星状形也。

（B）器械　器械之中最要者，为痘刀与痘盘，痘刀之式甚多，迄今之最通用者，为柳叶刀。状如柳叶而小，采浆种痘，均可用之，消毒亦便。

又有锋形刀，头似锋而薄小，柄用铁制，长而重，用之切种，不必甚加力。以其重而切开皮肤时，不必加力，皮肤即开，亦不至过深。运用便利，消毒亦易。此外尚有束针刀，束针刀者，以数针聚作一刺，藏之管中，一端有弹机，压之则针锋露出，不见针形，小儿可免危惧之心，惟消毒不便，易传染病毒，致有痘疱溃烂之虞，且痘刀每易生锈，故每用后，宜以酒精棉拭净血痕，涂油藏之。

痘盘，则以厚玻璃片为之，一面有凹窝，用以承痘浆用也。

（C）痘苗　有人化痘苗、天然牛苗二种，人化痘苗者，系以患痘儿之浆，以制成者，用此种痘浆，最易为梅毒、丹毒、结核等之传染病，故其为用，不若天然牛痘之为优。惟天然牛痘，须用新鲜者，倘存贮已久，则将失其效力。我国官家无制造痘苗发卖专家，今所用者，惟仰他国之制造品，且远僻内地，不能偏及。故不得不兼用人化痘苗，以辅不及。惟采苗时允宜十分注意，慎重选择，以免遗患。故小儿必择六月以上，体质健全，营养佳良者及无梅毒、无腺病、无结核、无皮肤病及未染天痘等之小儿，父母健全，初次种痘，发痘在二颗以上者为度，其痘疱成熟之后，带有真珠色泽，不过大，不破溃，无血液秽暗赤色者为佳。若色泽不润，发痘一颗者，不可采用。纯牛痘苗系采之于牛身，其牛痘苗，系永远传种于犊身，并不移植于人体，故其效力伟大，其采制之时又最慎重，严密消毒，一无遗患。

（D）消毒　种痘时，小儿之膊，医师之手，接种之器械，均须清洁，以消毒之。否则种后，传染病即由此引入。故消毒法实为预防后患之要务，消毒水，用五千倍之升汞，或二十倍至五十倍之石炭酸水洗涤手掌，再用酒精棉花拭抹手指，种痘之刀，一人用过之后，至第二人，亦必加以消毒，至要至要。

（E）时令　种痘之时，四季俱可，惟酷暑严冬时宜避之。因此时痘疱易于发育，痘浆易于分解，或不发育，继起险症。最适宜者，为春秋二季。惟天花流行之时，不论冬夏，不问年龄，凡生后未经种者，或种痘已过三四年者，悉宜种之。

（F）小儿　小儿初种痘，以生后六月，至十月为最佳。因此时体质最健，抗力最强，知识浅薄，不感苦楚故也。六月以下之儿，种亦无妨。惟切线宜短，颗数应少耳。初种之后，至七岁时，再为种之。有定十三岁、二十岁、三十岁各种一次者，迄今尚无定论。

（G）正痘　凡种痘善感应者，种后第一二日，施术部微见外伤之反应，针痕周围见淡红小斑，稍肿起，未几消灭，有时无之。

至第三日，针痕部发轻炎，生小红点，色隆起，但经过慢者，至第四五日始见之，即谓蕾疹。至第四日起赤色小结节，稍硬固，且隆起。至第五日，结节尖端，生小水泡，周围渐肿起，围以红晕。至第六日，水泡渐增大，变脓泡状，中央凹陷，周围隆起，泡中浆液稀薄，透明，稍带蓝色，红晕亦增大。至第七日痘泡已成熟，诸症益加剧，此成痘泡之形状，随种法而异。刺种则大圆形，单线切种则椭圆形，一字切种则花瓣形，既成熟之痘疱，以显微镜检之，则见痘疱内表皮之黏液层，作多数小泡，内含浆液，宛如蜂窠，互相分隔，故采痘浆，须将各小疱个个切开，此时痘浆透明弱黄，放蛋白石光，检于显微镜，则见赤血球、白血球、纤维素之凝固物，外更含有机小体。

至第八日痘疱发育至极，疱液充实，变成真正脓疱，大如豌豆，因皮肤紧张，带真珠光，中心现褐色，周围益肿胀，稍感疼痛，红晕增大，色红如火，或发高热，或发轻热，或全无热，或倦怠厌食，或见颜面苍白，或觉腋下疼痛，腋窝腺肿起，知觉过敏，小儿颇不安，有时漏少量之蛋白尿。

至第九日，红晕益大，色泽较著，脓疱亦增至其容积，有时破开。

至第十日，痘浆酿脓，作白浊色，黄色脓液，痘疱发育达极度。中央稍凸起，其形扁圆，有热者，渐退热。

至第十一日，痘疱形状不复变化，自此始收靥，自中心向周围渐干燥，变褐色，晕红亦退。

至第十二日，炎症稍散，结褐黑色，坚实痂皮，因皮肤坚胀，不能剥落。

至二十日，始剥痂，遗瘢痕，即痘疱是圆形或椭圆形，其初赤色平滑，久之则白色，凹陷底面网状不整，终身鲜明，不生毛发，有时略能消失。

如再三种痘，其经过则速，六七日遂化脓，而只生结节，或形成水泡，不甚化脓，五六日即成熟，至七日已结痂者尤多。

（H）变痘　营养不良，体质虚弱，皮肤枯燥者，及种后，或下痢，或患他病者，或气候甚寒冷者，发痘甚缓，经一周尚无变化，有时经三周，至六周始发痘，或初种不发痘，再种之后，始发痘于初种部，但如此者极罕。酷暑时种痘，发痘甚速，症候多不良，或生强炎性小水泡，或速甚热，三四五日告终。或痘虽不破损，内容速酿脓，自然破损，生深大溃疡，颇难疗治。后遗大瘢痕，又痘疱周围，屡生脓疱。

种痘后第八日．虽发热，但不发疹，而已成善感，再种之，终不感者，亦屡见之。

或儿童对种痘呈强反应，不但局部现象甚著，且全身症状亦非常有力。脓疱甚大，红晕深红弥漫，腋窝腺肿极疼痛。全膊炎性浸润，高热踰四十度，有时发痉挛，气管支炎、肠加答等，且诱起腋下腺化脓，蜂窠织炎、丹毒等是，每因切伤过大，或痘浆已陈，或消毒不严而来也。有时或痘疱之成熟期，或干燥期，发皮肤病，全身发疹，初起于躯干，或为赤色小点状，或为稍隆起斑点状。如乳头大如豌豆，其疹酷似麻疹，然其疹赤色鲜明，不呈加多流症候，与麻疹可区别。有时痘痂剥离后，局部不呈瘢痕，创上反复生痂皮，治肺肠延缓，或留顽固溃疡。

【种痘后应用药品及处方】

凡牛痘接种得法，处置适宜，则经过必顺，无须医治，但必须医师熟知外科学，家庭深明卫生法，方能得此良果。否则或因医师草率，而接种不合法，或因家庭疏忽，而处置失其宜，则逆症之起，往往有之，兹述中西医之治法如左。

甲　中医治法

（一）接种之后，发热甚，种痘之部，焮肿剧痛者，外用三黄末松花粉等，调冬蜜涂之，内服金银花汤，或加味三豆饮。

（二）痘疱破烂甚者，宜用煅石膏粉、硼砂、冰片、朱砂、青黛各等分研末，调茶油涂之，外用布包覆之自愈。

一、金银花汤　金银花二钱　紫草片二钱　蝉蜕八分　赤芍药二钱　霜桑叶二钱　杭甘菊一钱　清水煎温服。

二、加味三豆饮

绿豆　乌豆　赤小豆各三钱　甘草一钱　银花三钱　知母三钱，水煎时时服之。

乙　西医治法

（一）种痘之部炎症甚，红晕广，肿胀极，瘙痒剧者，宜用无菌棉布浸阿列甫油。覆患部而包之，或于患部涂华摄林，覆棉布而包之亦佳。或以棉布浸0.5%醋酸矾吐水，或3%硼酸水而罨之。亦能减轻炎势，以上诸药俱须每日换之。

（二）痘疱擦破未烂者，可用亚铅华淀粉，或硼砂淀粉，厚撒在破痘疱上，再覆无菌棉花而包之，每日一换，或以浸阿列油棉布，或用华摄林棉布覆而包之亦可。

(三) 痘疱擦破溃烂渐深渐大者，宜拭净后，附2%沃度仿谟软膏，或十倍硼酸软膏，或亚铅华淀粉软膏，或十倍次硝酸苍铅软膏，覆软布而包之。以后每日一换，至全愈而止，其处方如下。

一、沃度仿谟 〇. 二

单软膏或华摄林 一〇. 〇

上调匀涂患部

二、硼酸末 一. 〇

单软膏 九. 〇

上调匀患处涂一日一换

三、亚铅粉 五. 〇

淀粉 五. 〇

华摄林 一〇. 〇

上调涂一日一换

四、次硝酸苍铅 〇. 一

单软膏 九. 〇

上调涂包以绷带

(四) 全身热度高甚时宜少用下热剂，其处方如下

一、安知必林 一. 〇

乳糖 一. 五

上分三包一日分三次服完

二、阿斯必林 一. 五

乳糖 一. 〇

上分三包一日服完

痘疮一门，中医自来详于治疗，略于预防，然中医治痘之用药配方，随症变更，奇巧百出，不固泥于一方，能奏效于顷刻，诚有胜于西医者。是故中医之治痘，向为吾人所信仰，即西医家亦叹弗如。惟于施种牛痘苗之预防法，无如西医之能解种种之技术，且善于消毒，堪补中医所不及。吾人若遇天花痘疮，则当以中医为治。而于种牛痘之法，则当取之西医为善。续长补短，融会贯通若是，则未发痘之婴儿，自无传染天花之危险，若已受传染者，亦无坐视待毙之患，诚至善也。特取其法以做汇参。

第五章

【痘疹治疗法】

治痘之治法，惟当察其表里虚实寒热六者而已。如外重则活本为本，内重则治寒为要。寒者温之，热者平之，虚者益之，实者损之。一、二日，宜托表解毒，使痘易出。亦有气弱而不能出者，当微补其气，气和则出快，初不可用芪，恐腠理一密，则痘难出也。四五六日，宜清凉解毒，使痘易长，清凉则无血热枯肠之患，解毒则无壅滞黑陷之害。六七九日以灌浆为主，当温补气血，气血流行，而成浆自易也。十与十二日，以收敛为主，大和气血，温脾利水，使痘易靥。此治痘之常法，亦有先期而速，后期而迟者，岂可执一以治之哉。苟痘未尽出，而清凉，则痘得寒而凝滞；热毒未解而温补，则毒蓄而不能化浆；痘出轻少，不可过表，恐成斑烂，或干紫色，急宜疏利，不然必成黑陷。在四日内，痘出至足下为齐，苟未尽出，于解毒之中，宜兼发散者，专用寒凉，则痘迟滞不出。七八日之间，毒未尽解，于温补之中，又兼解毒。若偏于燥剂，则毒盛不能化浆也。十一二日之间，浆未满足，必大补气血，略兼解毒。不然，恐有痈毒疱疮之患。此变通之妙，要在随时权衡也。至于靨后，不过慎风寒，节饮食而已。治痘者，必于六日之前，而斟酌以用药，则轻者可以高枕候愈，而重者可以扶危而奏功矣。

第六章

【发热期用方】

十神解毒汤，治发热、烦躁、昏眩、痘密，为热重或热甚者，皆宜此方。

十神解毒汤　牡丹皮钱半　红花钱半　桔梗二钱　生地黄四钱　当归　赤芍各二钱　川芎　大腹皮钱半　连翘　通草各三钱　灯草五茎　三朝血热，能奏奇功。

（加减法）身热壮盛，加葛根、前胡各二钱。毒盛棉密，加荆芥钱半，牛蒡二钱。渴加花粉、竹叶各三钱，滑石五钱。小便尿血，加犀角五分（磨冲），山栀二钱。大便黑，如犀角五分，黄连、桃仁各二钱。吐血干呕，加黄连二钱，犀角五分。发红斑，加犀角一钱，黄芩、黄柏二钱，元参四钱。小便赤，加山栀二钱。小便短涩，加猪苓、泽泻各二钱。小便秘，加滑石五钱，瞿麦三钱。大便秘，加枳壳二钱，大黄四钱。烦躁，加麦冬、花粉各三钱。烦躁狂言谵语，加知母四钱，石膏二两，麦冬三钱。咽喉痛，加甘草八分，牛蒡、荆芥各钱半。泄泻，加猪苓、泽泻、防风各一钱。呕加橘皮、半夏各一钱。

羌活散郁汤，治表热壅盛，不得透达者。

羌活一钱（散郁）　白芷一钱　荆芥二钱　川芎八分　紫草二钱　桔梗　连翘　甘草各二钱　地骨皮二钱　大腹皮一钱　鼠粘子　防风各钱半　灯草五茎

气粗热涌，则显神通。

（加减法）初发身壮热，腮红面赤皮燥，咳嗽喘急，加川贝二钱，瓜蒌四钱。烦渴，加花粉、干葛各二钱。腹胀喘急，鼻塞面赤若怒，毛直皮枯，加麻黄一钱。便秘，加当归、枳壳各二钱，甚则加大黄三四钱。呕吐，加竹茹、茯苓各三钱，橘皮钱半，禁用生姜、丁香、木香、半夏。泄泻，加升麻二钱，禁用白术、茯苓。喘嗽恶风，加桑叶、紫苏各二钱。失血，加犀角八钱，黄连二钱，生地五钱。小便赤涩，加滑石四钱，山栀二钱，生地五钱，赤芍三钱。鼻衄，加紫草二钱，犀角八钱。惊悸，加木通、山栀子各二钱。搐加青皮一钱。不思饮食，加山楂三钱。伤食加山楂、麦芽、神曲各三钱。见点二三日间，出不快利加鼠粘三钱，蝉蜕一钱，名透肌散。烦红赤色，加生地、红花、丹皮各二钱。去白芷、防风、羌活。

滋阴润燥汤，治初发热口渴者，由热毒蒸，及误服辛热之药，与咽喉肿痛，口舌生疮，眼赤肿痛。

滋阴润燥汤　连翘三钱　赤芍　生地　黄芩　山栀各三钱　当归钱半　木通二钱　荆芥钱半　薄荷八分　花粉　牛蒡子各三钱

咽喉肿痛痘疮清。

清金攻毒散，治痘毒壅于脾，声音不清，喉痛烦渴，壮热痘不起，或初起热甚，便秘烦满腹痛者。

清金攻毒散　荆芥　前胡各二钱　甘草五分　桔梗二钱　山豆根三钱　枳壳钱半　蝉蜕一钱　山楂　僵蚕　牛蒡各二钱　大黄三钱　甘草五分

脾经壅热喉痛宜。

归宗汤（治同上）。

形实无表火毒火方。大黄可用至三钱或五钱，生地五钱，赤芍三钱，山楂、青皮、木通、牛蒡、荆芥各钱半。

壮热爪青厥肢凉。

清肌透毒汤，治痘疮已发未发，为风热所感，腠理阻塞者，或初见泄泻腹痛者。

清肌透毒汤　前胡　桔梗各三钱　荆芥　山楂　蝉蜕　甘菊各钱半　甘草五分　生姜二片。

为风所感阻肌肤（初发热见泄泻腹痛，加茯苓、川楝、参各三钱）。

攻毒饮，治初发热时，发狂烦躁、谵语者是毒盛热所致。

攻毒饮　石膏二两　黄连　木通各二钱　红花二钱　犀角八分　丹皮二钱　牛蒡二钱　生地五钱　青皮二钱　灯草五茎　荆芥二钱　地丁三钱

如夹斑热甚者，或兼用化斑汤亦可。

麦门冬汤，治痘未出而烦躁，咽痛，口舌生疮者。

麦门冬　地黄各五钱　赤芍三钱　当归钱半

痘症误尝温燥，血耗津涸便转实者，勿为火症，而更衣也。

大连翘饮，治发热七日后，咬牙者，因阳明胃热所致。

大连翘饮　荆芥　防风各钱半　赤芍三钱　当归　柴胡各钱半　甘草五分　木通　蝉蜕各一钱　滑石五钱　黄芩　栀子各二钱　紫草茸二钱

四顺饮（治同上）。

四顺饮　甘草五分　大黄四钱　当归钱半　赤芍三钱

气粗热闭须煎服，热泻入木香八分（小便不通者，加木通三钱，灯心十茎。痘疹余毒壅滞泄泻不止者，加煨木香八分，煨大黄三钱。或石膏一两，知母四钱）。

【见点期用方】

消毒快斑汤，治发热三期，一齐涌出者，此毒太盛也。

消毒快斑汤　黄芪　木通各二钱　元参四钱　当归　白芍各二钱　花粉三钱　荆芥钱半　连翘三钱　桔梗　牛蒡各三钱　前胡钱半　防风钱半

冰肌散，治痘一齐涌出，服此复能敛入。

冰肌散　柴胡　前胡各钱半　山栀　黄柏　黄芩各钱半　黄连钱半　犀角八分　地骨皮　丹皮各钱半　连翘　泽泻各二钱

痘疮涌出可转枢。

降痈活命饮加葛根生地荆芥方，治过期五六日，始出者，此气血两虚。

当归钱半　黄芪二钱　银花五钱　天花粉二钱　葛根二钱　生地五钱　荆芥钱半

保和汤，治如服十神解毒汤后，见点三四日不易长大粗肌者。

保和汤　生地五钱　西洋参一钱　红花钱半　紫草　桔梗　山楂各二钱　川芎钱半　甘草五分　木通二钱　糯米一勺　灯心五茎　生姜三片

水一碗，十神服后用催脓浆。

透肌散，治如服散郁汤，不肥大不成浆者。

透肌散　紫草　桔梗　山楂各二钱　川芎一钱　甘草五分　木通二钱　蝉蜕一钱　鼠粘　洋参　陈皮各钱半　灯草十茎

羌防服后助成脓（便涩腹胀加大腹皮二钱，繁红不润，加当归、蝉蜕各钱半。陷塌，加黄芪三钱。痛加白芍二钱。不匀，加防风钱半。水泡，加白术、酒芍各二钱。嗽加五味一钱，麦门冬三钱。渴加麦门冬五钱）。

紫草化毒汤，治痘出时外感风寒而出不快者。

紫草化毒汤　升麻　陈皮各钱半　甘草五分　紫草茸二钱　葱白一茎　痘出不快热涌盛，小便短赤加木通。

异攻散，治经泄泻之后，里虚不能快出者。

异攻散　肉桂八分　洋参钱半　茯苓三钱　厚朴　草果各二钱　当归　白术各钱半　木香　丁香各五分　附子　半夏各一钱　姜三片，枣三枚，头温，足冷妙如神。

松肌通圣散，治如蚊迹蚤斑蛇皮蚕壳者。

松肌通圣散　羌活　荆芥　防风各钱半　紫草　赤芍　蜂房各三钱　山楂　木通　牛蒡　红花各二钱　紫地丁三钱　甘草五分　青皮　胡荽各二钱　芦笋一两

金赛化毒散，治痘毒内伏，啼号不已，并治发痈发疔者，宜将此散调蜜服。若搔伤攒簇，堆聚黑点枭恶，干焦紫黑板干等症，悉用此散。调入胭脂，内用绵纸做如膏药样贴之。

金赛化毒散　雄黄　川贝　花粉　没药　乳香　珍珠　赤芍　牛黄　甘草　黄连　冰片　大黄　各等分研为散用

猪尾血膏，治痘倒靥，心神不安。

猪尾血膏　辰砂　麝香各一分

用其他尾血煎为膏，痘疮倒靥不宁，引下宜与木香汤（或加冰片一分）。

调肝散，治见点一二日，眼内红筋萦缠，多生眵泪者。

调肝散　甘草五分　犀角八分　黄芪二钱　胆草　鉤钩　瓜蒌各二钱　桑白皮二钱　麻黄一分　玉竹　大黄各三钱　痘疹太盛则入眸。

羚羊角散，治痘后余毒不解，上攻眼目，生翳羞明，眵泪俱多，红赤肿痛。

羚羊角散　芒砂一钱　黄芪二钱　草决明　黄芩　大黄各三钱　车前子三钱　羚角四分　升麻　防风各钱半

煎热服，羞明生翳目红者则宜用之。

四顺饮，治热甚腹胀，乱者出不快者。

攻毒散，治痘出，挥身琑碎稠密者。

【起胀期用方】

保元汤，治过期不起，脏腑虚弱者。

保养诸汤首保元，洋参、黄芪各二钱，肉桂、甘草各六分，四般存。大人虚损儿科痘，三气持刚语不烦（加减法），出不快加升麻二钱，泄泻加茯苓五钱，便燥加当归钱半，气滞加陈皮八分，痘不敛加白芍二钱，喘急加杏仁、桔梗各二钱。若表实则去芪，里实则去参，中满则去草，内热则去桂，又当随症变化。

五毒丹，治痘黑陷倒靥，干枯不起者。

黑陷干枯夺命丹　牛黄八分　梅片一钱　蟾酥八分　朱砂一钱　雄黄一钱　猪尾血和炼为丸，每服一丸，薄荷汤餐。

加减法：如痘形扁塌色枯黑，此毒盛壅遏不能出者，宜化斑汤，加紫草送此丹一枚。

加味犀角散，治痘已出不匀，心烦壮热，口舌成疮。

加味犀角五分　荆芥　防风各钱半　桔梗二钱　升麻钱半　牛蒡子二钱　甘草一钱　麦冬四钱　平烦热，不均痘劳口疮攻。

加减法：痘如出稠密，是毒太甚。加当归二钱，赤芍三钱，生地五钱，桃仁红花各二钱。

四圣散，治痘疹出不快或倒靥。

四圣散中紫草茸三钱，木通、枳壳各二钱，炙甘草五分，痘疮不快出又没，倒靥因干风热侵。

四圣丹，治痘疮先有水渍，忽然干枯黑陷者，急用针刺破吮血出，再以此丹或胭脂汁涂四围，内服独圣散、人牙散，其色转红者吉。

四圣丹中梅脑片，珍珠豌豆黑余炭，各等分研末。油脂调填痘疮上，脓毒转成红活机。

独圣散，治痘陷不发，干枯黑色而神欲绝者。服此渐苏。

用川山甲一味汤洗净，炙令焦黑色为末。每服五分，入麝香少许，煎木香汤调下。或紫草汤加酒少许调服。

人牙散，治痘不起，灰白其色转红者吉。

人牙（好者烧灰存性）研为末，加麝香少许下。

百祥丸，治痘黑陷大便秘结、躁烦闷乱者。

痘疮黑陷百祥丸：大戟浆水熬极干，研末与同原汁滴，芝麻汤送服，病可痊。

木香散，治泄泻之后，忽见痘色灰白不起者，是表里皆虚也。

木香一钱　肉桂五分　洋参一钱　茯苓三钱　腹皮、诃勒、

青皮、前胡各钱半　甘草、半夏一钱　丁香八分

生姜水共煎温服后，表灰内泄妙通灵。

大连翘饮加黄芪三钱，治痘未至六七日，骤然发出者。

攻毒饮，治根窠赤而顶艳者，是火盛血热之征。

消毒快斑汤，治四围起胀而中心似好肉，未得起发者，此阳气亏衰。

保元汤，治痘色纯白者，是血寒气虚也。

普济消毒饮，治痘起胀，兼见颈项浮肿者。

导赤散加西洋参二钱，麦冬五钱，治痘发时其热反甚，小便短少者。

麦门冬汤，治痘起发时，身热口渴甚者。

【灌浆期用方】

保婴百补汤，治痘八九日壳中出清水者，此气至而血不随，八九日后本方加黄芪二钱，官桂少许，并治气虚不能灌浆之症。

保婴百补四君汤（即洋参钱半，白术二钱，茯苓三钱，炙甘草一钱。再加山药四钱，当归二钱，酒芍二钱，地黄四钱），八九日来浆足后而以调停气血者，是为良方。

补浆散，治痘疮内含清水平塌不起者。

补浆散：洋参　当归　川芎各钱半　炙草五分　黄芪二钱　白术　山楂　山甲各钱半　枸杞　陈皮各二钱　木香八分　羊藿笋尖各二钱　肉桂五分　黄豆五钱　枣姜各三　糯米一勺

内托散，治痘当灌浆，经吐泻之后脉沉细，手足冷者。或毒在里，顶陷灰白色不起发，根窠不红。

内托散：洋参　黄芪各钱半　肉桂八分　木香一钱　白芷钱半　白芍　川芎　当归　防风　桔梗各钱半

痘顶凹陷灰白色，根窠不红毒为殃也。

泻肝散，治痘当灌浆，肝火太旺，而咬牙者，或痘后肝经蕴热目痛者。

泻肝散中用白芍、荆芥、青皮、防风各钱半，木贼二钱，蔓荆、当归、黄连、甘菊各钱半，甘草五分，蒺藜三钱，灯草五茎。肝经蕴热，目昏蒙者用之。

益黄散，治误服生冷，致腹痛泄泻者，或胃冷呕吐而泻者。

泄泻还须用益黄散，青皮、陈皮、诃勒各钱半，甘草、丁香各八分。或加肉蔻、木香等各一钱，姜枣同煎是良方。

四物汤，治痘内含清水，不能成脓者，此气至而血不随也。保元汤，治痘内含有清水，平塌不起者。十全大补汤，治窠囊浮肿，中含清水如水泡者。四顺饮，治痘成脓之时，反见大热狂妄，烦躁口渴脉数者。滋阴润燥汤，治灌浆时，误服辛热，致咽喉肿痛者。四圣散，治成浆之时，忽然痒者，此风热侵蚀所致。木香散，治成浆之时，元气衰弱，又兼吐泻而皮肤作痒者。归脾汤，治成浆后，脓血去多，心虚无神所依兼谵语者。桃仁承气汤，治痘已成浆，大便犹秘痛不通者。

【收靥期用方】

回浆散，治气虚泄泻，及元气素弱，收靥不齐者。

回浆散中用白芍、黄芪、首乌各三钱，白术二钱，炙草五分，洋参钱半，茯苓三钱。煎加姜水温服，浆痂不收功效奇。

参苏饮，治痘为风寒郁遏不能收敛者。泻白六一散，治夏月炎暑，暑气熏蒸不能收靥者。黄龙汤加紫草、连翘，治里热太盛便秘不靥者。胆导法，治便秘血不润肠者。

攻毒散，治收靥时忽作大热烦渴者。保婴百补汤加黄芪、肉桂，治痘破烂不灌浆，元气伤残不能收靥者。

【结痂期用方】

人参清神汤，治痘痂黏着皮肉不脱，昏迷沉睡者。

人参清神汤　洋参　黄芪各二钱　白术钱半　甘草五分　当归　黄连　麦芽　陈皮各钱半　糯米一勺　枣仁三钱　茯苓三钱　大枣三枚　痘痂不落，迷沉睡者用之佳。

人参养荣汤，治痘痂黏着皮肉不脱落者。

【痘后杂症用方】

三饮豆，治痘后蕴有余毒，及预防痘病。

三豆饮治蕴热良。躁烦痘盛均堪尝。黑豆、绿豆、赤小豆、甘草各等分，添增解毒良。

真人活命饮，治痘后肿毒。

真人活命饮　金银花三钱　防风　白芷各八分　当归　陈皮各一钱　甘草节五分　贝母　天花粉各二钱　乳香　没药各八分　穿山甲　皂角刺各二钱　水煎服

金华散，治痘后肥疮、疳疮、疥癣。

金华散　黄柏钱半　麝香一分　黄丹八分　大黄一钱　轻粉三分　黄连　黄芪各一钱　须探疮湿干渗，觉燥油调涂，兼治疮疥亦可也。

生肌散，治疳蚀不敛，痘后脓血狼藉不收等疮。

生肌散　黄柏　黄连　五倍子　生甘草　地骨皮各等分研末

疳蚀不敛兼脓血，干掺疮上有灵宣。

走马牙疳药，治前后牙疳臭烂。

走马牙疳方效良，黄连冰片胆矾匡，硼砂中白酸梅共，各等分。研为细末涂抹。

二花散，治痘疹已出未出，隐在皮肤之间，并治热症。

二花散用梅花、丝瓜络各二钱，甘草一钱，朱砂八分，与桃花二钱，痘隐伏间热又甚者，蜜水调服是最佳。

夺命五毒丹，治黑陷倒靥干枯不起者。

黑陷干枯夺命丹，牛黄片脑蟾酥探，朱砂雄黄各等分，滴猪尾血为丸。每服一丸，薄荷汤送下。

复明散，治痘后目痛红丝翳膜。

复明散，白芍二钱，地黄五钱，荆芥、防风、蔓荆子各钱半，川芎、当归各钱半，柴胡、白芷各一钱，水调各半煎热服，红丝翳膜目攻痛。

兔粪丸，治痘翳膜。

兔粪丸用甘菊花、蒺藜、兔粪各二钱，生甘草八分，加蜜丸，引用细茶服，痘后翳膜此最佳。

以上各方所开钱数，不过限于成人，如年龄多少，当随症审察。应重应轻，临时加减施治，庶不致误。（完）

（见《医界春秋》1932）

121. 惊骇治疗法

定义　有触而心动为惊，惊之甚者为骇。

原因　卒闻巨声，或目击异物，或遇险临危，致心血大虚，陡然摇动，乃起反射作用，而传于脑，即发惊骇。

病理　惊骇一症，虽然是由于脑之动摇，推其原因，实由于心血大虚，心血之虚是由于经俞之气化虚弱，外遇内薄以致也。夫经俞之气旺盛，则心血充郭，虽有危异之感，不能摇也。否则外有所触，即传入内，而干及于藏神之心脏，心血一动传达于脑，而发惊骇。《素问·生气通天论》曰："俞气化薄，传为善畏及惊骇。"然则惊骇一症，显然由心病之波及于脑之为病也。

症状 无故卒惊，眠多梦异，每欲聚集多人围坐，不敢独卧，惊时则目睛不转不能呼气，心肝之脉动踔，或结代。

诊断 惊骇一症，有因心虚，有因胃热。《举痛论》曰："惊则心无所倚，神无所归，虑无所定，故气乱矣。"此即心虚之惊骇也。《素问·至真要大论》曰："少阳之胜，热客于胃，善惊谵妄。"此即胃热之惊骇也。

疗法 此症当求其因，以治之。如因于心虚者，宜归脾汤，朱砂安神丸加杞子、柏仁，或寿星丸加熟地、天麻、橘络。因于胃热者，宜黄连安神丸，加石膏、黄柏、元参。

（见《幸福报》1930）

122. 眼疾简单方

眼生赤肉，及发翳膜肿痛各症，诸药罔效。可用桑叶煎汤冲朴硝少许，以棉花醮汤洗之，再用生地、冰片、朱砂、硼砂、冬蜜捣炼为膏，临睡之时，贴于眼眶，半月后自可收功。盖桑叶、朴硝有清肝火、退红肿之能，生地、冬蜜能消炎止痛，朱砂、硼砂、冰片祛瘀退翳最妙。真简单之方，着有效验。

（见《幸福报》1930）

123. 鼽衄治疗法

定义 鼽为鼻中流清涕也，衄为鼻中血出也。

原因 鼽，因肺胃郁热上升，或外侵风邪，邪埋于脑与鼻之间，郁遏不通而成。衄，因伤寒不解，而热郁于经也，或因阳热愤郁，迫血妄行也。

病理 肺胃伏火，阳热升上，风邪上遏，肺通于鼻，风郁不舒，肺为之实，实则不能，肺窍窒塞，肺中之液，为风之蒸，变成清涕，故为鼻鼽。《灵枢·经脉篇》曰："实则鼽室，头背痛，热气上升，胃火腾发，多血多气，气盛血溢，更加重热重胃。胃通口鼻，热激血乱，上溢于鼻，故为鼻鼽"。《缪刺论》曰："邪客于阳明之经，令人鼽衄，齿上寒。"

症象 鼽病，鼻中常流清涕，重则鼽室，而头背痛，轻则鼽嚏而渐通。鼽病，六脉浮洪，目睛晕黄，口渴烦热，鼻中忽然血溢不止。

诊断 鼽属于寒邪，故脉浮而兼有表症者，衄属于热邪，故脉数而兼有里证者。鼽有急性、慢性之别，急性疏表即愈。慢性小孩居多，服药较缓。衄与鼽不同，其急性最多，故当急治，自无后患。

疗法 鼽，宜疏风清热，通络为主，用二陈汤加川芎、当归、细辛、白芷、防风、羌活、桔梗、薄荷、生姜之属，日久不止者，用芷荑散去薄荷，加荆芥、黄芩、半夏、南星。热郁鼽窒者，宜知母、川贝、蒺藜各二两，煎服即愈。

衄宜凉血泻胃肺为治，用生侧柏、桑白皮，四生饮之属。

（见《幸福报》1931）

124. 驼　背

定义 背俯也，又称大偻。

原因 房劳过度，精气大伤。复因风寒袭于肝肾，深入筋络，寒气固结所致。

病理 肝为将军之官，有统血生筋之机能。肾为先天之本，有藏精长骨之作用。房劳伤肾，阳气外损，阳气即荣卫一气，卫虚为开，故皮腠发泄，荣虚为阖，故玄府封闭。开阖失宜，风寒乘机而入于筋络，风寒结固，因之脉络中之生胶质蛋白质硬固不柔，筋失所养，则筋络拘挛，而成大偻。《素问·生气通天论》曰："阳气者，静则养神，柔则养筋，开阖不得，寒气得之，乃生大偻。"《灵枢经》曰"寒则筋急"，此其类也。

症状 腰脊酸痛，肾俞弯痛，六脉沉迟至骨，舌苔淡白，胃气不扬，食欲不振，日甚一日。甚至脊椎弯曲，督脉拘偻，形如虾弯，俯仰艰难。

诊断　如见脊椎筋急，即为大偻之端倪，迁延日久，不急疗治，势必成为畸形。

治法　宜辛温以补肝肾，即当归、酒芍、干地黄（细辛共打）、炒橘络、威灵仙、骨碎补、巴戟天、南星、枸杞、肉桂等。如四肢逆冷寒甚入骨者，加附子、吴萸，或用虎骨木瓜酒、史国君酒亦可。此症最忌寒药，误服即不救。

（见《幸福报》1930）

125. 针灸与注射

针灸治病，是使针之空气，与灸之火气，由经穴之孔窍，以达病薮，以驱其邪，邪去则病可愈。故针灸之功效，所以能胜于西医之注射也。夫注射之治病，是藉药液之力，由血管注入，而传播于周身，而恢复人之健康。针灸治疗，实则不然，其惟随病取穴，无不有法，如病在太阳者，即取太阳经穴治之。病在阳明者，即取阳明经穴治之。病在少阳者，即取阳明经穴治之。病在少阴者，即取少阳经穴治之，此为取三阳经穴之治三阳病也。如取三阴经穴之治三阴病，亦如斯也。然不特此者，而针灸治病之妙尚有补泻之法，顺逆之用。如肝实之病，用针泻少阳胆火，胆为肝之子，实则泻其子，肝虚之病，用灸补太阴脾土，脾为肝之母，虚则补其母。又有逆之症者，以顺治之，顺之症者，以逆治之。依此类推，变化无穷。临证取穴，随机巧妙，应针应灸，施用得法，无不立起沉疴。虽西医注射，无能过也。余于前月间，曾试验一小儿，年方四岁，因患吐泻，绵延数月，转成慢脾惊风，四肢厥冷，目吊神呆，病势垂危，先为注射樟脑制液，并给与白兰地酒，全无效验。继即灸关元、气海，及印堂诸穴，四肢回热，神色转清，再投桂附理中汤，至次日霍然而愈。由此观之，针灸之对于危急之病，实较注射为灵效矣。乃当今之世，迷新欧化，而国粹之精良，反去之膜外，不加研究，此即吾国医学不振之原因也。

126. 针灸治病之感言

针灸，为急救治疗之一法也。如亡阳虚脱、霍乱吐泻、脑膜炎、破伤风，以及小儿惊风，妇女血崩诸症，为药物治疗之所不及，其惟针灸可以救之也，是药物治疗，诚不如针灸之捷效也。夫针灸之治病，是治危急之病，然危急之病，有得一针则生，失一针则死，有得一灸则生，失一灸则亡之判耳。我辈之研习医学者，于针灸之科，不可不学，苟不学其术，遇有急症，则无所施治，故不免不坐视待毙。因此或求诸西医，或被西医治愈者，即谓西医能治急病，而中医不能治急病。岂其然哉，独不知其医用针灸之治急病，实胜于西医之注射。但因吾国针灸失传已久，凡有危急之症，皆归于西医，故西医之能治急病之名，始大白于世界矣。吁，吾侪医界，岂可不悟乎。

127. 鹿茸之功用

鹿茸有峻补之功，世所共晓，惟于炮制鹿茸之法，大失本基。有不应炒而乱炒之，不应炮而乱炮之，故鹿茸之功，莫能显著。夫鹿茸之成分包含有阿摩尼亚磷酸钙胶分，并软骨等，然其峻补之功即在阿摩尼亚。《化学实验新本草》云："鹿茸为峻补之药，因其中有阿摩尼亚，峻补之功，即在阿摩尼亚。阿摩尼亚，得火则飞去，而失其功能。"可见鹿茸一物，不宜烧炙过烈，如用火烧炙，则所有阿摩尼亚已飞去，然其峻补之功完全消失。孟志云："鹿茸不可以鼻嗅之，其中有小白虫，肉眼视之不见，入人鼻中，必为虫颡，药不及救也。"今之用鹿茸者，多用羊油烧炙极酥，以为消灭其虫，不致为害。余因之大惑不解，乃想我国之药物，因古人失以研究，所以中药之失败，以至于兹，心甚憾焉，遂将鹿茸用显微镜视验，内中并无小白虫，惟陈久腐败者，间亦有之。虽然余犹怀疑而不敢确定其无真小虫，复将茸片主于水面，用镜视之，亦不见有小虫活动之现象。陈久败坏者，即浮于水面，蠕蠕之状，实为可惧。然则用鹿茸者，宜如何其可也。吾谓鹿茸之成分，为阿摩尼亚磷酸钙胶分等。如用火炙之，其磷质等必随火以化，胶分亦即变成枯燥，奚有峻补之功，此自然之理也。余因之，故用鹿茸者，不几用炒，乃改良其制法，即用茸片浸好酒一夜，甑一注香许，再浸再甑，取出晒干，研末，和药服最妙。如经用此制法，虽有小白虫在内，亦无妨碍，况无虫者乎。考鹿茸之质，含有磷酸钙、碳酸钙、阿摩尼亚等，则不特有峻补之力，且有却痰兴奋之能，用者宜细究之可也。但此物是经余个人试验所得，未审海内明哲者，其然否，共襄研究之。

（见《幸福报》1930）

128. 枯明矾之效力

明矾，即钒二铱二磺四养四，西名 Alumen，为六角系之结晶体。产于吾国之寿阳，山东之益都、湖南之寿阳、河南之彰德等处。惟质酸寒，服之能使胸中嘈杂，胃之神经起反射涌吐之作用，故西医以明矾列为吐剂。余研究明矾一物，多由治验成绩所得，深知其生者，功只涌吐，而其煅者则用途甚广，其有收敛软坚、解热除湿之能。考煅明矾，效用与西药碳匿酸同，碳匿酸，西医为止泻收敛之要药。仲景用矾石丸，治妇人脏坚癖不止，中有干血，下白物，亦是取其软坚收敛之力。鄙人常仿其法，用矾石治妇人月经过多，及白带并男子白浊等症，皆着奇功。谨将所治各病之成绩录之于下，以资研究。

一、林姓妇患白带多年，诸药罔效。余用矾石丸，每日三次，各服六丸。外用白矾四钱，五倍子五钱，研末，滚水溶化，日注入阴户一次。连服矾石丸五六日，并注入五六次，竟然获愈。

二、薛贤灿，年二十八岁，患白浊病，初起小便刺痛难堪，服利水药其痛已愈。惟白浊淋淋不绝，绵延年余，治术皆穷。余用矾石丸，连服十余日而愈。

三、林月梅女士，年二十一岁，因湿热之甚，月经过多，一月之间，大约有十余日，月经渍渍来，亲来诊治，余用地榆、藕肉二味煎汤，送矾石丸，十余日后，其病若失。

观以上各证，治验成绩，可知枯明矾之用较广。然明矾亦系中国所产之矿物药。今西人常取吾国之药品，制为原料，仍售于吾国，即是侵夺吾国之权利，摧残吾国之国粹也。吁，际此中药有千钧一发之危，吾国医药界之同胞，快醒起来，以求精粹之良术，悬崖勒马，是鄙人之所厚望焉。

（见《幸福报》1930）

129. 萝卜之功效

《中国医学辞典》云："莱菔，即萝卜，有红白二种。"平潭多栽白种，闽省各处多栽红种，其子二种形皆相似，大如火麻仁，圆长不等，黄赤色，其功用则白萝卜比红萝卜为优。白者有清肺胃大肠之伏热，及化痰利水之能。鄙人试验所得，深知白萝卜根于治喉痧有特长。如遇喉痧盛行时，可将白萝卜根煮汤食之，能预防其症之传染，真所谓预防喉痧之食品也。至于红萝卜根只可供食品之用，而医药作用恐不及白种者。故药剂中，所用莱菔子亦于白者为宜。请同志相资研究为盼。

（见《幸福报》1930）

130. 淡竹叶与苦竹叶相比较

淡竹叶与苦竹叶，功用相侔，中国本草各书皆有明言。考淡竹，系原野自生。春生细茎，节有白粉，质韧密，高约二三尺，叶阔作箭簇形，色绿，长至四五寸，俨如小竹。夏月开绿色小花，成稀疏之长穗，其根一窠数十须，须上结子似麦冬而坚，其叶能淡渗下降，入心、胃二经。兼行肌表涤热，治上焦烦热风邪，卓有殊功，苦竹叶功力比淡竹叶更强。盖苦竹叶有经霜宿露，含冰卸雪之质，故有辛寒散热之力。如竹叶石膏汤之用苦竹叶者，乃假其辛寒，以散阳明邪热之意也。乃若银翘散则不宜用也，若误用之，则有引邪入心之害。然银翘散专在辛凉轻清，解表透邪，故只宜淡竹叶之轻清辛凉也。虽然二竹叶功用相侔，而其性质略有不同，用者慎为选择，庶不致误矣。

（见《幸福报》1930）

131. 洋泻叶之功用

大黄荡有形积聚，泻叶逐体中水分，泻叶多用，往往虚脱而死。

《中国医学大辞典》云："洋泻叶，系大黄苗，有清肠热、泻大便之能。"余观其泻叶之性质，与大黄不同，大黄功力宏著，多用能除肠中积聚，胃内瘀垢，以及阳明胃家实之症，少用有补胃之功。仲景用大黄，谓承气，即此之意也。《化学实验新本草》一书，于大黄有微补之功，已详论矣。鄙人研究泻叶之性质，及其功用，约有年余。先由试用，以后得于实验者，盖洋泻叶性质轻清，气味淡薄，只能清疏发泻，追逐体中之水分，由大便以出。如有形食物积聚者，则彼不能为力也，且泻叶逐水之力宏大，如身体有缺乏水分者最忌。因恐水分过尽，即有生命之危，用者故宜慎之。平潭医生嗜好泻叶，每用数两之多，以致虚脱者，比比皆是，余亲目之睹，前事之鉴，特录于兹，以告于世。

（见《上海医报》1929）

132. 磁石之真伪

《本经》云："磁石色黑，能吸铁者真，火煅醋淬，碾末用。"考闽中各县药肆所用磁石，质结而坚，重而实，杵之不易碎，色比代赭石而微黑，又不能吸铁，此正与书所说迥然不同。余因之大惑不解，查询药业之老神者。据云，如用醋煅过，则无吸铁之能力。虽然余犹在怀疑中，一日游于福清之名山（即石竹山），见有人在山麓下开石，余向前觑之，见所开之石，如磁石相仿佛。问之，答曰：此磁石也，即取卖与药肆为药，余试取一块于铁上，坦然不动，然此系未醋煅，奈何无吸铁之能，想必是假，观用者，颇其有效。然亦不敢确断为伪，质之海内同道，代为研究，但真磁石到底有无吸铁之能，醋淬之后，果能失其吸铁之力否，并且此石是不是真者，不吝赐教，以助研究。

（见《上海医报》1929）

133. 好用热药忌用凉药之害

病寒宜热，病热宜寒，医者治病当察病之情，因人之质不可偏执，不然即失乎中庸之道，未有不偾事者。

孔子曰：不偏之谓中，不易之谓庸，中者天下之达道，庸者天下之正理。夫行道为然，而医学亦何独不然哉。世之医者，好用热药，忌用凉药，不察病者是热是寒，剧投热剂，偶一获效，便自居功，苟无效，亦不知改变方味，骋意用热，至死不悟。噫，视人命之轻，果如是耶。虽然水能没人，而火亦能焚人，水火之害，其理一也。夫人之病，或因寒，或因热，或素体常热，因病而转成寒症，或素体常寒，因病而转成热症，盖以受气之变化不同所使然也。医者须审察气之行源，及传变之转机，应热应凉，因病用药，即能应手立愈。不然，若孜孜用热，则不特非合于治法之规则，且有害于病者之身体矣。夫凉药既属有害，岂热药独有益乎，热凉二药，不过救目前之急，非久服之药。若不审其奥，用之中肯，未有不类此失彼，而失中庸之道耳。

（见《上海医报》1929）

134. 用药偏嗜之害（一）

嗜用重剂有害，嗜用轻剂亦有害，必须审证确实，轻重在临时活法。

药之误人，非谓重剂有害，而轻剂即不害，盖重剂、轻剂，其为害也，固为相同。夫重剂之害，其害为速，其罪易见，轻剂不误，由于养痈长疽，故非智者，不能知也。亦有不用轻，不用重，而由于偏嗜者，此其为误比用重剂尤为显著也。其所谓偏嗜者何？盖病者是热，我偏用热，病者是寒，我偏用凉，病者是表虚，我偏用表散，病者是里虚，我偏用攻下。若此者是为药不对症，故其误也。为众人之所其知也，独夫医者之偏用味淡性薄之药，以至误者，实为病家所不知，以为味淡性薄之药，不能杀人，故每有服味淡性薄之药而死者，归罪于命之当然也。盖其偏用味淡性薄之医，其视膏、黄、麻、桂、巴豆、细辛、柴胡等药如寇仇，不敢稍用一味也。但于玫瑰花、扁豆花、菊花、薏苡、芦根、茅根、滑石、连翘，各种味淡性薄之药，方方不离，且视为金科玉牒，无论何病，皆用此为板方，吁亦愚耶。若遇伤寒热病，邪旺毒盛，用之匪特无效，而反能助纣为虐，邪气盘踞，势必陷里，里邪内发，危症迭出，祸危接踵，然其误者，岂非因嗜用味淡性薄之药，养虎为患耶。夫医者之疗

病，最虑病因莫识，用药错误，倘能洞悉病薮，邪在何经何脏，取其对症直攻，无不获效如神。（未完）

135. 用药偏嗜之害（二）

嗜用重剂有害，嗜用轻剂亦有害，必须审证确实，轻重在临时活法。

虽然药已对症，苟分数太轻，尚有绠短汲深之虑，复何惧夫膏黄麻桂者乎？如寒伤卫，用麻黄汤；风中营，用桂枝汤；少阳经病，用小柴胡汤；少阳腑病，用大柴胡汤；阳明表病，用白虎汤；阳明里病，用承气汤；血积膀胱，用抵当汤；寒痰结胸，用巴豆白散方；此皆对症良方。否如寒伤卫，不用麻黄汤，则寒邪不离；风中营不用桂枝汤，则风邪不除；少阳经病，不用小柴胡汤，则无能解半表半里之邪；少阳腑病，不用大柴胡汤，则无能除肝胃实邪；阳明表病，不用白虎汤，则无透表达热之力；阳明里症，不用承气汤，则无涤荡里热之功。吴鞠通治肿用麻黄一两。吴炳章云：“细辛辛香，性散善窜，有麻醉神经之能力。若虚人为末酒服，则昏晕闷乱，但一时许乃醒。若壮实之人应用之症，不在此例。”唐容川云：“痢疾不先用大黄、巴豆等剂，推其积滞，逐其邪秽，鲜有不致精神危困而羸弱者。”李中梓治王肯堂痰涎闭经，用巴豆一钱，服之立愈。由此观之，重剂之药皆有起死回生之功，非如鸩酒毒草者比。然其味淡性薄之药，奚能治病。由之轻病，养成重病，故其害与嗜用猛剂

者等耳。古云“大黄救人无恩，人参杀人无罪”，诚哉斯言也。(完)

(此二篇见《幸福报》1930)

136. 祖传药方吝存之害

陈某患腹痛，服药罔效，几于不录。邻某闻知往告曰，吾有祖传一方，专治腹痛，虽仙丹不是过也。陈某如其言，服之果愈。自此邻某益自矜夸，以为天下独一无二之良方也。予闻之，不胜倾慕，遂往求，讵邻某吝而不与，殆欲秘存枕中，为传子传孙计，无从仿效，心甚憾焉。继又思为医抱济世心，具活人术，有此良方，岂可不传授乎。复往问陈某，幸陈某药渣犹存，检付予阅，始知系白虎汤加白芍、川楝，遂与陈某言，君此病，授此方，系对症投药，自无不效。若分人之腹痛，恐未必能奏功也。逾数月果闻某妻，依此方服药，登鬼箓矣。逾数月，又闻某人子，依此方服药，病增剧矣。是与陈某腹痛虽同，而病不同也，岂此一方，无论何种腹痛，皆可疗治乎？孟子云“尽信书，不如无书”，诚哉斯言也。总之，邻某胸无点墨，不识医学，必不知病之原因，药之功用，只知斯方，治斯病，徒执旧方，以治人病，鲜不殆矣。呜呼！世人之有病，求方于若辈，犹问道于盲，必害多而益寡矣，甚矣。固执一方，秘不示人，则为祸之烈，可不惧乎！但愿世人，有祖传药方，急当公众发表，共襄研究，或是良方，当为保存。其不善者，即可淘汰。若此者，将来吾国医药之优胜，当不逊于东亚者乎。

（见《医学杂志》1934）

137. 实用汉药便览

第一章　退热剂

凡药物能使上升之体温减退或缓解者，总称之为退热剂。

生理作用

一、增加体温之放散。

二、调和营卫，使由热而来之病势，亦可缓解。

三、减退经络脏腑之郁热，以却体温之发生。

四、扑灭风寒暑湿燥火，而俾热度之下降。

五、因热而发疹，可使早透。

六、有发汗之作用。

川桂枝　味甘辛，性温，发汗解肌，调营卫。治伤风头痛，骨节挛痛，手足风痛，风痹胁痛。惟性能动血，阴虚阳盛者忌之。

北柴胡　味苦，性微寒，除肝胆火，解郁退热，通经。治寒热往来、小儿痘疹余热、五疳、羸热。凡阴虚火炎气升者勿用。

细薄荷　味辛，性凉，消风散热。治头风头痛，去心脏风热，其性善发表。虚人不宜多服。

香青蒿　味苦，性寒，治留热在骨节间、骨蒸劳热、蓐劳虚热、久疟久痢。

左秦艽　味苦，性平，治寒热、胃热、虚劳为热、伤寒烦渴。

荆芥穗　味辛，性温，散风热，利咽喉，治伤寒寒热，产后中风。表虚有汗者忌用。

净麻黄　味苦，性温，解表发汗，利尿消肿，开肺定喘，治天行热病，伤寒头痛。表虚者勿用。

粉葛根　味甘辛，性平解肌退热，生津止渴。治阳明头痛、肠风痘、预防热病、妊娠发热。若斑疹已见红点，舌绛口渴，表虚多汗者忌用。

香白芷　味辛，性温，散湿祛风。治肺经风热，一切伤寒寒热，眉棱骨痛，牙痛，鼻渊。若血热有虚火者禁用。

粉前胡　味苦，性微寒，解表泄热，清肺热，解风邪。治痰饮哮喘，咳嗽，呕逆。如无实邪与外感者忌用。

鲜葱白　味辛，性平，发表和里。治伤寒头痛，能出汗，能通关窍。

牛蒡子　味辛，性平，泻热除风，清咽膈，利腰膝。治风痰咳嗽，时气余热，天行疫病。

鲜生姜　味辛，性微温，散寒发表，开痰，健胃。治风邪寒热，反胃呕逆，腹痛，湿泻。患痔疮者忌用。

金银花　味甘，性寒，除热解毒，去风止渴。治麻疹，喉痹，乳蛾，一切疮疡痈疽。

净连翘　味苦，性微寒，泻火，散诸经湿热。

紫羌活　味辛苦，性温，发表，祛湿。治游风头痛，手足不遂，百节酸痛，遍身作痒。血虚者忌用。

黄独活　味辛苦，性温，搜风祛湿。治伤风头痛，风热，齿痛，痉痫，湿痹。血虚有热者忌用。

黄防风　味甘，性温，散内外诸风。治颈项强，骨节痛，解药毒。若阳虚自汗，产后血虚发经，小儿虚泻发搐者均忌。

钩藤　味苦，性寒，除心热，平肝风。治小儿夜啼，瘛疭，客忤，胎风。

净蝉蜕　味甘，性寒，散上焦风热，治头、目、喉诸疾。虚人发痘，色白空浆者忌用。

霜桑叶　味甘，性凉，滋燥，凉血，去风，清肺热。治目赤消渴。

甘菊花　味甘，性平，治恶风、头目风热、目赤流泪、烦热、疔肿。

淡豆豉　味苦，性寒，解表发汗。治热病虚满，懊侬不眠。若热结胸闷，宜下不宜汗者忌之。

茺蔚子（即益母草子）　味苦，性寒，逐风调经。治心烦腹痛，胎产带崩，令人有子。

全紫苏　味辛，性温，发汗散寒，宽中消痰，止痛安胎，祛风定喘，解鱼蟹毒，气虚者忌用。

淡黄芩　味苦，性微寒，泻实火，除湿热，凉心解渴，安胎，疗诸热、痰热、胃炎、热毒、寒热往来。若血虚挟寒，孕妇胎寒下堕，脉弱者忌用。

牡丹皮　味甘，性寒，通经凉血，下胞胎。治骨蒸劳热。凡胃寒及行经过期不尽者勿服。

山栀子　味苦，性寒，炎火。治心懊侬不眠、黄疸、淋浊、血崩、血痢，能损胃伐气，虚者忌之。

生石膏　味辛，性微寒，透表解肌，清胃散热。治胃经实热，时行瘟疫，狂热谵語，潮热斑疹。若胃弱血虚，及病邪未入阳明者忌，煅者更不堪用。

川黄柏　味苦，性寒，泻肾火。治骨蒸劳热，诸痿瘫痪。久服伤胃。

川黄连　味苦，性寒，清心降火，解药毒，补胃酸。治天行时疫，斑疹，热毒。虚寒者忌。

地骨皮　味苦，性寒，凉血，除虚热。治风湿痹痛，虚汗骨蒸。若中寒者忌。

第二章　清凉剂

凡药物能滋生津液，减退体温之亢进，而使神经清快者，总称之为清凉剂。

生理作用

一、有补养体内之不足，以滋生其津液之功能。

二、能生津润燥，兼能制止体内之燃烧作用。

三、病后内服，有催进消化止渴之作用，若长久连服，则减损食欲，反碍消化。

北沙参　味苦，性微寒，补肺养阴，清肺火，治热嗽。

生地黄　味甘，性寒，凉血，止血，补津液，多服损胃。

肥知母　味苦，性寒，治火热，烦热，骨蒸，头痛，喉臭，小便不通。若外感表症未除，及脾虚泄泻者均忌。

鲜芦根　味甘，性寒，益胃降火，治小便数，解鱼蟹、河豚毒。疗呕哕反胃，消渴客热，时疫热病。

淡竹叶　味甘，性微寒，去烦热，利小便，清心火。

天花粉　味苦，性微寒，泻火润燥，生津止渴。治痰热，肠胃痼热。

制葳蕤　即玉竹，味甘，性平，补中益气，除烦渴，清心肺。

黑玄参　味甘，性寒，降火滋阴，解毒生津。治头热，咽痛，发斑，潮热。凡血虚腹痛，脾虚泄泻者均忌。

钗石斛　味甘，性寒，除虚热，养胃阴，益精强阴。治发热自汗，梦遗。如滑精，胃虚无火者忌用。

第三章　祛痰剂

凡药物能使气管之分泌物稀薄，诱起咳嗽，痰得易于咯出者，总称为祛痰剂。

生理作用

一、因咳嗽刺激之胸痛，可使缓解。

二、催进呼吸肌之动作力，令祛痰甚易。

三、能使气管之分泌增加或减少，令痰易咯出。

苦杏仁　味甘，性微温，润肺利痰。治咳嗽喘促。凡阴虚咳嗽忌服，双仁者杀人。

远志肉　味辛，性温，祛痰利窍，安神除热。治惊悸，健忘，不寐。若阴虚火旺者勿用。

苦桔梗　味苦，性平，开胸膈，吐实痰。阴虚久嗽者忌用。

藜芦根　味苦，性寒，有毒，疗哕逆，喉痹不通，诸风痰饮，久疟多痰，胸中结聚。虚者忌用。

皂荚　味辛咸，性温，有小毒。治咽喉痹塞，风痫诸痰。若体虚，锁喉风，孕妇均忌。

制常山　味苦，性寒，有毒，能引吐，袪痰。治诸疟痰结。虚者禁用，忌葱茗。

麦冬　味甘，性寒，清心润肺，消痰止嗽，生津除烦。凡气弱胃寒者忌用。

天南星　味苦，性温，大毒，散风袪痰。治中风惊痫，拘挛缓急，口眼㖞斜。如非真中风及阴虚燥痰者均忌。

明天冬　味苦，性平，除热消痰。治一切肺炎，吐血，吐脓诸症。久服伤肠胃，脾胃虚寒者忌。

栝蒌仁　味甘，性寒，泻火润肺，清咽利肠，降热痰，涤郁热。泻者忌。

天竺黄　味甘，性寒，疗中风痰甚，惊风痫疾，天吊客忤。不宜久服，能中寒。

川贝母　味辛，性平，治烦热咳嗽，热痰肺炎，吐血咯血。如湿痰在胃，恶心欲吐，或胃寒作泻者忌用。

款冬花　味辛，性温，化痰止嗽，润心肺，治痨瘵。

第四章　下剂

凡药能刺激肠壁，增进蠕动，逐去肠之内容物者，总称之为下剂。

生理作用

一、内服小量，惟使肠蠕动亢进而下利。

二、内服大量，有使肠胃之积粪荡涤，而呈退热之作用。

三、久用之，则减轻体重，损碍胃液。

川大黄　味苦，性寒，利大小肠，去留饮宿食，荡涤肠胃，推陈致新，泻诸实热。若病在气分，胃虚弱者忌用。

黑牵牛（即黑丑）　味苦，性寒，有毒，通大肠气秘。治大便不通，小儿腹胀。如湿热在血分，胃弱气虚者禁用。

白射干　味苦，性温，有毒。泻火解毒，散血消痰，利大便。虚寒者多服作泻。

巴豆　味辛，性温，有毒。荡涤五脏六腑，利水谷道，疗一切积滞。本品性热损阴，不可轻用。

咸朴硝　味苦咸，性寒。治腹胀大小便不通，泻三焦肠胃实热，通经堕胎。

番泻叶　味苦，性寒。通大便，清肠热。虚者忌用。

火麻仁　味甘，性平。治阳明胃热，大便不通，五淋涩痛。如滑精阳痿，及肠滑者忌用。

陈枳实　味苦，性微寒，破气逐水，消痞胀。治便闭水肿，食积，痰癖。如气虚脾弱，以致停痰痞满者忌用。

川厚朴　味苦，性寒，消瘀化食，宽胸散结，通肠胃，治一切气胀。若孕妇及脾虚者忌用。

第五章　利尿剂

凡药物能增加尿量，使体内之不要物质，排出于体外者，总称之为利尿剂。

生理作用

一、疏通三焦之道，以使体内之水分，归于膀胱，而呈排泄之作用。

二、亢进血压，旺盛心力，则全身所积之水，蒸化为水，以呈利尿之作用。

三、或由收摄湿气，干燥水质。

四、由肾动脉扩张，而旺盛利尿作用。

煨甘遂　味苦，性寒，有毒。治腹满，面目浮肿，散膀胱湿热。疗水肿，小便转脬，妊娠肿满，膜外水气，腹水胀急等证。

苦泽漆　味苦，性微寒。治大腹水气，四肢面目浮肿，利大小便，去十种水气。

福泽泻　味甘，性寒。治淋沥，脚气水湿，肿胀，宣通水道，逐膀胱二焦停水，利小便。若肾水涸竭，目视昏糊者忌服。

紫大戟　味苦，性寒，有小毒。治十二种水，腹满，利大小便，泻毒药，通经堕胎。不可与甘草同用，气虚者忌用。

车前子　味甘，性寒。治气癃，女子淋沥，孕妇热淋，小便不通。凡内伤劳倦，肾气虚脱者忌用。

海金沙　味甘，性寒，通利小便，治肿满，五淋茎痛等证。

葶苈子　味苦，性大寒，下气，行膀胱水，肺中水气膹急。治面目浮肿，胸中痰饮，通身肿满，阳水暴肿等证。久服令人虚。

蜀葵子　味甘，性冷，破血通淋，催生落胎。治水肿石淋，便闭疥疮。

瞿麦　味苦，性寒。治关格诸癃，小便不通，通经堕胎。如孕妇及小肠气虚者忌服。

茯苓皮　味甘，性平。治水肿肤胀，利水道，开腠理。

冬瓜子　味甘，性寒，消炎利尿。治男子白浊，皮肤风痒。久服能病胃寒。

冬葵子　味甘，性寒，消水气。治关格不通，小便血淋，妊妇患淋，妊妇水肿，产后淋沥，小便不利。

白茅根　味甘，性寒，止渴，通经脉，祛瘀热，解酒，利尿。治热淋，小便不利。

马兜铃　味苦，性寒，消肺热，降肺气。治肺脏水肿，热痰喘促。

赤小豆　味甘酸，性平，下水肿，利便。治下腹胀满，水蛊腹大等证。

汉防己　味苦，性寒，利小便，疗水肿，脚气，小便淋沥，骨节痛，拘挛瘫痪。解诸药毒。如诸虚盗汗及产后血虚发痉，小儿虚泻发搐者，均忌之。

钱木通　味辛，性平。治五淋水肿，利小便，开关格。内无湿热，精滑气弱，及妊妇均忌。

白商陆　味苦，性寒，有毒。治水肿，腹满，产后腹大，散水气，堕胎孕。虚人勿服。

枫猪苓　味甘，性平，利水道，泻膀胱炎，开腠理。治淋浊，脚气，妊娠子淋，通身肿满，小便不利等证。

血琥珀　味甘，性平，能通五淋。治小便转脬，小便淋沥。

大豆黄卷　味甘，性平，消水病胀满。

鲜绿豆　味甘，性寒。治小便胀满，去十种水气。

白通草　味甘淡，性寒，利水，退热，催生下乳，治水肿癃闭。

灯心草　味甘淡，性寒，降心火，清肺热。治五淋水肿。

第六章　收敛剂

凡药物能收缩组织及血管，而止出血，且能减少分泌，制酵防腐者，称之为收敛剂。

生理作用

一、本药与组织之蛋白质，及黏液胶质等，化合之力颇强，故能使组织收缩，血管狭小，分泌减却。

二、内服之，则口内有酸涩味，呈干燥性。减胃肠之分泌，妨害消化，并减肠胃之蠕动，使起便秘，故有止泻之效。

三、本药性质冷涩，有收缩血管之功，故能止血。

四、内用大量，能起腹胀，大小便秘止，而发生内热之患。

五倍子　味酸，性平，敛肺止嗽。治下血不止，肠虚泄泻，敛溃疮，收脱肛，子宫下坠，寐中盗汗，煎汤熏洗痔疾，偏坠气痛，肠风脏毒。若嗽由外感，泻非虚胀，及肺实盛者均忌。

铅霜　味甘酸，性冷。治悬痈肿痛，口疳龈烂，鼻衄不止。

伏龙肝　味辛，性微温。治妇人崩中吐血，肠风带下，尿血，泄精，妇人血漏，臁疮久烂诸症。阴虚吐血，及痈肿盛者均忌。

孩儿茶　味苦涩，性平。涂金疮及一切诸疮，止血，收湿，并鼻渊流水。

蜜佗僧　味咸辛，性平，有小毒。治久痢五痔，肠风痔瘘，赤白痢，止血，消毒。此药多外用，少内服。

生滑石　味甘，性寒。内服治中暑积热，黄疸石淋，热痢，脚气诸病。脾虚下陷，及精滑者忌用。外用疗金疮出血，诸疮肿毒，阴部湿汗等症。

赤石脂　味甘酸，性大温。治女子崩中漏下，赤白痢，痈疽痔疮，痟泻，脱肛等证。如痢疾初起，里急后重，火热暴注，腹有积热者均忌。

黑地榆　味苦，性微寒。治男妇吐血，带下五漏，止汗，止脓血，疗产前产后诸血疾。惟气虚下陷而崩带，及久痢脓血瘀晦为鲜者均忌。

白头翁　味苦，性寒。治热痢赤痢，外痔肿痛。若胃虚及大便完谷不化，痢久下稀淡血水者均忌。

煅白矾　味酸涩，性温，治赤白痢，止诸血。

苦贯众　即凤尾草，味苦，性微寒，有毒，解邪热，发斑痘，化骨哽。治崩中带下，产后血气胀痛，亡血诸证，及诸般下血，鼻衄不止。

白及　味苦，性平，有制止肺血之功，兼治妇人阴脱，刀斧伤损。

阿胶　味甘，性平。治虚劳吐血咳血，妇女血痛血枯，经水不调，崩中带下，妊娠尿血，胎前产后诸疾。性质黏腻，胃弱作呕，气虚溏泄者均忌。

西秦皮　味苦，性微寒，凉肝益气，泻热止痢。

宣木瓜　味酸，性温。治霍乱转筋，泻痢脚气，腰足无力，湿痹水肿。若脾胃有积滞者忌用，多食损齿。

鸡冠花　味甘，性温。治吐血下血，赤白痢，妇人崩中带下，经水不止，产后血崩。

净槐花　味苦，性凉。治赤白痢泄，五痔肠风，吐崩便衄诸血症。

牡蛎壳　味咸涩，性微寒，软坚，清热，补虚敛汗。治亡阳脱汗，气虚盗汗，小便频数，遗精白浊，崩带，瘰疬。若虚症有寒，肾虚无火，精寒自出者均忌。

石榴皮　味甘酸，性平。治心热诸衄，赤白痢。

彩龙骨　味甘涩，性平，固精止汗。治多梦惊痫，疟痢，吐衄，崩带，滑精，脱肛。

白芍药　味苦酸，性微寒，平肝敛阴，养血。治血热腹痛，泻痢后重，胎产诸疾，小儿痘疹。如中寒腹痛作泻，腹中冷痛者忌用。

金樱子　味酸涩，性平，固精秘气。治梦泄遗精，泄痢便数。

第七章　麻醉剂

凡药物能镇静神经机能，钝麻全身知觉，痹延髓及肺胃，以呈消痰止吐者，总称为麻醉剂。

生理作用

一、麻醉大脑，使该官能之意识知觉运动，并皆消失。

二、本药入肺胃，肺胃即麻痹而呈止呕及消痰之效。

三、内服大量，其先呈酩醉症状，其后沉沉酣睡，终至人事不省。

四、若呼吸中枢或心脏起麻痺，即足致死。

天仙子　一名莨菪，味苦，性寒。治厥痛、拘急、癫狂、风痫、颠倒、拘挛、蛀牙痛。多食令人狂走。

姜半夏　味辛，性温，有毒。除湿化痰，开胃散结，疗痰疟，痰厥，咳嗽，止呕吐。如非痰湿，而有燥痰者忌。

蓖麻子　味甘辛，性平，微毒，通经络，开诸窍，消肿止痛，追脓拔毒。治偏风不遂，口眼㖞斜，失音口噤，头风耳聋。若煎此药，勿用铁器。服后忌食炒豆，犯之必胀。

曼陀罗花　味辛，性温，有毒。治诸风，寒湿脚气，及小儿惊痫。

台乌药　味辛，性温，散风顺气。治胃腹气痛，反胃吐食，宿食不消，女人血凝气滞。如气虚气热禁用。

檀香　味苦，性温。治心腹痛，腰肾痛。

川附子　味辛甘，性热，有大毒。能回阳退阴，补肾命火。治中风，中寒，痰厥柔痓，心腹冷痛，一切寒证。若热厥似寒，及热霍乱，阳证火症，阴虚内热，血液衰少者，均不可用。

广藿香　味甘辛，性微温，开胃止呕，去恶气，进饮食。疗霍乱吐泻，心腹绞痛。如胃热胃弱而呕者忌用。

赤芍药　味苦，性微寒，泻肝火，散恶血。治腹痛，胁痛。若血虚诸病及泄泻者忌用。

决明子　味咸，性平。治风热，头痛，眼赤，及一切头风眼痛。

草乌头　味大热，有大毒，搜风胜湿，开顽痰。如疮肿大痛，为麻醉止痛之用，其性至烈，不可轻投。

光桃仁　味苦甘，性平，有小毒。破血去瘀，通大肠血秘，杀虫。治热入血室，症结，经闭。如无瘀血，而误用之，大伤阴气。

第八章　兴奋剂

凡药物能亢进脑脊髓及末梢神经之功用，奏兴奋之效者，总称之为兴奋剂。

生理作用

一、刺激脑脊髓及神经，使精神活泼。

二、亢进心脏功用而盛其血行。

三、去睡眠而盛淫欲

五味子　味酸，性温，强阴涩精，退虚热，止盗汗。治虚劳咳逆，阳事不起，女人阴冷。若痧疹初发，一切停饮，肺有实热者忌之。

菟丝子　味辛甘，性平，养肌强阴，坚筋骨，治男女虚冷，鬼交泄精，虚损遗精，茎中寒精自出等证。

淫羊藿　味辛，气香，性温。治阴痿绝阳，益气力，坚筋骨，补腰膝，壮心志，如淫欲易动者禁用。

肉苁蓉　味甘，性微温。治男子绝阳不兴，女子绝阴不产，长肌肉，暖腰膝，除茎中寒，强阴，益精气，大补壮阳，日御过倍。

补骨脂　味辛，性大温，兴阳事，通命門，暖丹田，敛精神。治肾虚泄泻，小儿遗尿。如阴有热，大便闭者戒之。

楮实子　味甘咸，性寒，软坚，壮筋骨，健腰膝。治肝热目翳，喉痹喉风，骨哽。

巴戟天　味辛甘，性温，益气填精。治风疾，五劳阴痿，阴痛，脚气，风癞。如心虚淫火炽者忌。

香樟脑　味辛，性温，为心脏弱者之兴奋剂。治霍乱中恶，风湿痛，心腹痛，脚气，齿龋疥癣。

第九章　强壮剂

凡药物能健胃，补血，变衰弱转强壮者，总称之为强壮剂。

生理作用

一、能善良营养，增进消化。

二、能溶解碍滞物质，而化为胃汁。

三、能将不良之物，化为补品。

苏黄芪　味甘，性微温，补血壮筋。治虚损羸瘦，虚喘盗汗，妇人血崩带下，痘疹不起，黄汗水肿。凡胸胃不宽，表实有邪，及疔疮初起者忌之。

人参　味甘，性微温。治男女一切虚证。补五脏六腑，疗五劳七伤，凡咳嗽喘逆者，血压高而脉有力者，心下痞硬，而非机能衰减之候者，及痘疹斑毒欲出不出。但热闷而不见点者，均不可用。

白豆蔻　味辛，性温，调中补胃气，健脾，消食。

甘枸杞　味甘，性平，补劳伤，强筋骨，益精气，明目安神。

鹿茸　味甘，性温，补男子腰肾虚冷，夜梦鬼交，精溢自出，生精，补髓，养血健骨，益阳强精。治一切虚损劳伤，小儿痘疹干回。

败龟板　味甘咸，性寒，补阴。治阴血不足，劳倦，四肢无力，腰脚酸痛，妇人难产，小儿囟门不合等证。

全当归　味甘苦，性温，补血润燥。治虚劳寒热，及一切血证。泻者忌用。

花川芎　味辛，性温，补虚升阳。治风湿头痛，血虚头痛，男妇一切血证。久服泄气，令人暴亡。

山楂肉　味酸性冷，消食健胃。治痞满，肉积，小肠疝气，产后儿枕作痛。但多食则消化过强，反伤脾胃。

官肉桂　味辛甘，性大热，消风健胃。治冷痼沉寒，下焦腹痛，格阳，喉痹，下寒等证。如阴虚内热，而有实火者禁用。孕妇尤忌，并忌生葱、石脂。

浙白术　味苦甘，性温，健脾暖胃，祛湿生津，补腰膝，长肌肉，逐痰利水。如肾虚无湿邪者忌用。

缩砂仁　味辛涩，性温，养胃止痛，消食醒脾，安胎气。治噎嗝，呕吐，脾胃虚痛，冷泻冷痛等证。

鸡肫皮　味甘，性平，消食健胃，化水谷。治噎嗝反胃。

南芡实　味甘涩，性平，固精益肾，补脾祛湿，治泄泻带浊，小便不禁，梦遗滑精，腰膝酸痛。

莲子肉　味甘涩，性平，厚肠胃，强筋骨。治后天百病，虚损胃病，脾湿泄泻，久痢，遗精，妇女崩带。

腽肭脐　味甘香美，性大温。治五劳七伤，阴痿少力，肾虚面黑，精冷，补中，益肾气，暖腰膝，助阳气。如阳事易举，骨蒸劳嗽者忌用。

熟地黄　味甘微苦，性微温，养血滋阴，补肝肾，填精髓，长肌肉。

陈橘皮　味苦辛，性温，理气调胃，运脾消痰，止嗽。治食噎，痰痞，反胃，吐逆，脾不消谷等证。

吴茱萸　味苦，性热，逐寒止呕。治吞酸，胃痛，痞满，噎嗝，食积，泻痢，脚气消肿。若血虚有火者禁用。

怀山药　味甘，性温平，补脾肺，固肠胃，益肾精，壮筋长肉。治虚劳羸瘦，遗精泄利，病后胃弱等证。

龙眼肉　味甘，性平。治健忘怔忡，一切思虑过度，劳伤心脾，血液不足诸证。

高良姜　味辛，性热，暖胃散寒，消食醒酒。治胃脘冷痛，霍乱泻痢，吐恶，噎嗝，冷癖。虚人慎用。

皱海参　味甘咸，性温，补肾益精，壮阳疗痿。治阴虚火盛，梦遗失精。

白海马　味甘，性温，暖睾丸，壮阳道，消瘕块。治疔疮肿毒，妇人产难及血气痛。

第十章　防腐剂

凡药物能杀灭各种微生物虫，而有防腐制酵之效者，总称之为防腐剂。

生理作用

一、能杀微生物或使其毒力减少。

水银　味辛，性寒，有毒。治一切恶疮、梅杨恶疮。

石灰　味辛，性温烈。治疽疡疥疮，热气恶疮，瘘疮不合诸证。

第十一章　驱虫剂

凡药物能直接驱杀寄生虫于肠内，及间接阻止害虫之生存者，总称之为驱虫剂。

生理作用

一、药物服后，能由血液之媒介，达于害虫所存之处驱杀之，以阻害虫之生存。

二、使肠黏膜分泌物变性。

三、能亢肠蠕动，使虫得居住。

胡粉　味辛，性寒，能螫杀三虫。死寸白蛔虫。

密佗僧　见前收敛剂，又善杀虫。

使君子　味甘，性温，善杀小儿蛔虫。

雄黄　味辛，性寒，有毒，散肝风，解百毒，杀诸虫。治疫毒，惊痫，暑疟，澼痢，泄泻，劳疳，蛇伤。捣敷梅疗毒，疥癣，毒疡。

制苦参　味苦，性寒。治恶虫，杀疳虫。疗热毒肠风，热痢，疮疥，大风，癞疾，恶疮，不可久服。能损脾胃，如肝肾虚而火衰精冷及高年之均忌。

花槟榔　味辛苦，性温涩，破滞去胀，消食行痰，杀三虫。以及脏腑诸虫。治痰癖症结，水肿脚气，里急后重。过服则损真气，气虚者勿用。

香鹤虱　味苦辛，性微温。治一切水气，水蛊，杀疥虫，利寒湿。

海桐皮　味苦，性寒，祛风，祛湿，杀虫。能行经络达病所，杀疳虫、牙齿虫。治风癣有虫，腰膝疼痛，风蹶顽痹。

制雷丸　味苦，性寒，有小毒。消积杀虫，去风解毒，多服令人阴痿。

炙鳖甲　味咸，性平。治劳瘦骨蒸，往来寒热，杀疟虫，温疟，疟母，及疗妇人血瘕，经阻难产。

肥百部　味甘，性微温。治咳嗽，上气，肺热，传尸，骨蒸劳虫，蚕咬毒，百虫入耳。杀蛔虫、寸白虫、蛲虫，一切树木蛀虫。

苦楝子　味苦，性寒，有小毒。导小肠膀胱湿热，杀三虫。治热厥，腹痛，心痛，诸疝，干呕，脏毒，下血。如脾胃虚寒者忌用。

大枫子　味辛，性热有毒。治风疠疥癞，杨梅诸疮，一切皮肤病。

蛇床子　味苦，性温，去风补肾，益阳事，缩小便。治癫痫毒风，湿痹，大风，身痒，四肢顽痹，妇人子宫冷，阴中肿痛，湿癣恶疮。

第十二章　变质剂

凡药物能调和组织，革新其新陈代谢之作用，廓清血液者，总称之为变质剂。

生理作用

一、对于骨内之有癥瘕结核之有形物，而能具其祛瘀生新之能力，渐使其消散，或扑灭之。

二、增进赤血球及体重，以佳良其营养。

三、能溶解分散因病所生之沉着物。

昆布　味咸，性寒。治瘿瘤，阴溃疮，毒疮，鼠瘘，结核，项下五瘿，项下卒肿等证。

海藻　味苦咸，性寒。治瘿瘤结气，散颈下硬核，蛇盘瘰疬。

土茯苓　味甘淡，性寒，祛风湿，利小便。治痈肿，瘰疬，恶疮，杨梅疮。忌茶，肝肾阴亏者勿用。

浙贝母　味苦，性寒，化坚痰，开郁结。治肺结核，肺炎，咳嗽，吐血，衄血，肺痿，肺痈，妇人乳痈，瘰疬，肿毒，鼠疫核，项上结核，发背恶疮。

煨草果　味辛，性热，祛寒湿，除痰，消食。治疫疟，脾痛，胀满，妇人赤白带下。

怀牛膝　味苦咸，性平。治寒湿痿痹，风瘙，瘾疹，心腹诸痛，茎中痛，腰脊痛，妇女经闭，血结血块，推产堕胎。

海带　味咸，性寒。治一切瘿瘤，功同海藻。

川三七　味微苦，性温，散血定痛。治衄血吐血，血痢，血崩，痈疮，杖疮。能损新血，无瘀者忌。

西红花　味辛，性温。治一切核证，妇人经闭，难产，胎死腹中，产后血运，腹内恶血绞痛，小儿痘虫疮毒。

食盐　味咸，性冷，去热除烦，镇心明目。治肿毒，赤眼，瘰疬，霍乱，吐泻，疟疾，肺血出，及热病或肺炎而体中缺盐分，以致身弱精神不振等证。

第十三章　和缓剂

凡药物用以减退物质刺激，及过敏知觉者，总称之为和缓剂。

生理作用

一、能将百药中之毒质，变为无毒，而呈解毒之作用。

二、为和缓诸药，有制止其猛烈之效能。

粉甘草　味甘，性平，补脾润肺，止吐止嗽，解百药毒，和缓诸药。治虚劳咳嗽，小儿百日咳。如脾胃虚寒而中满，或停饮者均忌。

蜂蜜　味甘，性凉，清热補中，调营卫，和百药。治心腹肌肉疮疡诸药，咳嗽下利。如大肠虚滑者禁用。

（见《医学杂志》1935）

138. 冬令寡欲胜于服补

隆冬之时，严寒肃杀，狂风四起，万物皆蛰藏而不敢萌动者，此即天之生物而物随天气之闭藏也。人之于调养身体者，亦当效万物之守冬藏之气，而寡欲守精，以补其体。若精气不泄，则可以强壮身体，坚固皮肤，体健肤密，而外邪则不易袭入，其病不生焉。可见冬时之寡欲守精者，当胜于冬时之服补药。然补药之用，未免有偏，如吾者服此补品之有益，而彼者则反为有害，是补品之为用，诚不如固守精气之为善也。或曰：寡欲者，宜于冬，而春夏秋之无问也。余曰不然，盖冬人卫气多虚，狂风又甚，故其固守精气者，当慎防之，以应冬令封藏之气，以避风邪之为害也。《内经》云，冬不藏精，春必病温，即此之谓欤。

（见《幸福报》1931）

139. 临症医案（一）

胃逆

翁某　《内经》云，诸逆皆属于火。火伏于胃，胃热由冲脉以上腾，热气互相拮据，影响反射，刺激神经，故哕逆而呕，呕而腹痛。其气逆，潮热自汗者，皆胃热之作扰也，其烦渴口糜者，亦胃热之为祟也。关脉弦急，白疹二三，大便不通，小溲短涩，泻胃热而肝郁自平，镇胃气而呃逆自止。

代赭石一两　生石膏一两　陈半夏二钱　川郁金二钱　锦大黄三钱　京丹参三钱　苏薤白二钱　川贝母二钱　怀牛膝三钱　香连翘二钱　蜜杷叶三钱　川楝子三钱

复诊　脉势颇平，胃逆已降，惟余邪未清，胃火犹盛，仍当用代赭石、石膏降胃热，以为君。半夏、郁金通胃气，以为臣。丹、黄润肠泻火，贝、膝散结行气，然泻利之药，有碍阴液，故佐玉竹、麦冬，以养真阴。

代赭石一两　生石膏两半　煮半夏二钱　川郁金二钱　京丹

参三钱　锦大黄三钱　川贝母三钱　怀牛膝三钱　麦门冬三钱　明玉竹三钱

咳嗽

翁妇　风寒伤肺，酿成咳嗽，脉浮虚，舌厚白，手太阴之肺损耗，足太阴之脾衰惫，谷食不纳，仓廪失职，运肺理肺，兼疏风寒。

荆芥穗二钱　光杏仁三钱　川贝母二钱　香村陈二钱　蜜杷叶三钱　云茯苓三钱　炒麦芽三钱　马兜铃二钱　香前胡二钱　甜杏仁二钱　粉甘草八分

鼠瘟

杨左　右部动数，尺肤烘热，热入于里，乃生恶寒，热出于表，即变发热，热来则昏迷不醒，热退则烦扰不寐，胯核刺痛，手臂痹痛，血管之毒内窜，阳明之热外盛，火热上炎心包，阳毒下攻肾脏，舌黑口渴，面赤头晕，解毒散结，则瘀毒自散，泻热通络，则伏火自消。

荆芥穗三钱　桃仁泥五钱　西红花三钱　大生地五钱　浙贝母三钱　赤芍药三钱　香连翘三钱　蜜银花五钱　生石膏四两　锦大黄八钱　板蓝根三钱　雄黄精一钱　梅脑片六分　紫草片三钱　大青叶三钱

又诊　二日夜计服五剂，热势大减，核痛亦止，舌质带润，黑色未离，是阳热犹盛，毒邪尚炽，弃瘀杀菌，泻热攻毒，以冀攻毒，以冀收功，录方请询，郑先生酌裁。

生石膏二两　肥知母五钱　锦大黄五钱　桃仁泥五钱　川红花三钱　浙贝母三钱　川黄连二钱　连翘壳三钱　赤芍药三钱

大生地五钱　金银花五钱　板蓝根二钱　紫草茸二钱

热　咳

高某　风热克肺，肺火鼓激，酿为咳血，肝主胁肋，肝动咳甚，则两胁刺痛，肺司呼吸，热气阻碍，则呼吸不畅，体温升昂，肺为之胀，故喘满气急，热炎上冲，脑为之动，故头痛晕眩，脉数身热，口渴体怠，清肺燥以救真阴，除风热以解伏邪。

冬桑叶三钱　生石膏一两　南沙参三钱　贡麦冬三钱　枇杷叶三钱　光杏仁三钱　贡阿胶二钱　粉甘草八分　款冬花二钱　川贝母三钱　棕榈炭一钱　小茜草三钱

复诊　咳减血止，热退痛平，肺气舒畅，肝热不动，症涉坦途。但瘀积未清，照原方加祛瘀之品，瘀血如离，再图补正。

原方加三七、西红花。

久　泻

李某　脉形沉数，重按滑急，沉数为里热，滑急为伏暑，热郁于肠，肠不蠕动，则物积以化热，热挟以作泻，暑埋于胃，胃不运化，则气郁以生火，火炽以作痛。查病起于六月间，炎暑冒热，显然矣。误服桂附辛温，添薪救火，遂俾热邪愈结、愈固。设使寒症，则桂附为对症良药，岂有不能治之理乎。但症延数月，热伏太久，正气就衰，补正则邪甚不除，驱邪则正气堪虞，势居两难，姑遵张锡纯之变化人参白虎汤法。

西洋参钱半　生石膏一两　怀山药一两　黑元参五钱　肥知

母三钱　贡麦冬五钱　活龙齿五钱　左牡蛎一两　苦桔梗二钱　建莲子三钱　杭白芍二钱

二诊　前方服后，热势稍平，舌质转润，精神顿清，症涉坦途。但内热未息，胃火尤炽，宜白虎泻胃火，泻火太甚，恐伤胃阴，加怀山养胃，元参育阴，热动肝扰，佐白芍以平肝，火旺克肺，增桔梗以开肺，肝平肺开，则肠胃之收缩有力，胃强阴足，则三焦之决渎无亏，此法即不治泻，而泻自止，不利尿而尿自利矣。

生石膏二两　肥知母三钱　怀山药五两　黑元参八两　杭白芍三钱　苦桔梗三钱　建莲子三钱　云茯苓三钱

三诊　久泻胃阴大伤，肠管莫能收摄，以致三焦之水道不畅，膀胱之气化不调，小溲短赤，大便溏泻，关尺弱微，脉搏动是，心火不能下交肾阴，清浊不分故也，当补气以固脱，宁心以涵肾。

肥知母四钱　川黄柏二钱　贡麦冬五钱　左牡蛎一两　活龙齿三钱　南沙参三钱　建泽泻三钱　生石膏二两　怀山药八钱

四诊　脉势急数，按之无力，肢肤微热，时有咳呛者，是里热之被石膏达出于表也。考泄泻时，肠无力收缩，故用西药助其收敛之力，为治标。复用中药清其内热之邪，为治本。本标兼疗，即可奏功。尚冀忍心耐气，静养心神，否则，病魔不离，后患堪虑。

前方加莲子三钱，去石膏、知母。

五诊　热伏于胃，刺激肠管，故腹内刺痛，热能化食，胃中空急，故善饥不济，此即《内经》所谓除中之症是也。复因久泻伤肠，肠液干涸，龙雷之火上腾，厥阴之木内动，如补救真阴，则有杯水车薪之虞。欲固摄下源，则有冰炭之患，惟用坎离之法，以冀渐渐收效。

北沙参三钱　怀山药一两　金钗斛二钱　苏扁豆三钱　明玉竹三钱　云茯苓三钱　燕窝米五钱　淡海菜一两

六诊　连泻十个月，精神伤耗，势所必然，前因热气所持，故不见倦怠形象，今既热平泻止，症实无妨，独因精神未复，元气未壮，故疲惫嗜睡，静养数日，自可恢复原态，毋庸着急，但怀山粥多进些须，以健胃气，胃强脾醒，肌肉充满，则身体可获康健矣，再拟育胃醒脾固阴之法。

莲子肉三钱　云茯苓三钱　怀山药一两　鸡内金二钱　南沙参三钱　明玉竹五钱　款冬花二钱　甜桔梗二钱　西木耳一两　建泽泻三钱　淡鲍鱼一两

140. 临症医案（二）

阴　极

林阿排　苔焦口燥，昏迷嗜睡者，少阴阴亏也。脉微唇枯，两脚厥冷者，厥阴阴竭也。厥少合病，是热病之传至极点也，皆为急症。如不用釜底抽薪之法，则莫能挽回危机。且仲景云，少厥极热，应当急下，以存津液，姑拟一方，以冀万一，谨请鸿裁。

生地黄五钱　牡丹皮二钱　大元参一两　贡麦冬六钱　生石膏一两　锦大黄五钱　肥知母四钱　金钗斛三钱　天门冬三钱　紫雪丹八分

肺热

李教员　热气上冲肺脏，则发热咳呛，风邪内伏阳明，则潮热口渴，其脉浮大者，表邪盛也，苔燥黄者，里热炽也。清肺金，则肾水自旺，润燥气，则心火自平。

生杷叶三钱　南沙参三钱　川贝母钱半　生石膏一两　款冬花二钱　光杏仁三钱　火麻仁三钱　霜桑叶三钱　陈半夏二钱　肥知母三钱　蜜兜铃三钱　贡麦冬三钱

瘟疫

何某　阳明之热内盛，少阴之火外炽，赤白疹点，气分郁热，舌苔焦黑，血分伏邪，脉数而肤热，阴邪炽甚，目赤而颧红，阳毒腾发。清阳明之热，兼固真阴，发瘟毒之邪，并搜伏热。

黑犀角一钱，磨　生石膏三两　山栀子二钱　连翘壳二钱　川黄连二钱　生地黄五钱　苦桔梗二钱　黄枯芩二钱　黑元参一两　肥知母五钱　淡竹叶三钱　赤芍药三钱　粉丹皮三钱　锦大黄五钱　粉甘草二钱

又诊　阳热已平，真阴恢复，黑苔转见滑润，数脉变为和平，愤郁之余邪未离，阳伏之疹点未透，仍照原法加减。

原方减大黄，加金汁水二两。

热疹

育贤学校李教员　肤腠之蚊疹，虽已回谢，乃肺胃之丹毒尤未清离，故胃中满，善饥厌食，胃气鼓动，火邪上

腾，故气急上升昂，舌苔厚燥。前服清胃之药，脉见和平，舌苔退润，症愈大半。望宽怀珍摄，勿劳其心，则病魔易却。

扁豆花二钱　陈半夏二钱　南沙参三钱　绿枳壳钱半　肥知母三钱　蜜砂仁二钱　川郁金一钱　莱菔子三钱　贡麦冬三钱

肝　热

税契局局长　胸满烦扰，心火内盛，呕逆脉急，胃热内阻。心为君主之官，心火动则神不守舍而烦躁，肝为将军之官，肝火炽则魂不内收而惊梦。宜平胃热，清心宫，如胃热平，则心静而肝魂自不乱动矣。

淡竹心二钱　生石膏一两　陈半夏二钱　南沙参三钱　贡麦冬三钱　莲子心二钱　粉甘草一钱　京丹参三钱　新竹茹二钱

肝　痛

徐女教员　肝络受损，血不循经，血积肝硬，日久成瘀，故两胁刺痛，加之郁怒激动，肝火愈炽，火甚则经逆而呕血，呕血既多，肌体虚惫，故头晕体倦，四肢疲乏，脉象虚芤。补正养血，以固内虚，弃瘀通络，以调肝气，庶不至虚虚实实之患。

京丹参五钱　降真香钱半　当归身二钱　田三七二钱　苏党参二钱　光桃仁三钱　生地炭五钱　生藕片三钱　川茜草三钱　黑栀子二钱

斑　疹

林左　风受肺脏，即发疹。毒埋胃腑，即发斑。疹少斑多，毒重风轻，加之火热冲腾，阳明气化不行，二便不通，内热固结，神昏谵语，心宫扰乱，寸尺模糊，心关浮濡，身热如烘，苔黑似黧。泻阳明之实热，清少阴之君火。

笠犀角八分　赤芍药三钱　牡丹皮三钱　小生地五钱　生大黄五钱　生石膏二两　板蓝根二钱　金汁水两半（冲）

暑温

曾某　乍热乍寒，忽轻忽重，少阳之邪未离，阳明之热又增，二便不通，动辄气急，热重则身烧灼，烦来则口谵语，热结大肠，火延三焦，仿用吴鞠通之三石汤法，是否请正高明。

原滑石六钱　寒水石八钱　生石膏一两　金银花三钱　金汁水二两（冲）　新竹茹钱半　苦杏仁三钱　白通草二钱

胁痛

杨左　怒气伤肝，将军失职，愤郁伤肺，清肃失权，金乘木位，肝络壅窒，因之两胁刺痛，少阳枢机不转，太阴相传不周，恶呃吞酸，头晕耳鸣，脉象两弦。疏通肝络，调和肺气。

旋覆花二钱　新绛纬钱半　广青皮二钱　川郁金二钱　川黄连二钱　牡丹皮二钱　降真香一钱　光桃仁三钱　当归尾二钱

恶阻

施某媳　脉象弦滑，肝气刚强，脾土受克，胎孕六月，胎气内阻，脾胃不醒，健运之机失职，肝胆抑郁，少阳之枢不转，恶呃呕吐，乍寒乍热，此即古所谓恶阻是也。宜运脾疏肝，调养胎元，拟方请裁。

台党参三钱　漂白术二钱　缩砂仁一钱　东坡蔻钱半　云茯苓二钱　吴茱萸二钱　陈半夏二钱　广州橘皮钱半

食积

施儿　胃为食伤，胃液枯涩，脾为湿困，脾气尫弱，加之肝火内动，厥阴风木不调，物积腐化，变生蛔虫，胃火上升，鼓舞作痛，虫随呕出，脉象弦急，舌根白滑，平肝健胃，化湿杀虫。

槟榔子二钱　使君子五枚　川楝子三钱　杭白芍二钱　川黄连钱半　枯黄芩二钱　广木香一钱　生甘草一钱

齿痛

陆某　风受于卫，卫气不和，故发热，热淫于脑，脑宫不安，故梦遗，胃火有余，肾水不足，火热上冲齿龈，故齿痛口渴，疏风却寒，则营卫有调和之机，壮水清火，则中宫无戕贼之害，录方候正。

金银花三钱　连翘瓣二钱　肥知母三钱　荆芥穗二钱　苦桔梗二钱　炒黄柏二钱　淡竹叶二钱　萼梅花二钱　原滑石一两

哮喘

郑君　色欲过度，肾气耗损，水涸金伤，酿成哮喘，且肺司呼吸，外通毫毛，内属太阴，达于卫阳，与卫气相联镳，卫气不和，清肃不调，故恶寒毛栗，濈濈发热。滋水之源，以济阳光，壮火之阳，以消阴翳。

冬虫夏草二钱　川贝母二钱　紫石英一两　活磁石八钱　五

味子二钱　款冬花二钱　甜杏仁三钱　淡苁蓉二钱　女贞子三钱　白果肉三钱

（以上二篇见《中医世界》1931）

141. 临症医案（三）

浮　肿

周妇　肝郁乘脾，肝气不舒，故气窒呃逆。脾主四肢，脾气不畅，故四肢浮肿，太阳膀胱之气化不行，太阴脾脏之健运失司，故头痛眩晕，饮食难进，脏脾虚弱，脉缓而紧，心脏疲痿。纵览前方，破耗太盛，胃阴愈伤，脾气愈损，健脾运胃，则气通四末，而肿可消，育阴调肝，则气溢三阳，而痛可止，谨录一方。敦请酌裁。

怀山药五钱　代赭石一两　旋覆花二钱　冬虫夏草二钱　川郁金二钱　郁李仁三钱　川商陆二钱　车前子三钱　白茅根一钱　蒜头肉一两　茯苓皮八钱

瘫　疹

连左　脉数而散乱，按之模糊，是阳明之热，内传于手厥阴心包，足厥阴肝也。心主藏神，心热则神不清而呻吟，肝属筋络，肝热则手颤而肉瞤，白疹夹斑，阳热内盛，舌干耳聋，阴液外耗，热极似阴，火盛如朦，故外虽无大热，而内实热盛也。再观面赤颧热，华氏表一百零五度，即可知其为热矣。症势重笃，后患堪虞，用承气白虎借背城之一战，录方请裁。

川大黄八钱　川厚朴二钱　枳实二钱　生石膏三两　肥知母五钱　生甘草钱半

脾约

项妪　疹毒内陷于足太阴脾，脾气不舒，故胸膈痞满，热邪内埋于足阳明胃，胃热鼓舞，故腹硬疼痛。脉滑带数，重按无力，关部尤盛，苔白带燥，摸之有刺，舌心多绛，大便秘结，一星期不更衣，肠胃液涸，其脾为约，用脾约丸，润肠醒脾，加川楝、元胡、乌药、丹参，化气止痛。

川大黄三钱　川厚朴二钱　绿枳实二钱　杭白芍二钱　元胡索二钱　金铃子三钱　台乌药三钱　京丹参三钱　光杏仁三钱　火麻仁三钱

百日咳

陈左　风寒客肺，清肃失权，酿成咳嗽，咳甚伤肺，肺脏之丝血管，因咳而破伤，伤甚即咳而带血，此即医书所谓百日咳是也。疏肺逐寒，兼育肺阴。

鲜桑叶五张　杭甘菊二钱　苏薄荷八分　苦桔梗二钱　杏仁泥三钱　香连翘三钱　款冬花二钱　石韦根五钱　生甘草五分　马兜铃三钱

肝癌

游校长　左关革促，诸部濡数，按之连跳二三而停止，是肝脏大伤。气与血不相贯续，其肝即郁，肝郁化瘀，瘀积而硬，由硬而成癌，故左胁硬满，肝癌硬肺，故咳嗽气急，日久月深，正气伤耗，肝血日枯，血枯病笃，若欲破瘀，有碍正气，扶正当防瘀结，势居两难，姑拟一方，先探病原。

浙贝母三钱　北沙参三钱　川石斛五钱　野台参钱半　肥知母三钱　款冬花钱半　贡阿胶二钱　马兜铃二钱　川贝母二钱　小茜草二钱

肠　热

教育局局员　暑邪化热，传于小肠，热盛发炎，刺激作痛。热由毒化，发于皮肤，愤郁成疹，脉数苔黑，身热齿焦，阳邪内窜营阴，阴伤液涸故也。清小肠之热，解营分之邪。

银花蕊三钱　白通草钱半　新竹茹二钱　寒水石一两　生石膏三两　原滑石一两　光杏仁三钱　川石斛五钱　南沙参三钱　肥知母五钱　金汁水二两冲

劳　复

霞屿村施某　发汗之后，诸热已退，但余热绵绵，病不了了，是太阴之火未静，阳明之气莫清，肺失清肃之权，胃困津液之养，故胀满喘气，口燥烦渴，脉形动数，身躯微热，揣其病情，是由汗后劳动，余火复萌所致也。吴鞠通云，温病愈后，最忌劳复，此即劳复之症是也。然热已再炽，尤当仍照前法，加清肺之品。

鲜竹叶百条　荷叶边四钱　西瓜皮一两　丝瓜络四寸　光杏仁三钱　原滑石一两　扁豆花二钱　银花蕊三钱　薏苡仁五钱　肥知母四钱

肿胀

斗垣头林妪　肺为呼吸之器，外通于皮肤，脾为四肢之阳，内贯于胸腹，脾邪失表，郁闭于肺。肺气不舒，故肤肿而喘急。湿气失调，阻滞于脾，脾湿不化，故腹胀而泄泻。脉象紧滑，风湿未离，舌中干燥，阴液有伤。运脾调肺，疏风化湿，以冀奏功。

槟榔子三钱　川商陆二钱　茯苓皮五钱　赤小豆三钱　北秦艽二钱　建泽泻三钱　麻黄梢三钱　怀山药六钱　阳春砂钱半　披地挂二钱　肥猪苓三钱　蒜头肉五钱

方义　医书云，上肿宜发汗，下肿宜利水，此为治肿之妙法也。鄙用麻黄独取用梢，为其轻清疏风，而力不猛之意也，佐山药，育阴补脾，且以监制麻黄之力，加槟榔、砂仁、地挂，运脾化气，茯苓、赤豆、猪苓化湿利水。蒜头、泽泻走于四肝以逐水，秦艽、商陆，通于卫分以疏风，此补泻兼施，为背城之计。

又诊　前方服后，肿胀已消，惟脾阴尚虚，胃口未开，以致食欲不振，胸膈痞满，用苏叶、防风，疏卫分之风，枝香、砂仁开肺脏之气，即所谓气行而水自行也。佐二苓泽腹，通三焦之水道，砂木内金，运脾之扶殖。又借酒力，达于卫分，以逐水于外也。此法标本兼疗，诚有曲突徙薪之妙。

紫苏叶三钱　软防风二钱　一枝香二钱　光杏仁三钱　赤茯苓三钱　肥猪苓三钱　光泽泻三钱　大腹皮二钱　阳春砂二钱　广木香二钱　鸡内金三钱　酒三矸，炖熟匀服。

血 臌

林妇 脉形紧急，按之涩滞，紧为肝郁，急是瘀积，涩滞属阻气。夫妇人以血为后天之本，血滞成瘀，瘀积之深，遂为血臌。阅前方滋补气血，隔靴搔痒，以致瘀血愈补愈固，绵延多月，根深蒂固，药石之力，恐难奏效，勉拟一方，以观动静，录方请裁。

光桃仁三钱 锦大黄三钱 川厚朴二钱 绿枳实二钱 小桂枝二钱 川田七钱半 生甘草八分

胃 痛

陈妇 脾因湿邪，故肝肿畏食，肝亵风气，故胃痛噎气，补脾则膜胀自消，调肝则胃痛自止。

茯苓心三钱 光泽泻三钱 漂白术二钱 宣木瓜三钱 大腹皮三钱 川椒目一钱 苏党参三钱 阳春砂二钱 盐青皮二钱 生甘草一钱

郑某 脉弱腰痛，肾气虚惫，头晕体酸，脾阳不足。脾为统血之源，脾弱则血衰，血衰则不能通于四肢，故四肢酸痛。肾为藏精之盂，肾虚则髓空，髓空则不能贯于腰脊，故腰脊酸痹。补脾固肾，以疗其本。

古港参五钱 漂白术一两 炙黄芪一两 茯苓心八钱 酸枣仁八钱 广木香五钱 远志肉五钱 西当归一两 炙甘草三钱 巴戟天五钱 甘枸杞八钱 怀牛膝八钱 明天麻五钱 川续断一两 川杜仲八钱 怀山药二两 鸡内金五钱 蜜为丸，每服三钱，米汤送下。

鼠温

周媳　舌黑唇燥，阳明热甚，脉微细数，少阴液亏，身热体痛，手足痹厥，是热极入阴。《内经》云，阳症见阴脉，即此之谓欤。耳后结核如李，按之大痛，乃瘀毒内结，危险毕露。拟一方，以助转机。

蜜银花一两　香连翘三钱　光桃仁五钱　紫草片五钱　浙贝母四钱　西红花三钱　赤芍药三钱　小生地八钱　板蓝根四钱　生甘草一钱　生石膏六两　川大黄一两　笠犀角钱半磨冲　大青叶三钱

二诊　头痛身热，毒核大热，舌干紫绛，脉数无伦，阳热酷甚，阴液外耗，症延多日，火邪愈炽。火热内窜，毒核内攻，危险立见，幸前方连服十剂，燎稍遏。虽然热减，如不急投攻毒泻下之药，尚恐大热复发，燎原之势，实难制止。

前方减大黄五钱，加知母五钱，马齿苋二两。

三诊　三日计服七剂，大热尽退，但兵过笆篱损，其邪虽去，而正已就衰，津液未复，口舌尚燥，核溃脓渍，脓血狼藉，是余毒尤盛，血液不旺，养血解毒，以图收功。

蜜银花一两　秦当归二钱　生黄芪三钱　蒲公英三钱　生甘草二钱　天花粉三钱

噎嗝

北寮李翁　胃枯液伤，脾气不醒，阴关内格，酿成噎嗝，误服温热辛燥，其液愈伤，其病愈盛，脉数便秘，症颇沉笃，急救胃阴，兼醒脾气，冀可见效。

茯苓心三钱　砂仁壳钱半　莲叶蒂一钱　京丹参三钱　石菖

蒲八分　北沙参三钱　川贝母二钱　川郁金二钱　陈半夏钱半　鸡内金二钱　火麻仁三钱

肠痛

织布厂阔司　便秘腹痛，小肠有热，脉数舌绛，营管积瘀，瘀滞不化，酝酿成痈，痈肿发炎，刺激神经，故小腹大痛，屡投承气泻叶，攻下之药，痛虽稍止，瘀结莫散，不没其药，痛必反剧，以理推究，显然肠痈，而非胃实也。查二十余日，计服大黄泻叶数两，正气愈惫，不如用解毒败结，先探病情可以标准。

威灵仙三钱　豨莶草二钱　浙贝母三钱　山慈菇三钱　赤芍药三钱　牡丹皮二钱　大生地五钱　小皂刺三钱　忍冬藤三钱　光桃仁二钱

又诊　连服二剂，腹痛顿止，大便畅顺，但食后腹中犹觉闷闷不乐，是肠炎尚未尽退故也，照前方加消炎之品。

前方加知母三钱，马齿苋一两。

（见《中医世界》1934）

142. 医　案

暑疟

黄某　暑热内伤．秋凉外束，热埋于膜之半表半里间，毒踞于少阳之胆经胆络中，形寒形热，腹痛腹鸣，热来则头晕耳鸣，热退则身倦体怠，脉象弦急，舌质黄腻。枢转少阳，藉通表里。北青蒿二钱，肥知母三钱，粉丹皮三钱，霜桑叶三钱，净鳖甲五钱，枯黄芩二钱，白蔻花一钱。

疹加斑

郑某　风受肺脏而发疹，毒入胃腑而发斑，疹少斑多，毒重风轻，加之火热冲腾，阳明起化不行，二便不通，内扰心苦，神昏谵语，脉象模糊，身热如烘，舌黑似黧。泻阳明之实热，清少阳之君火。黑犀角一钱磨冲，赤芍药三钱，牡丹皮二钱，小生地五钱，锦大黄四钱，生石膏二两，板蓝根二钱，金汁水一两冲，连翘壳三钱，金银花二钱。

羊肉积聚

陈某　实缘年近花甲，胃气虚尫，素多烦劳，气亦大耗，去年又因夫人不禄，加之愁苦怫郁，肝络必伤，木侮阳明，消化阻滞，再食羊肉，遂愈积而愈固。夫胃为仓廪之官，专藉大肠之传道，而化物即可出也。今因积滞不通，刺激胃神经，且胃为万物所归之地，胃经受制，必影响于全身矣。是以四肢挛急，浑身麻痹，短气喘急，大便后重，此为阳明实症。《医学大辞典》云：羊食百草之毒，羊肉性热，食之能生热病，即此之谓欤。治宜除阳明实积，兼解羊肉之毒，病因有形积聚，故宜丸剂庶可见功：锦大黄一两，生甘草二两，土贝母八钱，板蓝根六钱，山豆根八钱，北柴胡五钱，赤芍药五钱，南山楂八钱，元明粉四钱，蜜同炼为丸，每服三钱，淡盐汤送下。

（见《上海医报》1930）

143. 吐泻验案

观音井，俞细弟之子，年二岁，于夏间患吐泻。二十余日，潭医延尽，皆无见效。始来邀余，见其睡时，口眼不合，鼻扇面赤，醒则啼哭不已，且不哺乳，胸腹满胀，四肢厥冷，惟头部大热，五液俱亏，症颇垂危。阅前服诸方，或四苓汤，或藿香正气散等，温燥利水之药，余踌躇间，实难主决。若再用利水，则津液愈伤。若改用生津润燥，则胀泻必甚，势居两难。再验舌苔燥黄滑润，所下之粪，如金黄带青色，故知其为暑湿夹热作泻之症，其醒之啼哭不已者，为内热鼓动也。其口眼不闭，鼻扇面赤者，为胃火上升肺气不舒也。遂用猪苓汤加鲜芦根、竹茹、麦冬、元参、玉竹、芩、连，连服二剂，津回泻止，其吐亦愈。四肢温和，头部热减，惟腹胀未消，继用薏苡竹叶散，加芩、连、枳、朴、芦根等，服三剂，诸疴尽却。按此症可治之处，在于舌苔滑润，口不大渴，眼无直视也。夫口不渴，为津液未竭，眼无直视，为肝气未绝，更有可喜者，舌苔滑润，滑润是津液尚存一线。若燥黄而无滑润，且带干枯大渴者，则为阴液内竭，元阳外散，危在顷刻，纵有灵丹，亦难有救。为医者可不审哉。

（见《幸福报》1930）

144. 近代名医医案一脔

周身血脉，皆通于脑，血热上升，冲入脑海，影响反射，刺激神经，头热晕痛，目赤鼻窒，鼻阻不通。若强叱俾通，则血管破裂，血随下溢，经年累月，阴火愈甚，脑热愈伤，脉象洪濡，舌燥唇枯，平脑热，降胃火。

生石膏一两　紫石英八钱　代赭石五钱　紫草皮二钱　光桃仁三钱　真血竭二钱　京丹参三钱　大生地五钱　大元参三钱　肥知母三钱　黑荆芥八分

久病伤阴，阳明热甚，肺脏受克，阴伤液枯，神不守舍，故神昏谵语，热伏于胃，胃气不舒则呃逆，火盛灼肺，肺气不收，则咳呛。前服桂枝、羌、防等辛燥之品，以致阴火愈甚，津液愈伤，如抱薪救火。刻下脉象模糊，精神散乱，证势垂危，权与平胃热，固阴脱，背城一战，以冀万一。

钟乳石五钱　紫石英五钱　北沙参三钱　天门冬二钱　款冬花二钱　大元参五钱　贡阿胶二钱　肥知母四钱　蜜兜铃二钱　川贝母二钱　明玉竹三钱　甜杏仁三钱

月经适来，浣衣受冷，冷气客于胞宫，经血因之停滞，血积成瘀，瘀结作痛，且肝统血，血积则肝气不舒，肝脉通于左胁，故小腹痛，以牵引右胁而痛也，宜调肝以疏郁，弃瘀以生新，瘀血涤除，肝木自旺。

京丹参三钱　抚川芎一钱　酒当归二钱　五灵脂二钱　川蒲

黄二钱　延胡肉三钱　青卷柏二钱　桃仁三钱　西红花二钱　川椒炭六分　广郁金钱半　绵茵陈二钱

小儿殇折，痛哭惨恸，绝食已有五天，以致胃气内伤，肝火发动，无形之木火刑于胃，为呕逆，熏蒸之金气，刑于肝，为急痛，加之少阳之枢不转，厥阴之阖失司，宜先遣人劝解，慰其渴想，继进疏肝补脾，调其阴阳，庶可奏功矣。不然绝食过度，悲伤过甚，迨其大汗淋漓，卫阳外脱，虽卢扁亦将束手，戒之慎之。

广郁金二钱　炒丹皮二钱　九节菖蒲七分　凉丹参二钱　台乌药三钱　延胡肉二钱　鸡内金二钱　川楝子三钱　广木香一钱　南沙参三钱　干荷叶二钱　缩砂仁钱半

春温伏邪，郁于腠理，应宜透邪托表以使之外出，乃反投攻下，至热邪乘胃虚而内陷，热炽液伤，转成阳明实证，热埋多日，内脏必伤，故见谵语直视遗尿。《伤寒论》曰，火热入胃，胃中水竭，躁烦必发谵语。又云，狂言直视，谵语遗尿者，为肾绝。考察脉证，幸元气未脱，脉象属阳，尚有一线生机。姑拟护胃承气汤，加育阴涵水之品，此法仿少阴三急下之例，以为急下，以藏津液也。

黑元参一两　锦大黄五钱　肥知母四钱　小生地一钱　贡麦冬五钱　人中黄钱半　女贞子四钱　淡苁蓉三钱　旱莲草三钱　瓜蒌实五钱　川贝母二钱　金钗斛二钱

肝性善舒，郁则肝气不舒，胆汁生于肝，肝郁则胆汁不生，胃中之消化专藉胆汁之助，胆汁不足，胃酸泛滥，且肝脉循于左胁，以是嗳噫吞酸，左胁作痛，其有时腹痛，及食后喉中自觉响叮之声，是木侮土，土衰金败故也。查病者，由于携持重物，勉强用力而得，显系肝络受伤，气血郁结，瘀积横于膈膜之间，治宜培土气以涵木，疏肝络以开郁，冀其肝平脾健，络脉通行，则郁气散矣。《内经》云，心志喜，喜能胜怒，又宜时常胸怀悦愉，多见喜色，服药始得有效。

旋覆花二钱　炒青皮二钱　威灵仙二钱　鸡内金二钱　炒麦芽三钱　降真香一钱　广郁金二钱　活磁石五钱　桃仁二钱　川米浦八分　西丝瓜四寸

体质肥胖，湿痰居多，卒中恶风，遂成顽痰，风中脑宫，影响神经，是以口眼㖞斜，痰迷心窍，刺激血管，所以四肢挛急。《内经》云，血行风自息，故宜行血疏风，涤痰通窍。

秦当归三钱　川脑芎三钱　净麻黄二钱　天竺黄一钱　九节菖蒲一钱　远志肉一钱　制南星二钱　广化皮一钱　软防风二钱

夏暑内伤，火气入心，秋热外袭，燥气扰肺，先由失以表散，邪郁肤里，继因误以入下，热结胃腑，胃火猖獗，蔓延三焦，脉象沉数，舌质燥黄，宜泻胃热，以救津液。

肥知母五钱　生石膏一两　锦大黄五钱　芒硝二钱　大元参一两　生甘草一钱

暑热内伤，秋凉外束，热埋于膜原之半表半里间，毒踞于少阳之胆经胆络中，形寒形热，腹痛腹鸣，热来则头晕耳鸣，热退则身倦体怠，脉象弦急，舌质黄腻，枢转少阳，藉通表里。

北青蒿二钱　肥知母三钱　牡丹皮二钱　冬桑叶三钱　软柴胡一钱　败龟板五钱　枯黄芩二钱　白蔻仁一钱　陈半夏二钱

（见《中医世界》1930）

145. 临证录

德丰布庄陈裕光　胃汁干枯，膜膈焦燥，故干呕哕气。肠液烁耗，黏膜萎靡，故便秘枯结。盖胃之消化，肠之蠕动，专藉液汁之濡润，庶能消磨变化，以助肠胃之运动。液汁若枯，运动迟涩，日久月深，肠胃愈伤，根深蒂固。纵览前手方剂，约数十纸，都是隔靴搔痒，且大半攻伐耗液为多，以致真阴愈竭，幸精神未散，脉形未脱，尚有一线生机。勉拟开胃养液，以冀万一。

川郁金钱半　南沙参四钱　砂仁壳一钱　京丹参三钱　九节蒲八分　莲叶蒂二钱　云茯苓三钱　川贝母二钱　天门冬三钱　川石斛三钱　淡鲍鱼一两　郁李仁三钱

德昌布店郑某　六脉洪濡，重按沉数，一息八至，洪为肺热，濡属暑邪，沉数是伏火与里热，褒存深薮，故外无热，而肢反冷。热暑冲激，肺受热剋，肺叶胀满，故喘而不能卧。查前因发疹初愈，早投牛肉温补，热邪愈补愈固。疹毒愈伏愈深，连投大凉泻热之药，内热渐渐外现，胸腹转热，脉见数急，小溲如血，大便似黧，白疹外出，喘急稍平，但因邪伏已深，症虑缠绵，如服药无误，亦当月余，即可收功。谨再拟一方，请鸿裁。

生石膏四两　枇杷叶三钱　寸麦冬五钱　南沙参五钱　光杏仁三钱　瓜蒌实八钱　肥知母五钱　川贝母二钱　锦大黄五钱　款冬花二钱　该方连服十剂

又诊　诸热今已解除，疹毒亦已透发，但久热伤肺，肺伤即咳，久咳不已，必传入脏，既传入脏即必成痨，即肺伤则肾气不收，膀胱之气阻滞，故小溲如米泔汁者。脉浮滑带数，舌质白滑，舌后带黄，是余邪未离，郁伏膜原也。今幸肺经未伤，痨虫未发，病邪尚浅。如用滋养肺阴，肺阴坚固，咳呛自止，肾脏强健，小溲自清。

钟乳石三钱　蜜紫菀二钱　肥知母三钱　川贝母钱半　南沙参五钱　马兜铃二钱　苦杏仁三钱　怀山药五钱　天门冬四钱　款冬花三钱　西木耳一两

曾某　病后虚弱，失以调养，加之过劳伤血，复受雨湿，致体内之营液缺少，胶质日枯，胆汁外溢于皮肤之间，遂成黄瘅。脉微面白，肌肉萎黄，症延多日，根深蒂固，当化湿养血，则胆汁内守，营液充郭，而黄可愈也。

绵茵陈一两　建泽泻八钱　赤茯苓一两　川厚朴七钱　醋炼皂矾一两　西当归一两　苏党参一两　炙黄芪一两　怀山药二两　饴糖合炼为丸，早夜各服三钱，米汤送下。

苏湾村俞阿咩　阳邪郁闭，肝火上腾，故头痛晕眩，少阴液耗，肾水枯涸，故烦扰不寐，脉象弦急，关部有力，阳明之火不降，少阴之津不济。《伤寒论》云，少阴温病，宜于急下，以存津液。火邪下通，津液上济，则精神足而能寐矣。

川大黄三钱　肉苁蓉三钱　何首乌三钱　小生地五钱　生桑椹五钱　南沙参四钱　肥知母五钱　天门冬三钱　明天麻三钱　苦桔梗三钱

二诊　脉形已平，舌质尚燥，肝阳之火不遏，少阴之津莫复，肾为脑海之原，肝为将军之官，肾阴不济，肝火乱动，故不寐而烦扰，头晕而体倦也，仍宜清肝阴之热涵少阴之真。

南沙参三钱　肉苁蓉三钱　肥知母三钱　锦大黄三钱　桑椹子三钱　牡丹皮三钱　天门冬三钱　明天麻三钱

三诊　肝热未平，故头眩而止涩，脑虚未健，故心惊而不寐，左关弦紧，肝木太盛，右尺滑动，肾水不足。滋水之源，以消阴翳，疏木之气，以济阳光，再拟一方，谨请酌裁。

建泽泻二钱　粉丹皮二钱　云茯苓三钱　怀山药三钱　九蒸地五钱　鲜桑叶三钱　肥知母四钱

四诊　内热已减，脉形已静，惟脑宫虚惫，清阳不升，故头晕而微痛，细查初起之时，服头痛粉过多以致也。盖头痛粉系西药芬阿锡吞等合制，其功虽能退热止痛，然过于伤脑，脑伤故痛不止，升阳补脑，以冀收功。

吉林参一钱　苍耳子钱半　明天麻三钱　何首乌五钱　萌桑芽二钱　大黄芪三钱　川辛夷八分　木贼草二钱　熟地黄五钱　甘枸杞二钱

林翁　脉数乱动，阳明之热炽盛，苔黑齿枯，真阴之液已亏，绵延日久，内窜心包，故神昏气急，然昏迷一连十余日，脏腑败坏，殆入膏肓，勉拟一剂，观明目变症如何，再作定夺。

川大黄一两　生石膏四两　肥知母八钱　小生地八钱　黑元参一两　莲子心三钱　川黄连三钱　粉丹皮二钱　安宫牛黄丸一枚　该方计服三剂，竟获治愈。

俞通利　阳明经脉上环口唇，风客内动，经脉挛急，筋气不舒，故口唇偏斜，口语迟涩，日久伤阴，阴液枯涩，故大便燥结，舌质厚白，湿邪尚盛，脉紧散大，风火犹焰。育阳明之津，平厥阴之气，如肠液足，则便润，肝气旺，则口正。

吉林参一钱　双钩陈二钱　僵蚕一钱　天门冬三钱　生地黄五钱　代赭石一两　山药一两　嫩桑枝三钱　木瓜曲钱半　黑元参五钱

二诊　前方有效，口斜已正，缘以久病缠绵，内伤脾胃，脾弱则健运无能，胃虚则仓廪失职，以致胸中嘈杂，善呕哕气，脉弱神疲，症颇沉重。宜先固脾开胃，脾气旺则能食，胃口开则能纳，且人专藉食物培养后天，后天充郭，则诸症可瘳矣。

京丹皮三钱　九节蒲八分　结云苓三钱　砂仁壳钱半　莲叶蒂钱半　北沙参三钱　川贝母钱半　建神曲二钱　生内金二钱　炒麦芽三钱

三诊　脾气疲惫，胃阴枯燥，复因误食鳗鱼，鳗性温补有毒，隔阻胸中，毒性易发，故食入即吐，仿佛噎症，用六郁汤加解毒之药，以冀见效。

泔苍术钱半　川芎一钱　山栀子二钱　建神曲二钱　南香附二钱　银花三钱　绿豆肉三钱　地骨皮二钱

郑某　脉数带急，咳嗽泄浊，肺脏之热未离，肾阴之真已亏，热蒸之盛，血分不清，则体内之蛋白质及盐分，相混不分，乘小溲而溺出，故小便时浊时清，热甚克肺，肺气激动，故咳嗽带血，宜清肺育阴。

怀山药一两　西木耳八钱　淡海菜一两　款冬花二钱　川石斛二钱　核桃肉五钱

施儿　目干鼻涩，口燥齿枯，耳聋流脓，是肝肺之火炽盛，病延月余，热毒深烁，五液俱枯，液枯则肺沫上溢，壅闭满口。阅前方耗散伤液，膝痒搔背，以致津液愈耗，急宜涵养真阴，补救津液，以希挽回。

川石斛三钱　天门冬三钱　南沙参三钱　肥知母三钱　黑元参三钱　冬梨汁一杯冲　明玉竹七钱　荸荠汁一杯冲

杨妇　《内经》云，阳虚生外寒，阴虚生外热，阳为气，阴为血，气血两虚，冲任两伤，故见寒热往来，肌体倦怠，脉形虚微。宜调阳育阴，兼养冲任，如阴阳和畅，气血旺盛，则诸证可却。

熟地黄五钱　吉林参一钱　西当归二钱　银柴胡八分　贡阿胶二钱　杭白芍三钱　川钗斛三钱　粉丹皮二钱　黑橹豆五钱　北沙参三钱

许某　神呆舌僵，厥阴之阴已极，目吊唇反，少阴之火将尽，脉散无神，肢厥如冰，症势危殆，一发千钧，但恐鞭长不及马腹，且鄙人才学疏浅，见识有限，尚希敦请高明，勉与安宫一枚，以提其神，暂延时刻。

蜜银花三钱　赤小豆五钱　煎汤送牛黄安宫丸一枚服。

某妇　邪陷阴竭，龙雷之火乱动，热埋阳衰，风木之气妄摇，舌僵目吊，循衣摸床，脉见雀啄，瘦如鹄形，奄奄一息，危在旦夕。纵有和缓再世，恐亦难驱二竖出于膏肓之穴，但鄙人才疏学鲜，自见束手，无如病家再四哀求，免拟一方，以慰其请。

野生参二钱　贡阿胶二钱　生山药一两　淡附子二钱　至宝丹一枚冲

陈左　瘟毒之邪郁于肠胃，热灼液枯，肠胃发火，胃酸燥结，故大便八九日不通，便秘多日，内热愈炽，阳明之里热沸腾，少阴之君火不遏，故潮热口渴，头汗淋淋，热郁于表，即发疹。毒伏于里，即腹痛，缘以初失凉解，养痈长疽。刻下上焦之热正盛，当用釜底抽薪之法，如大便通利，则上焦之热自解矣。

川大黄八钱　肥知母七钱　粉丹皮二钱　小生地五钱　麦门冬八钱　黑元参一两　生石膏四两　金银花一两　连翘肉三钱　至宝丹一枚冲　该方连服三剂

又诊　脉平身凉，肠热已除，苔润渴止，胃火已降，余邪传于脾经，故胸痞窒满，阳热伏于脑海，故头痛晕眩，清太阴之邪，则脾气畅达，而胸痞窒满可愈。泻阳明之热，则脑宫清醒，而头痛晕眩立止，此为治本之法也。

川黄连二钱　枳实二钱　瓜蒌五钱　陈半夏二钱　肥知母四钱　石膏二两　甘草一钱

龚妇　胃热上熏心包，邪热内传阳明，故神色昏迷，耳聋齿枯，用承气白虎泻胃热。胃热平则神清，然泻之太盛，有伤津液，故加增液汤以养液，此法补泻兼施，且有沉舟破斧之能。

黑元参一两　大生地八钱　贡麦冬八钱　川大黄八钱　生石膏四两　瓜蒌霜三钱　肥知母八钱　雅黄连二钱　蜜银花五钱　香连翘三钱　紫雪丹一钱

二诊　热甚伤津，故舌苔紫绛，胃火内炽，故潮热烦渴，疹斑稠密，白麻稀疏，热邪盘踞于皮肤之间，阳热鼓舞于营分之里，内外俱热，以肌肤为战场，症颇重笃，幸神清爽，脉尚有神，犹堪疗治，用护胃承气合白芷加减，录方请裁。

锦大黄一两　黑元参一两　麦门冬八钱　小生地八钱　生石膏四两　粉丹皮三钱　肥知母七钱　金汁水二两　天门冬八钱

蜜银花一两　紫草片三钱　金钗斛三钱

三诊　白疹涌出，内热略解，惟营阴之邪未清，阳明之热尚旺，当清营汤清营里之邪，合白虎承气，解阳明之热。

笠犀角八分　川连二钱　竹叶心百条　黑元参一两　粉丹皮二钱　麦冬一两　香翘心三钱　金银一两　川大黄一两　石膏三两

四诊　连投二剂，诸恙俱愈，惟津液尚亏，与甘露白虎以作善后。

川石斛三钱　二门冬各五钱　生地黄五钱　石膏二两　枯黄芩二钱　山栀子二钱　绵茵陈二钱　知母五钱　蜜杷叶二钱

平潭商会会长　毒邪久伏肺经，肺为热蒸，酿成痰，痰涌射肺，故为咳呛，肺属气，外主毫毛，氣分之邪隐郁月余，亦成白疹，陆续发出，尚未透彻。所虑者，伏邪未离，早服补品，补品壮气，气实肺胀，故不能卧寐，而兼喘咳者。泻肺之气，以消其胀，清肺之热，以涤其痰。录方请酌：

金银花五钱　连翘二钱　牛蒡子二钱　射干钱半　肥知母四钱　马勃二钱　川贝母二钱　天冬六钱　鲜西瓜皮一两　沙参五钱　蜜杷叶三钱　瓜蒌五钱

平潭县署陈科长　热陷于胃，胃逆作呕，邪伏于脾，脾郁作吐，口燥苔绛，华氏表一百零四度，肺胃之火俱盛，弥漫三焦，热闭肤密，疹点莫能发出，以致热邪不解，绵延不愈。搜邪托疹，兼平胃火。录方谨请钧裁：

寒水石一两　生石膏二两　原滑石八钱　银花蕊五钱　新竹茹二钱　白通草二钱　杏仁泥三钱　金汁水二两冲　香连翘二钱　生枇杷二枚　陈半夏二钱　活芦根一两

林排长　少阳郁热，肝火乱动，且肝主筋，筋通于脑，热气刺激，其筋为动。肝动而脑亦动，故烦躁不寐也，宜平肝养神，肝平神足，则火不动，火不动，则寐矣。

酸枣仁四钱　肥知母五钱　川芎钱半　抱木神三钱　杭白芍二钱　北沙参四钱　石斛三钱　炙甘草五分

（见《中医世界》1934）

146. 二个验案

胃热呃逆治验

平潭下厝场村，张某，年近不惑。初患热病，兼发麻疹。多服幸托之药，延至十余日，不特外热不退，更加呃逆连声不休，日夜数百次。若饮以热汤，呃逆愈甚，甚至并将所饮之热汤，呕吐一尽，寤寐不安，诸药罔效。有邻居郑君，知予深究医术，遂为介绍延予，且谓病者曰：此病最属奇怪，若非见识高超，认症投药，鲜有不致偾事者矣。至次日，即舆来予室，为之诊断，断为热陷于胃，胃中之热刺激胃之神经，发动不宁，遂发呃逆。为疏竹叶石膏汤加代赭石、紫英石重镇胃逆，佐姜汁少许，麻醉神经，犹西医用蘋茄膏，麻醉治呃之法。初服一剂，呃逆渐疏，呕吐亦平，原方加大黄五钱，服二剂，霍然而愈。继以叶氏养胃汤，以善其事。予思此症，是因热病误服辛托药之变症也。盖热病误用辛托药，俾胃热内炽，热气上腾，冲荡胃之神经，故发呃逆，乃用三石，清凉重镇，少佐以姜汁，麻醉止呕，竟奏奇功。设当时不觉此法，固执姜、连、竹、朴，则祸害丛生，慎哉，用药之关系，实为綦重也。

寒冷积聚验案

李某，年越而立，于八月二十夜，忽患齿痛。服西药阿斯匹林一瓦，因无热汤，只用冷茶送服，服后胃中杂乱，胸胁窒痛，即吐出冷茶甚多，随服鄙人发明八宝万应丹十粒，痛闷俱止。至次日，只见腹部胀硬，食物不纳，呃气不止，与小承气合平胃一剂，泻下大便数次，腹胀犹然不消，脾胃微微刺痛，再投楂、曲、藿、朴、草果、槟榔各药，仍不效。诊其脉，沉微细小，舌苔白滑，断为寒冷积滞胃中，投以香砂理中丸二枚，开水化服。是夜腹胀顿消，知饥欲食。连食糜粥二碗，并无饱胀，呃气悉平，惟胸闷痛不爽，用上海俛寿龄一笑散，连服数次收功。顾此症，因服阿斯匹林送下冷茶之为害也。查阿斯匹林，既能退热，性必带寒，送以冷茶，两寒相混，积滞不消，停留胃中，消导之药不能却寒，是故无效，继服香砂理中丸，立建奇功。其在逐寒之力，寒去病愈，此即对症投药，然药之对症，其奏效之速，真不可以言也。

（见《光华医药杂志》1934）

147. 饮食与身体之关系

五脏为行血行气，生精营液之作用，六腑为消化食物排泄废料之作用。六腑即大小肠、胃、膀胱、三焦是也。食物由食管入于胃，胃即蠕蠕运动，将食物磨化，再与胆汁、肠液、胃液及三焦火气，乃化为糜烂，入于小肠，再受小肠热气之蒸变，遂分为液汁，其糟粕之物即入大肠而出于肛门为粪，此为消化之原因。然食物当有限制，不可或少或多，若食物过少，则消化过于猛捷，胃肠之液不足，气血之营养因之日少，肌肉衰瘦，精神疲乏。观贫家之子可知也。虽然纳食过少，为衰弱之征。独不知纳食过多，其为害尤其甚焉。何哉？盖六腑之消化力有限，如食物过量，则消化不及，液汁与食物不能分配，遂成积聚痞满之症，至胀满呕逆诸症蜂起，为害岂浅鲜哉。故卫生家食无过饱，饮无过量，但虑消化不及，有碍身体。孔夫子云：食无求饱，旨哉言乎。诚矣，饮食与身体之关系，为卫生之重要也。

（见《卫生报》1928）

148. 鼠疫治验谈

鼠疫发生于热带之地为最，屡生不绝，祸延之烈，实为可惧。平潭丛尔小邑，地仅咫尺，人民稀少，年年皆有，不灭其灾。鄙人潜心研究，发明一方，即解毒活血汤之变相也。盖解毒活血汤，有柴、葛、归、朴之辛散，故除之。即加荆芥直入血分，鼓动血中毒质，变化为汗，益以雄黄脑片，通络杀菌，佐以桃仁、红花，散瘀血，生地、银花清肌解热，紫草皮、板蓝根、浙贝母解毒散结，连翘、甘草和中退热，即名之为加减解毒活血汤。试验多人，皆著奇功，兹将最近治验二案，再录于下，以证其实，乃始信余言之不谬也。

平潭务里村，高仰清妻，年四十岁，身怀六甲，于二月二日感染鼠疫，神昏谵语，手颤眼吊，如胎气上冲，即昏迷不醒，痰涎涌上，即四肢厥痹，脉象散乱，舌黑如煤，身热如炙，口渴不止，急来邀余。投与加减解毒活血汤，去桃红，加犀角一钱，锦大黄五钱，石膏四两，黄芩三钱，服后四点钟，大便不下，热势不减，再加元参、麦冬各五钱，知母四钱，一日连服二剂，至次日热减，神色清爽，仍服一剂，后用增液白虎汤收功。

平潭青岩村，某妪，年六十九岁，于二月十一日得鼠疫重症，热甚乱语，气急呃逆，奄奄一息，危悬顷刻，举家惊惶，莫衷一是。有侄婿吴姓者，颇具研究医术之心，乃仿用加减解毒活血汤之法，加石膏三两，犀角钱半，金汁二两，知母五钱，连服五剂而愈。此系吴君对余所述其大概也。

观以上二症之效果，则愈信加减解毒活血汤灵验矣。海内诸君，如遇有鼠疫发生，不妨照用，谅不至有误也。（完）

（见《幸福报》1930）

149. 鼠疫传染之讨论

瘟疫之善于传染者，其惟鼠疫与霍乱耳。然其易于致死者，亦惟鼠疫与霍乱耳。夫霍乱之生，传之苍蝇；鼠疫之生，发于死鼠。死鼠之气，传播最烈，无微不至，实有胜于苍蝇矣。苍蝇生长在于秽浊沟壑之处，欲除其族极为便易，惟用消毒药水，或石灰水沃之，即可扑灭其族。苍蝇既除，则霍乱之祸，自可消杀矣。无如鼠疫之炽，难于防备，然鼠多在隐伏之地，其性最黠。且其为鼠之媒介物者又多，大凡飞禽兽畜，猪犬鹅鸽，鸡鸭蚁虫，苍蝇跳虱蚊子等，以及病房之空气，病人之呼吸，病者之衣服，病室之器械，无非鼠之媒介物者，如是可知鼠之传染，胜于苍蝇者。此不特鄙人个人之私论，而今已成公断之议论，仅采各家讨论鼠疫之传染，并得试验之实确者，按管见所及，录之于下，以作参考之镜。

一、由病人排泄物为之传染

北里君谓，凡人患疫愈后，虽二三星期，其血内尚有微生虫，故病初愈之人，亦足以传染疫气于他人。

健颐按：疫毒隐伏于络膜中，虽经攻毒破血杀除，然其菌非一时就可清离，必须受血中抗毒素之力，渐渐扑灭。中医所谓正气旺，则邪气自衰，即此之意也。试观患鼠疫愈后之人，虽过半载之久，若有感冒风寒，每多就于肿核原处，发核如前，此可知其为毒菌隐埋未离也。北里君云，虽二三星期，其血中尚有微生虫，此不过言其大略也。

探臣君谓，彼之所经，不过见一服役于剖尸房内染得疫病。

健颐按：疫死之人，其毒更甚，偶为所触，即受传染，然于剖验之时，非将死者之尸，十分消毒，切不可即临剖验，不然触其毒，危险立见，探臣君之言，诚有卓见，请勿等闲视之。

打喇君谓，彼在加兰路医院，独见一役者，因饮病人之余沥，而得疫病。

健颐按：病疫之人，口内毒气甚酷，从所用之碗箸器械，皆有毒气所染，无病之人，倘误用之，即能传受其毒。毒饮病人之余沥，则其危险当更甚矣。前年平潭街，有严某者，得疫病而愈，约一星期，一日自食面包，有子六岁，啼哭欲食，病者因钟爱过甚，不忍其啼，遂将残余之半与之，至次日竟尔发热呕吐，三日而亡。观此病虽愈多日，而病者口内尚有疫菌，故能传染其子，此即饮病人之余沥以致也。

罗森君谓，无病之人，入于疫境，如能依卫生之法行事，亦至于传染，最险者则为收患疫之人入境而已。且彼又验得吸纳病人呼出之气，实为无上之危险。

健颐按：如甲地有疫发生，乙地之人有不得已而到甲地者，应当严为防备，诸凡饮料，须十分谨慎，自无传染之可能。否则或与病人亲谈，吸受病者呼出之气，或用病者所用之碗箸，或收纳患疫之人于家中，皆足为传受疫气。鄙人曾经屡次试验，故凡遇有疫气之地，非用一种清洁卫生之法，则所有之疫气，终莫能消灭矣。独因吾国之人，视生死由之天命，故于卫生之实事，反寥寥而不讲求也。然则其欲扑灭瘟疫之祸，岂不戛戛其难乎。吁，俗习移人，诚可浩叹。古人深知不清洁，即疫疠之阶，所以孜孜教人以卫生之法，乃世人迷信之深，实无法矫正，因托言疫疠之气，天降之祸，就用迷信之谈，移转世俗人心，设醮迎神，酿除灾神，此虽荒谬虚谈，然于斋戒沐浴，清洁道路，实有暗合卫生，故有时亦可以避免疫气之祸也。

喇士真高曰，已干之痰，并无甚毒。最毒者，则为病人咳嗽及语言时，喷出之痰，内有微生物，空气中带有此项毒痰，虽健者当之，鲜有不致疾者，疫症然，肺痨诸疾皆然也。

健颐按：病人咳嗽及语言时，喷出之痰，新鲜有毒，腥气最烈。其内微生虫甚多，故有传染之必能。已干之痰，毒气已化，微生虫亦渐死灭，故无传染之能力。但吾人如遇有病人咳嗽时，新喷之痰，最要避之，庶无后患。

孟天弥古鲁君谓，疫之初起，肺炎类居多。可知疫症乃由手不洁净摩鼻，至微生物由鼻孔吸入，肺炎症既为疫病中最毒之种类，则疫症初起，其势暴烈可知。

健颐按：患疫病者之手，当用火酒，或加波加酸水洗洁净，庶可与无病者授受。为因病人手指未经洗后，皆有疫菌潜藏于内，偶与接授，疫菌即由无病者手指破伤之处传入血管，或由鼻孔传入肺脏，比比皆是。故当疫盛之时，无病者与患疫病之人，接授之间，须当十分谨慎，否则祸患无门，惟人自招，岂可不惧哉。孟天弥古鲁君云，疫由手不洁净摩鼻至微生物由鼻孔吸入，此不过言肺炎症之传染者，其有如斯也，吾谓肺炎性鼠疫之传染，亦由是也。

陈继武云，鼠疫菌于病人呼吸时，虽不潜出体外，然于病人咳嗽，或喷嚏时，则常有鼠疫菌随之而出，因之传染他人。

健颐按：陈君云，病人咳嗽，或喷嚏时，常有疫菌随之而出，因之传染他人，此是经验之谈，吾谓菌之潜出，不仅此也。或有由于妇人乳汁混出者，如前年间，余曾见平潭街有李妇，患疫病，自以乳哺儿，至第五日，病者倦怠不支，而第六日遂毙，其儿则于第八日发热，迨第十日而伤。由此观之，患疫者之乳汁，内含有疫菌，亦足于传染也。

二、由虫虱吸毒菌为之传染

鸦先君谓，苍蝇及蚊子，身上亦带有疫种，足以传毒，而难于防备。

健颐按：苍蝇蚊子，体本有毒，且善为传毒之物，故讲求卫生者，莫不视之如狼虎。余曾以显微镜视验苍蝇、蚊子身上带有腌臜不洁之物，及菌甚多，以其能为传染疫病者，盖以所带之菌也。若论非疫之年，尚属无害，倘遇疫盛之时，则其蝇蚊身上，不特带有腌臜不洁之物，且疫疠菌毒，无不随之，所以污浊之区，苍蝇蚊子必多，而传染病亦盛也。鸦先君已先得我心矣。

西门君曾放两鼠于一笼，一为无病之鼠，其一则染疫而身上带有跳虱者，笼中隔以铁线网，使两鼠不能相近，染疫之鼠，死后不二日，而此无病之鼠，亦得疫而毙。复将一无病之鼠，与一染疫之鼠试放如前，惟病鼠身上，并无跳虱，此鼠虽死，而无病之鼠，依然无恙。

健颐按：跳虱，身黑善跳，咬人即走，故又名咬走，其口内有毒，每啮人肤，旋即肤肿如瘤，痛痒难堪，是可知跳虱之毒，最为利害。每当疫盛之时，其虱多在疫鼠身上，故能为病鼠之传疫也。西门君先后试验，已确断跳虱之传毒，真无疑义矣。

禅臣君见跳虱之能传疫者，曾试验知之。其试验之法，乃用无病之猴子五头，以二头种患疫而死之鼠血，一头喂以涂疫血之香蕉，一头令与患疫之同处一笼，其余一头，则另制一箱，中分三格，间以木柱，外罩以帐，其近边之两格，一放病疫之鼠及跳虱，一放猴子，其当中一格任空，俾鼠不能与猴相近，可以到猴身者，跳虱而已，由是验得此五猴，均得疫症，其种疫之两猴，于第六七日，先后死，食香蕉之猴，死于第八日，与鼠同处一笼之猴，则于第十日，与鼠同死其三格箱内之猴，与病鼠三日后视之，则已死。其身上之跳虱，均过猴身，再三日后，此猴即患疫症。与已死之四猴同一病状，但数天，渐渐复元，以此知鼠染疫而毙，其身上之跳虱，一咬人肌肤，其人即得疫症，彼并验得鼠死后于数小时内者，其危险尤甚，于死已多时之鼠，其体冰冻，跳虱久已离开故耳。

健颐按：疫菌浸入鼠体，先由毛窍而渐入于血管，吸收血液，繁殖日盛，故血液之中，其毒最甚，禅臣君试以三猴。其二猴种患疫而死之鼠血，其一猴喂以涂疫血之香蕉，竟尔中毒而死。然则毒菌在于血液中者，显然矣，设使疫菌非在于血液中，则其种疫鼠之血，并涂疫血之香蕉，不致发生中毒此可知也。再观夫跳虱传疫之源，又可证明毒之所在矣。夫跳虱善处于鼠之毛窍间，吸疫鼠之血，即吸疫鼠血液中之毒菌，而后传到人体，遂将其所吸之毒菌吐出，乃由人之血管而入于血液中。以此推究，是毒菌之在于血液中者，又显然矣。至于疫核之发生，亦因于血管受毒，血液化瘀而成也。时贤余奉仙曰："疫之发生者，必有鼠为之先导，必有虱为之媒介，曾经中外医生，依法化验，佥谓已死之鼠，含有疫气，故以鼠疫名之。盖鼠既染疫，其血液中毒菌至多，鼠身之虱，聚吸其血，腹中饱贮毒菌，病鼠既死，鼠虱去之，转袭他鼠，或转袭于人，吐其毒菌于所吸处，菌既入血，化生奇速，愈五日发大热，腋间结核，更数日而死。”观其所云，亦可证明菌之在血液中者，盖茵吸血液，血毒成核故也。

理科博士孙毅甫云，蚤类寄生于鼠身，或兔耳之肉瘤内，鼠死而蚤仍居中，迨鼠既腐化，虱乃跃出，以啮人身，亦足致疫。

健颐按：蚤即跳虱，头小体肥，赤褐色，寄生鼠兔体中，吸收血液，太平之年，其所吸之血，则无甚毒，如遇鼠疫发生，则必有毒，即能传染，大为人害。然则虱即疫病之媒介物者，于吾人不可不设法以驱除之，奈何世人不此之除，乃反视蚤为无所关系者，且以所拿之虱，放入口中啮死，其不知吸尽虱血，虱血之毒，闯入人体，即可变生疫症，诚属可惧。近见平潭街某老妪者，眼中晕花，一日坐在日光中扪虱，用齿啮死，夜间喉间倏即红肿刺痛，如有一物窒硬不通，茶汤难咽，次日而毙。然其必因毒菌浸入喉间所致。夫飞蛾投火，岂有不自取其祸耶。

张礼元云，有某乡人，被蚊啮于喉间，倏即红肿如拳，寒热大作，医药无灵，三日即死。则知此蚊必在先前吮得极猛烈之疫毒，然后传至人体，殊无疑义。

健颐按：某乡人被蚊啮后，喉间红肿如拳，寒热大作，显系中鼠疫毒菌，其肿如拳者，即鼠疫结核也。寒热大作者，即鼠疫症状也。然其为鼠传疫者，非只跳虱也，即蚊之一物，亦莫非鼠疫之媒也。

先严实烈公谓，曾见泉郡凤池村，有一李姓，见群蚁拥聚一枚西瓜，拾而食之，初无异状，至夜半恶寒发热，腋下颈项各处，忽生毒核数颗，焮热赤肿，四肢痛痹，旋饮旋呕，次日遂亡。

健颐按：蚁等无论何种毒物，莫不拥聚抬吸，是蚁之毒，当更甚于蝇蚊诸虫。夫蝇蚊与蚁，同有吸毒之性，然蝇蚊既能作鼠疫之媒介，岂蚁独不能者乎，此必无之理也。吾谓蝇蚊当除，而蚁亦不可不除也。今见李姓之事，可见食物被蚁拥聚之后，未经煮沸，切不可遽服，即可避免其传染之祸也。

三、由物类受毒菌为之传染

禅臣君谓，曾见一工人，役于患疫之家，得死者遗赠之衣服，携回家乡，以数件转赠邻人，邻人即患疫而毙。其乡向无疫症，以此致疫，亦可惊矣。不特食料衣物为然也，如栈房中之棉花纱，牛羊皮，市上之水果蔬菜，树木面食布疋，均能夹带微生虫，故遇有邻省疫盛时，向其购运货物，于公共卫生，实属万分危险耳。

健颐按：鼠疫发生之地，必有疫菌隐埋于内，夫地有疫菌，先浸及鼠，鼠死之后，菌即随各种媒介物为之传至于人，人死腐化，疫菌愈发愈多，甚至遍播各地，无物不有，由是传染日众，致死愈易。所以疫祸一起，恒互及数年，死亡相继，不绝如缕。此其祸根，实可骇也。禅臣君云一工人，受遗赠之衣服，竟带回疫菌，祸及一乡，闻之无不谈虎变色也。然则疫地所有之物，或且皆有疫菌，亦未可知。惟是吾人于疫地所运来货物，须小心防备，庶为上策。

理科博士孙毅甫云，日人谓鼠之血内皮毛满含细菌，若死于室中，而起腐化，死于食物，未经煮沸，均足以引菌而致疫。

健颐按：所云鼠死于食物，未经煮沸，足以引菌而致疫，此语确有神见也。余亦见一妇者，存有面包数颗，于竹篮里，因无篮罩盖之，夜间被鼠偷吃，次早见篮里面包鼠爪狼藉，破屑不齐，未经再为饮热，遂即食尽，果为中毒而发疫症。因思被鼠所吃面包，尚有传毒之利害，而况鼠死于食物，未经煮沸者，则其毒当有甚矣。然则食物之收藏，岂可不检点，而疏忽哉。

时贤余奉仙云，自中外通商以来，外海疫重，轮舶往来，难免不载病人，或染疫之鼠，窜入舶中，疫复及人，由是鼠疫两字，遂蔓延而广播矣。

健颐按：疫地之鼠，窜入舶中，舶之载疫，是以舶为媒介者，亦复不少。吁，疫之传染，诚无微不至也。

四、由畜类吸疫毒为之传染

骆嘉君谓，当云南疫盛之时，鼠子染之最多，而别项畜，如牛羊豕犬虎猫之类，大都染之，惟犬得疫较轻，其数亦较少。

健颐按：《中国医学大辞典》云："狗属土，而有火，睡时易醒，天时亢热，则卧阴地，交接有力，故能壮阳道，补下元，性温暖。"考狗肉味腥多赤，富有纤维，筋肉韧硬，血液素甚多，毒菌接触，立即物化，且狗毛坚竖，毛窍致密，菌难浸入，故疫病之传染，惟狗独少，虽偶有一二染疫，然亦未致死。

禅臣君谓，豕牛羊猴，鸡鸭鸽鹅兔之类，都能染疫，且彼曾将疫死者之肝脾，喂饲此项畜类，见其生出血毒类之一疫症，其病状发现迟早皆有之，迟者人每不及觉焉，即如豕类。喂以疫种，或其自食染疫之食料，须一月后，始发作其症状，非于死之前数日，或数刻，不能察出其危险，而不及防有如是者。

健颐按：甲寅年，平潭湖南乡，有陈姓者夫妇二人，素好豢兔，一日兔中毒而死，吝不抛弃，宰杀烹食，因之中毒，相继而亡。又今年夏间，平潭一埠村翁某，亦因食疫兔，其一家五人，互相染疫而死。则此兔必是自食染疫食料，有以致也。是知畜类与疫，亦有连带关系。吾人见有此种疫畜，宜速异埋，不可误食其肉，然不食其肉，则毒虽甚，乃无由传染于人。不然故意购食疫畜，是犹饮鸩酒以止渴，食附子以疗饥，岂非自投死地耶。吁，世人屠宰者，其良心最坏，只图利己，不顾损人，故将疫死牛羊猪鸡，暗中宰杀，贩卖于市，专心图利，殊堪痛恨。

马太君谓，伊曾见一猫，患疫甚重，矢内且有微生物，但此猫不久随愈。

健颐按：猫吸病鼠之菌，混猫矢而出，故此猫虽有重疫，不致而死。苟菌不由矢出，而入于猫之血管中，则此猫之生命，恐亦难保矣。

陈继武云，宣统二年，东三省之鼠疫，或谓由旱獭传染，以为旱獭群中多患疫者，猎者往往闻其鸣声而追捕之，其能鸣者，皆无疫之獭，故不致传染。及獭皮价昂，猎者日众，乃并其病者死者而取之，疫遂由兽传及于人，与鼠相同。

健颐按：宣统二年东三省之疫发生，皆传之于獭，故时有獭疫名之。

（见《中医世界》1932）

150. 中西药物治疗鼠疫之经验谈

前年春间，平潭后田乡。李某者，年越不惑，传染鼠疫。初起战栗，继转发热，神昏不省，腋下核大如杯，焮热赤肿，病甚危笃，即延余诊。先为注射中央核苗，并投拙拟二一解毒汤（方见《鼠疫治疗全书》。即蜜银花五钱，荆芥三钱，连翘三钱，板蓝根三钱，浙贝母三钱，紫草皮三钱，生地黄五钱，赤芍药三钱，桃仁五钱，红花四钱，生石膏三两，大青叶三钱，雄黄一钱，冰片八分，鲜芦根四两，熬汤作水煎药）。核部敷以颠茄软膏，至次日热不减，更见谵语，照前方加大黄五钱，日服三剂，兼用核苗清，5CC 静脉注射，医治大约三日，狂热稍减，去大黄，照方再服二剂，诸热尽退，精神清爽，改用银花、甘草煎汤送下神犀丹。外核用刀割开，放出脓水，用一百之四加波力酸水洗净，敷以硼酸软膏，日换一次，十余日而愈。

按此症，用中西药互相助治，即得成功。或谓中药与西药相反，此真不知用药之法，然中药与西药均有治病之能，苟用之得中，无不立效，奚有相反之可言耶。

（见《上海医报》1929）

151. 鼠疫之治法（一）

余研究鼠疫之疗法，十有余年，发明加减解毒治血汤一方（方见本报第四期），风行海内，按方煎服，皆著奇功。旋思此方分配虽善，尤宜临症加减得宜，庶不致误，故不特不将临证加减之详细疗法，赘述一篇，望海内之慈善者，广为传布，则功德无量矣。

此症治法最难，临证用药，有千里毫厘之谬，苟非细心诊察，重用大剂，争追争服，则难挽回危机。然其所用之药，专有解血毒，清血热，去瘀通络，杀菌泻火，总宜加减解毒活血汤为主，以分别表里虚实，血分气分，及热伏于五脏，传之于六腑，按证加减施治，无不效如桴鼓。

初起脉浮不数，重按无力，尿白如水，身无大热，多汗口不渴，头痛恶寒，为表虚症。本方去雄片，加沙参三钱，元参五钱，竹叶三钱，服后温覆取汗，其热即退。如无汗，热不退，再加石膏二两，银花三钱，日夜二服，未愈再照服，以热退为度。脉浮数滑大，舌质微黄，肌肤极热，无汗，昏睡谵语，核先发出，浮肿涌起，不恶寒而恶热，为表实症，仍去雄片，再加白虎汤，即石膏二两，知母五钱，甘草共用三钱。服后汗仍不发，热又不退，照方再服。热复不除，是转入里，脉沉而数，重按无力，身热如烘，口渴苔黄，或带白厚，尿赤便燥，为里虚。照本方加瓜蒌仁五钱，石膏二两，元参一两，麦冬五钱，日夜二服，服后热反炽甚，是内液受伤，转为里实。脉沉数有力，按之弹指，舌苔黑刺，或老黄，尿赤大便硬，神昏谵语，惊搐狂乱，核沉于肉里，按之极痛，或不见核，是为里实，加调胃承气汤，即大黄八钱，朴硝四钱，甘草共用三钱，日二服，夜一服，以大便大泻为度。外核刺，用银针刺出血，以消毒气，再用加波力酸（西名 AcidumCarbolicum），调水洗之，涂以消毒膏，其痛立正。脉浮带芤，目赤睛红，口燥反不渴，苔缝带黑，或红艳紫赤，唇焦齿枯，大便黑色，尿如血水，齿缝带血，鼻衄谵语，夹斑带疹，毒核焮肿刺痛，是血分伏热。如犀角地黄汤，即犀角二钱（磨冲服），丹皮三钱，赤芍加二钱，生地加三钱，外治照前法。脉浮而洪大，身热咳呛，体痛多汗，口不甚渴，舌白而滑，小便微黄，或夹白疹核大而软，按之不痛，是气分伏热。加大青叶二钱，竹叶尖一百条，温服取汗，外核用硼酸（西名 AcidumBocum）一钱，安知比林（西名 Antipvpium）一钱，冲滚水一大盆，时时用手巾蘸贴，干即换之，以抽毒气，兼退火热。此为表里虚实血分气分之大纲，而用种种之疗法也。至于伏毒于脏，传之于腑，另有治法也。

如见烦躁心悸，神昏谵语，口燥反不渴，目赤睛荧，脉象虚濡而无力，毒在心包，加犀角二钱（磨冲），元参一两，莲心二钱，安宫牛黄丸一粒（匀冲），或至宝丹亦可。不寐善怒，吞酸噫气，肋痛核青，脉弦而急，毒在肝，加羚羊一钱，黄芩、黄连各二钱，钩藤、郁金各钱半。贫者无力用羚羊，改用石膏四两。多汗咳嗽，喘满气急，痰涎带血，胸胁刺痛，毒在肺，加杏仁、川贝、枇杷叶各三钱，款冬花二钱，瓜蒌仁五钱。呕吐呃逆，胸胁痞满，舌质厚黄，毒在脾，加小陷胸汤，即半夏、黄连、枳实各二钱，瓜蒌五钱。脉沉而石，腰痛舌黑，遗尿欲寐，眼光朦胧，毒在肾，此症是由房劳伤肾，复感鼠疫，热毒乘肾虚而内陷，治当育阴以补肾，原方减桃仁三钱，红花二钱，加女贞子、旱莲草、黄连、阿胶各三钱，急服勿延，至热平为度，不可因其房劳，疑为挟阴伤寒，而不敢服，坐视待毙者。若五脏毒甚，治不得法，乃传于六腑。

152. 鼠疫之治法（二）

如毒传小肠，糟粕终积于肠管，变成矢粪，证见口渴不止，腹胀隐痛，热结旁流，小便红热。本方加白虎承气，即大黄八钱，朴硝五钱，石膏二两，知母八钱，甘草加二钱。热传胆脏，毒灼胆汁，则忘言乱语，多惊善怒，粪色青绿，加龙胆草、丹皮，芩连各二钱，紫雪丹一钱（匀二次冲）。大肠与胃相通，大肠伏热，乃传于胃，遂成胃家实，其症必显大热大渴，心神狂乱，不避亲疏，詈骂万端，脉沉数弹指，或脉厥体厥，四肢逆冷，急加大承气白虎，即大黄一两，朴硝五钱，石膏二两（重症用四两，或半斤），知母五钱，甘草加一钱，一日二服，或三服，切勿迁延时日。如见脉厥体厥，四肢逆冷，急用盐炒热熨之，兼用刮法，周身刮之，使四体温暖为度，然此症与心包伏邪相似。盖心包之病，大便无燥尿，可以区别之。若阳明实症，与清心药，犹藉寇兵以齐盗量，鲜不殆矣。陆懋修云：“神昏之病，全属于胃，若将治胃之药，禁绝勿用，遂领胃中射肺之邪，真攻心脏，鲜不殆矣。”夫阳明实证，用治心包药，尚属有害，况鼠疫之热，较阳明症为剧，其害更不待言矣。然胃为万物所归，匪特热能射心包，亦能传诸脏腑，如胃热之盛，传于三焦，症见浑身洪热，口渴烦躁，六脉浮数，口臭苔黄，宜仿吴氏治温热蔓延三焦用三石汤法，照本方加三石汤，即石膏二两，寒水石八钱，金汁水两半（匀冲），金银花五钱，竹茹二钱，杏仁三钱，通草钱半，以泻三焦之热。热如未退，再加大黄一两，日夜二服，热再不退，不妨再服，至热平为止。膀胱蓄热，则小腹痛，饮水多而小便少，宜加车前子三钱，滑石一两，木通四钱，使毒气由小便以解。膀胱蓄血，则小便多而小腹坚痛，加大黄五钱，三七二钱，服后小便见有血水者，照方再服，切勿惊惧，而不敢服，遗害匪浅，岂可不慎哉。

又有体质强弱之不同，热毒转重之特异，以及胎前产后，房劳、劳复、食复，种种治法，再详述之。如老幼衰弱之人，素体虚尫，一患鼠疫，津液必伤，故宜带养阴以固其本，照方加元参一两，麦冬八钱，玉竹五钱，如津液充郭，即可蒸变为汗，以作战法，汗出热自解。妇人有孕，最虑热毒攻胎，急宜清热以安其胎，原方去桃仁、红花，加金汁水一两，天葵、地丁、桑寄生、黄芩各三钱，日夜二服，热如不解，腹中胎儿冲动，是毒盛胎不安。倘彼坠落者，其治疗方法，与产后患鼠疫相同，宜原方去荆芥，加银翘各四钱，延胡、郁金各二钱，蒲黄钱半，服至热退方可停止。嗜酒之人，内蕴湿热，外复感毒气，两热相搏，其热加盛，初起之时，即宜加石膏二两，知母五钱，葛花二钱，滑石八钱，服后见减轻。再加大黄五钱，一日二服，勿因初起尚属表证，不敢用膏黄，以致误事者。吸鸦片之人，肠胃枯燥，大便本来燥结，一二日内，即宜加大黄五钱，麦冬五钱，洋泻叶五钱，以泻伏热，不然，大便闭塞，热无出路，为祸之烈，诚为可惧。如诸症愈后，不知戒色，余热复炽，口渴身热，骨节腰脊酸痛，烦热不寐，宜用吴氏清络饮合黄连阿胶汤，即银花、西瓜皮、丝瓜络、扁豆花、阿胶各三钱，竹叶、黄芩、黄连、白芍各二钱，涵育阴液，清解余热，即可奏功。或因劳役过度，以成劳复者，照前方，除黄连、阿胶，加龟板、鳖甲各五钱，元参八钱，又宜静心闲养，庶可无虑；或因饮食不节，以致食复者，前方加山楂、麦芽、槟榔各三钱。如诸病已愈，惟津液未回，舌苔干燥者，宜多服六成汤，加减甘露饮。毒核溃烂，日久不收敛者，可服加味降痈活命饮，活血排脓。外核用加波力酸水洗之，再贴解毒收口膏。然此症最为酷烈，若已治愈，尚须小心调养，稍一疏忽，则反复无常，故宜节饮食，戒酒色，慎言语，谨起居，少运动，戒恼怒，寡嗜好也。

按晨下福清兴化各处，鼠疫盛行，用此法治愈者甚多。故特录于上海医报，以广流传，容俟再将治验医案发表。

（以上二篇见《上海医报》1929）

153. 鼠疫治验及方案（一）

《鼠疫汇编》之解毒活血汤，窃方中所用之药味，恐未必尽善，用者亦未必尽获有效，鄙人潜心研究，已历十余载之经验，发明加减解毒活血汤一方，治效甚多，活人无算，因思此方之善，真大有益，不敢私秘，主牟利，诊读之暇，不揣固陋，著《鼠疫新编》一书，特因诊务所羁，未克修整，付刊，兹适兴化平潭一带，此疫大作，余曾以此方疗治，皆著若功，谨将所治各治案，并方案数则，于后。

治 案

（一）民国十三年，在路岭李阿琴之女，于六月十六日，午后，徒发恶寒，浑身战栗，至夜即转大热，口渴，四肢痹痛，延刘医生诊治，与银翘散，加赤芍、丹皮无效。次日其热大炽，胯下发生二核，大如杯，热肿刺痛，改与解毒活血汤，日投两剂。大热不减，更加舌黑谵语，大便闭结，邀余诊视，与加减解毒活血汤，加犀角二钱，大黄八钱，石膏四两，知母五钱，金汁水二两，服二剂。大便连通二次，热减其半，惟谵语不除，用原方加紫雪丹二钱，诸恙霍然，但胯下之核，肿大不消，用消毒膏数之而愈。

（二）民国十四年，五朝街顺记店东蔡姓者，于夜半忽恶寒发热，身体倦怠，四肢厥痹，神色昏瞀，脉浮数，重按无力，余与加减解毒活血汤，去雄片，加鲜竹叶心八十条，鲜马齿苋二两，服一剂，大汗淋漓，次日而瘳。

（三）平潭观音粤陈姓者，一日头痛，发热腋下生一核，疑是寒邪结核，与仙人活命饮，冲酒服，服后大热炽甚，心神狂乱，舌黑口渴，四肢痹痛，延余诊治，投与加减解毒活血汤，加虎清宫，二日计服五剂，其病若失。

（四）民国十四年，平潭任厝边，任耳聋之妻患疫症，服解毒活血汤，加承气白虎，服三四剂，热势不减，胯下之核，刺痛难堪，延余诊治，即与加减解毒活血汤，加大黄八钱，朴硝三钱，乳香三钱，皂刺三钱，石膏一两。外核用银针凿小孔，再用西药加波力酸（西名 AcidumCarblicum），冲滚汤，用棉花浸贴，其核遂渐转青色，痛亦稍止，继因津液损伤，大便燥结，投与六成汤，连服三四日而收功。

154. 鼠疫治验及方案（二）

（五）有翁姓者，因房后复感染鼠疫，初起发热体怠，神识不清，胯下丛生二核，痛刺难堪，自疑为房后风寒，中直少阴，其核认为寒邪聚结，投与桂枝汤，加附子白术，服后大热增剧，鼻衄咳嗽，舌黑如煤，狂言乱语，头部极热，四肢厥冷。延余诊视，按脉沉数有力，是热毒伏于肺胃，误服辛温，鼓动血分，逼血上行所致，热已极矣，幸脏腑未败，毒气尤堪用药制止，遂与加减解毒活血汤，加大黄一两，石膏六两，朴硝三钱，黄连二钱，犀角二钱，羚羊角一钱，服一剂，无效，再投一剂，大便连下三次，热退身凉，再将原方减大黄羚羊石膏，连服二剂而收功。然此症之剧，苟非胆略卓识，未免错误，乃世人不明病原，屡以房后有病，为少阴，投与热药，误死甚夥，余以是重有尤也。

（六）福清县岭美村，林某，年十二岁，于蒲夏二十六日午后，陡见寒栗，发热口渴，服西药阿司必林（西名 Acipumacetylsalicylicum）饼一粒，大汗出，而热尽退，少顷复热，又服又退，至二十八早，热反炽甚，甚至神昏谵语，投以银翘白虎汤无效。余因岳父病痢，特往审治，林某之嫂，系家岳之侄女，知余到，即为介绍延诊，见其病势险恶，脉象模糊，舌质白滑，四肢痹痛，即断为鼠疫重症，大黄六钱，石膏六两，连追二剂，其热不退，即令病家将病人全身浸于冷水，露出首脑，头部另用手巾二条，蘸水掩搅，互相接换，以抽毒气，阅数分钟之久，即挟之而出，再照原方加减，日夜追服，至六月初一日，神色清爽，热退大半，减大黄再服二剂而愈，共三日，计服七剂，继用加减甘露饮，养液清热而收功。

（七）鄙人原籍泉州晋江，于民国十二年，回籍祭祖，适遇鼠疫盛行，有族长昭谦，夜半大热炽甚，腿核刺痛，神昏谵语，即投加减解毒活血汤，加白虎，日夜连服四剂，热退神清，继与清络饮，清其余热。其子孝芬，亦中毒而发热，亦服此药而愈。查此时敝乡老幼人等，患此症者有二十余人，死者四人，是由误治所致，其余皆无恙矣。

方 案

一平潭街刘某，年二十八岁

一诊 病至第二日请诊

毒菌早已潜伏于血管，复感暑热，毒菌受暑热为引线，遂发高热，热气由血管而入心包络，故神昏谵语。舌为心苗，热毒上熏，却夺津液，津液枯涸，外现于舌，故舌质紫绛，口渴不止。宜用解毒杀菌，兼泻心包伏热。

京赤芍三钱，浙贝三钱，小生地五钱，连翘壳三钱，桃仁泥八钱，正脑片八分，紫草皮二钱，雄黄精一钱，川红花五钱，黄连二钱，板蓝根二钱，金银花三钱，荆芥穗三钱，粉草钱半，莲子心二钱，肥知母三钱，安宫牛黄丸一粒冲化。

二诊　服二剂后第四日复诊

神色颇清，谵语稍定，四肢痹痛，肤体大热，是心包之热已除，而转内结于里，里气内实，阳明受之，阳明为胃家实之症，胃实则大便难，胃热内蒸，迫汗，故汗濈濈，宜泻胃火清毒邪，如胃火平，而血管之毒邪可除矣。

赤芍药三钱，浙贝三钱，小生地五钱，香连翘三钱，光桃仁八钱，紫草二钱，正脑片八分，雄黄精一钱，川红花五钱，肥知母五钱，银花三钱，板蓝根二钱，锦大黄五钱，甘草三钱，行石膏三两，元明粉三钱，此方日夜计服三剂。

155. 鼠疫治验及方案（三）

三诊　第五日复诊

大便连下四次，胃热已平，胯下之核，犹刺痛不休，舌质带降，脉象疾数，是血管之毒未离，肝火尚炽，胃热尤甚，照原方日夜再服二剂，以观动静。

加紫雪丹一钱冲服。

四诊　第七日复诊

热邪全退，核亦渐消，脉象和平，舌质红润，口渴唇燥，是津液亏伤，血气未复，宜养液涵阴，以培木气，活血柔筋，以调金脏。

大元参一两，小生地八钱，贡麦冬八钱，生石膏二两，肥知母五钱，生甘草二钱，金钗斛三钱，天葵草二钱。

一平潭大路顶李某，年十八岁

房劳伤肾，热毒犯肺，肾属少阴，肺为太阴，邪伏二阴，故无大热口渴。其腿缝毒核刺痛，昏睡谵语，身体倦怠，皆是毒在血分。急宜解血分之毒，兼通脉壅。

光桃仁八钱，小生地五钱，板蓝根二钱，西藏红花五钱，浙贝母三钱，香连翘三钱，金银花三钱，肥知母五钱，赤芍药三钱，正脑片八分，雄黄精一钱，紫草皮二钱。

二诊上方连日服四剂，到第三日复诊。

瘀血由大便以下，热已渐退，神色略清，是毒气已解，余热未除，防其余毒复炽，照原方加锦大黄五钱，以除留毒。

一平潭右营村陈姓者，三十岁

一诊　初起，一日请诊

上脉偏动，皮肤热甚，舌质白滑，四肢痺痛，系毒中于肝，肝属于左，故左半身麻痹不仁。少阳之脉，循两肋，贯两耳，故胁痛耳聋。宜用加减解毒活血汤，加柴胡、青蒿，以治少阳伏邪。

桃仁泥八钱，小生地五钱，板蓝根二钱，西红花五钱，浙贝母三钱，连翘壳三钱，金银花三钱，肥知母五钱，赤芍药三钱，荆芥穗三钱，正脑片八分，雄黄精一钱，紫草皮二钱，荆芥三钱，正脑片八分，软柴胡钱半，北青蒿二钱，粉甘草钱半。

二诊　第三日复诊

初服二剂，大汗淋淋，是毒已由汗以外泄矣，再宜清络脉之伏邪，泻肝脏之余毒。

照原方去柴胡、青蒿，加丝瓜络二钱，扁豆花二钱，川大黄四钱。

一平潭观音澳乡郑某年，四十八岁

一诊 至第二日请诊

唇焦齿枯，舌黑如黧，身热似烘，有时谵语，有时清楚，是毒菌蔓延周身，热甚津伤，肝主筋，筋伤则四肢挛急，心属血，血热则胸胁刺痛，心肝两伤，毒势猖獗，急宜急治，稍迟恐难挽救。泻毒火，以平心荣，育阴液，以柔肝木。

荆芥穗三钱，川红花五钱，紫草皮二钱，光桃仁八钱，小生地五钱，浙贝母三钱，雄黄精一钱，赤芍药三钱，香连翘三钱，板蓝根二钱，正脑片八分，生甘草二钱，肥知母五钱，川大黄一两，生石膏四两，黑犀角钱半，洋泻叶五钱。

二诊 至六日得诊

毒除火平，神色俱清，余热尚留为祟，津液致未恢复原状，用加减甘露散。

二门冬各三钱，生地黄五钱，枇杷叶二钱，绵茵陈二钱，山栀子二钱，枯黄芩二钱，金钗斛二钱，肥知母三钱，苏玉竹三钱。

（以上三篇见《上海医报》1929）

156. 鼠疫之原因及治法

鼠疫之病，世人皆知死鼠之毒菌传染而成，所以有需防驱鼠之卫生，冀可消灭其灾，不知预防愈严，死鼠日多，而人之患鼠瘟者，亦日甚一日。鄙人添员医职志在救世，每痛此症之酷烈，而疗法甚尠。推究其原，实由于医家未能研究毒菌发生之底蕴，以致无最良之结果。查北带地质凛冽，天气干燥，疫疠之气稀少，故患此症者，比南带为少。南带地质多热，湿气浓厚，蕴蕴之毒，氛氲不绝，地中遂生一种黑蚁，此蚁体中有毒菌之自生性，栖巢于地窖内，食孑孓，毒虫为养生，得热气之而生，殖日甚蔓延剧烈，最为人害。鼠兔善营窟穴，寄居于地下，与蚁亲密，故其毒先直接于鼠兔之血管，毒发身亡，其毒飞扬四布，遂传于人。或不由鼠之间接，乃由于蚁直接传染者，间亦有之。夫黑蚁与黄蚁不同种，而其附膻之性无异，遇有荤腥食物，彼则群聚咀啮，其毒遂沾于食物体内，人若食之，即传其毒。先父实烈公云，前年曾见泉郡风池村李姓者，一日见众蚁拥聚一枚西瓜，即拾而食之，初无异状，至夜半，恶寒发热，腋下头项各处，忽生毒核数颗，焮热赤肿，四肢痹痛旋饮旋吐，次日遂亡。甲寅年，平潭湖南乡，陈姓者，夫妇二人，素好豢兔，一日兔中毒而死，吝不抛弃，宰杀烹食，因之中毒，相继而亡。西医云，鼠疫之蚤所传，知可鼠核之病，非专由于鼠，不过鼠为之媒介已也。世人只知预防死鼠，独不思黑蚁之菌，即鼠瘟之毒菌，而反置之膜外，不加讲求，所以鼠瘟日甚，鄙人历症多年，经研究之心得，发明一方，比解毒活血汤更见灵效。按解毒活血汤，独有活血散瘀之能，而无通络杀菌之力，故或效或不效也。鄙人潜心研究，将解毒活血汤原方，重为加减，以变其法，即除柴葛归朴之辛散，加入荆芥，直入血分，减血中毒质，变化为汗，益以雄黄脑片，通脉络壅闭，兼杀毒菌，佐以桃仁红花，散瘀血。生地、银花，清肌解热。紫草、板蓝根、浙贝母，解毒散结。连翘、甘草，和中退热。此方试验颇多，功著显彰，平潭人民，皆所共知，惟望海内之慈善家，广为传布，则功德无量矣。

附　方

加减解毒活血汤，荆芥三钱，浙贝母三钱，板蓝根二钱，连翘三钱，甘草钱半，雄黄一钱，脑片八分，赤勺三钱，桃仁八钱，红花五钱，生地五钱，金银花三钱，紫草皮二钱，清水一砙半，煎至一砙，温服。如表热甚，加白虎；里热甚，加承气；毒在血分，加犀角、丹皮、西藏红花、天葵、金汁、神犀丹。毒在气分，加冬藤、杏贝。心包伏热，神昏谵语者，加安宫、至宝。毒埋经络，鼠核刺痛者，加乳香、麝香。更需临诊审察，权衡加减，至热平为限，不可踌躇，殆害匪轻。外核用银针凿小孔，以通毒气，再用加波力酸，调温汤熨之。

（见《上海医报》1929）

157. 鼠疫治验谈

余十六七岁时，邻居有一妇，传染温疫，延医医治，五六日不愈，时所延诸医，议论不一，或断为热症，或指为寒病，药石杂投，几至命殒。又数日，近村有老翁，又发生前症，医生闻之，皆谓此症未之前闻，亦不知治法。时有人云，家父医理精明，治病多奇效，盍往请之。时家父经商，不暇为人治病，所以医名未著，其病家将信将疑，致未敢延，越二日，病势愈危，不得已试延一诊。家父诊毕，断为鼠疫，即投解毒活血汤，立起沉疴。举家皆感激，诸医闻之，莫不咋舌称奇，咸称卢扁后身，从此医生始知此病，即鼠疫也。竟向家父借《鼠疫汇编》各书研究，始有方针。至民国初元，平潭鼠疫又大作，各医诊治，效者少，而不效者多，半由认症未真，半由治未得法。余蒙家父传授，悉心研究，几至寝食俱废，遇有是症，他医恐传染不敢往，予独往治，虽妻子劝阻，亦不听也。盖欲亲见是症，投是药，以观能效验否。

民国十年，潭街有陈姓者，一家十余人，俱染是病，余日诊六七次，烦恼过度，竟被传染，幸早服解毒药遂愈。陈家十余人，愈者九人，死者二人，乃将其治愈之方，及其死者服过之药，细心研究，方知解毒活血汤，内有可用，亦有不可用，专在医师知加减也。盖鼠疫之症，因疫毒直中人之心肺，及脉络之深薮。心为行血之机关，肺为呼吸之要区，若瘀毒菀结于脉络，则必影响于心肺，心肺有所障碍，则血失所司，气无所通，神经即为麻醉而损害于生命者也。《内经》云，“膈膜之上，中有父母”。心肺为人身之父母，毒入心肺，故易损生。前贤罗汝兰先生，深知此病为瘀毒结在血管，特取王清任先生发明之解毒活血汤，能解毒散瘀，以治鼠疫，是最有效了，即著《鼠疫约篇》等书行世，时医皆奉为圭臬也。虽然，此方有解毒活血，惜无通络杀菌及清热泻火之能，故或效，或不效也。鄙人临床诊病，孜孜研究，每将方中有碍之柴葛归朴减弃，加通络杀菌泻火清热之药，另立一方，试验有效，则揭诸病情，以为参考，如无效，则说明误点，以作鉴戒。由是经过二十一次之加减，试验数百病人，始得此良善之方，因名为二一解毒汤，私心自诩，以为此后鼠疫再有发生，当以此方为劲敌。又恐尽美而未尽善，遂购西医各书籍，一再研究，冀助此方所不及。孰料该书，只重预防注射核苗血清，余无良药，亦无妙法，致治此病，愈者百无二三，良可慨也。吁，西医之治斯疫，实无良术，惟吾此方，可以治之，因撰《鼠疫治疗全书》，原为救治鼠疫起见，故运笔浅显，分别章节，朗若列眉，按图索骥，颇足供吾人考镜之资，学者幸勿以其浅近，而忽之也（二一二方，荆芥，桃仁，红花，地黄，银花，紫草，贝母，板蓝根，连翘，甘草，雄黄，脑片，赤芍，石膏，大青叶，鲜芦根）。

（见《医药卫生月刊》1934）

158. 鼠疫病之善后法

患鼠疫病，须至热平身凉，方为无虑，故病后最宜调养，不然再感重邪，热必加甚，治法尤难。盖初起之时，身体尤健，尚堪背水一战，而病后体羸，何堪再犯重邪，况又病过篱损，岂可不慎哉！诚夫病后调养，更要小心于病前，切勿为热已退，而忽于调养，且恣嗜厚味，贪凉好色，以是反生巨祸，为害之烈，奚可言宣。故特再录其调养之法于后，俾病家知所遵守矣。

（一）疫病轻症，热退邪解，脉静身凉，宜服清络饮（即金银花、竹叶、扁豆、西瓜、丝瓜络、荷叶边），以清余热，兼带育阴，宜食绿豆粳米粥二星期后，方可食干饭。忌食辛热油腻，并一切不易消化食物，及戒房事二个月。

（二）疫病重症，热退身凉，脉平，但口渴者，宜服清燥汤（即知母、麦冬、生地、元参、中黄、丹皮），或增液白虎汤（即元参、生地、麦冬、石膏、知母、甘草、粳米），口不渴者，宜服甘露饮。大便燥结者，加瓜蒌仁、火麻仁微润之。惟当调养一星期，方可渐止服药。凡患疫病，胃液最伤，食物入胃，碍难消化，可先服藕粉、茹粉冲汤，或用番茄煮烂，徐徐服之，不可贪食饕无厌，惟少食以常，不可一次连食数碗，恐病后胃弱，消化不及，亦生食复，至二星期后，可进稀粳米粥，切忌肉类。又不宜久坐观书，劳动行走，及忧愁思苦，惊惧，防生劳复，但须宽珍重，静养绝欲，慎风寒，节饮食为要，不然，发生病复，祸之旋踵，慎哉慎哉，兹分列善后方如下。

（一）病人之痰及唾涎、鼻涕附着衣服器具及地上壁上，干燥后飞扬传染，既能传染他人，又能贻害自己。故为他人预防计，为自己善后计，吐痰、澈鼻涕、咯涎等，必向痰盂，盂内放此消毒药，如石碳酸、升汞水等，日换三次。

（二）初愈之后，不宜行房事。若淫欲不遏，强为交媾，则细菌由阴户互相传染，为害最烈，惟当禁绝一百日外为妥。

（三）病愈后，宜独睡，不宜共睡，共睡则病身之菌毒，必为传染他人，独睡不特无传染之害，且病人心静神安，而易恢复康健。

（四）器具，宜消毒，患者所用之碗箸衣服，用毕，须以开水调硼砂粉少许，以洗涤之，俾一切尘埃毒菌不至传染。

（五）病人若愈，可先另移一室，旧之病室，当四面窗门揭开，通入空气，并用硫黄、苍术、雄黄等烧熏，甚为有益。

（六）亲友若到病人之床前，可食饱，并饮些白兰地酒，或吞八宝万应丹数枚，则无传染之虑。

（七）病人排泄屎尿，当用石灰水调入放于大海之内，切勿作为肥料，若用作肥料，则有传染之害。

（八）慎饮食，与他人共食，恐病菌由食物传染，隔日之物，亦不宜食。凡此种，皆预防及善后之法，病者其注意乎。

（见《医药卫生月刊》1934）

159. 鼠疫二一解毒汤之研究

原名加减解毒活血汤，再经过二十一次之试验，今就名为二一解毒汤。历年以来，人命牺牲于鼠疫病者，不知凡几，中外医士，议论不一。有谓毒菌内蕴，有谓伏气化热，皆无善良疗法。后有王孟英先生，谓为瘟毒酿结成核，发明结核方，施用之后颇有见效。考其成绩之功，约十人之中，愈者仅一二人而已。是其方，又未尽善。孟英之后，或有议用清瘟败毒饮，或有议用普济消毒饮，至于试验之结果，亦与结核方无相轩轾。至罗汝兰先生，研究疫毒在于血管，发明用解毒活血汤加减变化，活人颇多。是此方之用，比前稍有进步矣。然而成绩之功，尚无完全获效。惟需待后学者，研究以改良之，庶无错误之患也。考解毒活血汤之功用，化瘀解毒，是为最善。独惜无通络杀菌，且因柴葛之辛散，归朴之温燥也，是故或者有效，或者无效。盖鼠疫一症，属于瘟毒，最忌表散辛温之药。时贤张赞臣云，“厚朴、柴胡等药，与鼠疫为不对之药。”医论云，“辛温之药，阳盛则毙。”鼠疫之发，壮热脉数，是为阳盛，阳盛忌用辛温发散，此理之明也。余每有思以改良之。故遇有鼠疫症者，求治于余，余辄将斯方之柴葛，改用荆芥、银花，归朴，改用紫草、浙贝，以荆芥之成分，含有盐酸必林，功能直入血管，鼓动血中毒质，变化为汗，银花轻清疏表，且有解毒之能，合荆芥以为用，得相需相济之功。况王孟英之结核方，重用银花，此可知也。当归为引血归经之药，厚朴为消散化积之药，用之以治核症，犹冰炭之不相合。故改用紫草，以凉血解毒，浙贝以散结化滞。视紫贝二药之功效，较归朴为优，而且无如归朴之辛温燥烈也。板蓝根鲜血分之毒，合生地、紫草、赤芍、银花、连翘，即神犀丹之变化也。神犀丹之功用专治瘟毒斑疹诸症。瘟毒斑疹，身发黑点，而鼠疫之病，亦有黑点，是神犀丹正为吻合。斯方之加紫草、兰根，即所以仿效神犀丹之意义也。鼠疫之病，多因瘀毒积滞于血管，凝结成核，用桃仁红花，化瘀散结。若夫瘀散毒解，则血管之新血自生，新血生，则血液清净，毒菌消灭，而病可愈矣。犹如西医注射鼠疫菌血清之意也。然西医之注射药液，由静脉直接于血管，服药则不然，其药先经肠胃之变化，然后散播于各脏腑，以间接于血管，故服药之效，比注射为迟。此方用雄黄脑片，助之引入血管，使诸药有先登之功，与注射之效，无不相埒。且雄片二药，杀菌防腐之力最强，故比解毒活血汤为灵。虽然余心尤为未妥，临症用药，孜孜汲汲，无不检点考察，如或遇有一二味，尚见不妥，随时更换，惟求于至善至美而后已。时至于今，阅有十余载之试验，历二十一次之加减，始得成此最良之结果。方成之后，因无以名其方，特由于二十一次之加减试验，而成斯方者，遂名为二一解毒汤。兹将二十一次加减试验之经过，条条附录于后。并标明治疗之经验，以作研究，观此则可知创方之难矣。

第一次之方（原名加减解毒活血汤）方见拙著《鼠疫新篇》。即荆芥三钱，银花三钱，桃仁八钱，红花五钱，生地五钱，紫草皮二钱，板蓝根二钱，连翘三钱，甘草钱半，雄黄一钱，脑片八分，赤芍三钱，该方初次试验二十余人，查其成绩之结果。仅得治愈十二人，是其方尚无完善，复研究于下。

第二次之方：照第一次方，银花改用一两，桃仁减用五钱，加石膏二两，试验十三人，得愈者七人。按此方银花用至一两，即藉其清热解毒之能。其鼠疫一症，多因毒菌满积于血管，积极之点，遂发为热，银花能退热消毒，热退毒消，则疫菌自毙，而病可愈矣。王孟英之结核方用银花二两，即此之意也。虽然其有退热解毒之功，但性质过薄，气味不浓，单用恐难奏效。故增石膏以助其退热之作用，况鼠疫多见肢热面赤，症属阳明温病，既属阳明，则非石膏重镇降热，而其弥蔓之热，蕴蓄之毒，无由泄矣。减轻桃仁，因虑其破血太盛，虚人故当忌之，此即第二次试验。虽然如此，尤见未妥，候第三次，再研究之。

第三次之方：其加减并试验，大概同上。

第四次之方：照第二次方，紫草皮、板蓝根，各用三钱，石膏改用四两，重症用六两，试验二十余人，得愈者十六人。按前方各药，其紫草、兰根增加之后，颇为相宜，惟石膏其量过轻。日本田东郭氏谓，‘石膏非大剂则无效。’时医知石膏之功，在于重量。若为小剂用之犹之一杯之水，救车薪之火，宜乎无效也。吾以是石膏用至四两，或六两，试验之后，成绩比前更见进步，但于二十人之中，治愈者，仅十六人，尚有四人，莫能得之全功。愚心实有不安，复研究于后。

第五次之方：与第六次之方，照前方浙贝母用四钱，再加皂刺三钱，乳香二钱，试验八人，得愈者七人。按皂刺之功用，能麻醉神经，散结止痛，用于外核刺痛者，是为最宜。且夫乳香香馥味厚，性善走窜，为外科止痛要药。皂刺气味微苦，善能消肿，为散结消炎要药，此二味相合为用，可治鼠疫外核刺痛焮肿者，无不灵效。但此方中其善与否，当再详细试验为要。

第七次之方：照前方除雄片，加大青叶五钱，大黄五钱，试验二十二人，得愈者十八人。按“广州杏林医学月刊”二十四期，时贤汕头郭韶九云，‘鼠疫非先将核处剖出其毒血，纵有神丹，莫可救药。治此症，既剖解后，用药须将李君加减解毒活血汤，加大青叶五七钱，大黄三四钱，或用十两半斤之多，大泻其热毒，百发百中。’考大青叶性质太寒，有泻心胃热毒，治伤寒时疫，热狂阳毒发斑，大黄大泻血分湿热，治伤寒时疫发热谵语。鼠疫是时疫之最重者，且毒多在血分，郭君研究加此二味，诚有至理。实能匡愚所不逮。余曾见数人患核症，连服大黄数斤，而始获愈者，是可知大黄有疗治核症之确证也。古人云，‘用兵之害，犹豫最大，三军之灾，莫过狐疑。’夫用兵如此，而治病用药何莫不然哉。苟当用大黄，犹豫而不敢用，则其害与用兵等耳。既然大黄善治鼠疫，因何试验之效，反不及前者之灵，大为可疑，姑候研究以补之。

第八次之方与第九次之方，用药与前方大同小异，至于试验之效果，亦不分上下矣。

第十次之方：照第七次方，生地用一两，大黄用八钱，甘草用四钱，试验二十人得愈者十九人。按朱钵文君所发明消鼠疫结核之方（见《衷中参西录》第三期）系川大黄五钱，甘草五钱，生牡蛎六钱（捣碎），瓜蒌仁四十粒（捣碎），连翘三钱，煎汤温服，最效。张锡纯先生按语云‘此方用大黄似近猛烈，而与甘草等分并用，其猛烈之性，已化为和缓矣，所以能隐善建功也。’愚滥竽医界，历二十余载，遇见疫症，有舌黑谵语，狂热大渴者，常用大黄数两之多，其效如神。古人有言，大黄有救人之恩，诚哉斯言也。若以第七次之试验，及第十次之试验，互相比较，可知大黄当与甘草并用，庶获有互相扶殖之妙也。

第十一次之方：照前方石膏每剂用六两至半斤，试验十八人，得愈者十四人。按余氏师愚治疫疹，常用清瘟败毒饮，每剂之中石膏六两，或半斤，效如桴鼓。夫疫疹既然可用石膏，而鼠疫之症比疫疹为重，何独不可用者哉。故余之治鼠疫，其多用石膏者，即此之意也。试验之后，果见奇功，则可确定石膏之用于鼠疫者，无不灵矣。

第十二次第十三次第十四次第十五次，各试验之效，概同上。

第十六次之方：照前方仍加雄片二味，试验二十人，得愈者十七人。按鼠疫一症，有病在表，有病在里，恶寒发热者，表病也，热渴谵语者，里病也。愚研究于兹，深知治疗此病，属于表者，当减雄片，因其辛窜之性，恐有引邪入里之害，既传于里，若无雄片，则无通络杀菌之能力，是用雄片者，当审查实确，或在表，或在里，施用无误，立可见功。

第十七次之方：照前方减荆芥，加元参一两，试验十二人，得愈者八人。按核症日久，传入少阴，热灼阴耗，血液枯涸，故见舌苔絮绛，烦躁不寐，故当除去荆芥，取换元参，为因病涉少阴，得元参以育阴，而其疎表之药，不足用也。观鼠疫传至少阴，是热至极点，症当危急。若十人之中，只可救治一二人而已。今试验十二人，得愈者八人，此虽不能十二人皆得全功，然其进步之处，则比前者有增而无减矣，但尚有缺点者，富于第十八次，再行研究以补之。

第十八次之方：照前方加蒲公英四钱，试验二十一人，得愈者十八人。按蒲公英之功用，散结解毒。王孟英之结核方，用金银花为君，蒲公英为臣，即所以藉其散结解毒也。鼠疫一症，固有毒结不散以致之，其加蒲公英者，亦即一种原因疗法之研究也。

第十九次之方：照第二次方，加石膏四两，大青叶五钱，大黄五钱，蒲公英一两，试验九人得愈八人。按前次方，蒲公英只用四钱，恐其力薄，不能取效，今特加至一两，则药力强大，可达病所，以敌病邪，而得奏效之速也。

至于试验之结果，亦见渐渐进步，乃复研究于左，冀可达至良善目的。

第二十次之方：照前方石膏用八两，试验八人得愈者八人。按陆九芝先生云，‘温病即阳明热病也，夫阳明之表热，与阳明之里热，皆当用石膏解之。’时贤天津张寿甫曰，‘温病之用生石膏，胜于金丹，惟煅石膏不堪用。’可见生石膏，是为治热病之良药。吾谓生石膏之善，在有退热而不使病人发汗不止，以致虚脱之危险，诚有胜于西药发汗剂也。故无论热之在表在里，若连用数两，皆所不忌。至于退热之灵，实有不可思议者矣。

第二十一次之方：照前方用鲜芦根煎汤煎药，试验七人皆愈。按疫毒在于血管，毒菌繁盛，热度愈高。如专用攻伐之药，强扼其热，未免心脏虚脱。不然毒菌内蚀，血液不清，病必盛，蔓延日久，祸害立至。顾此失彼，岂不两难哉。因此特用芦根汁煎药即恃其清热利尿，兼壮心脏之作用，犹西医治热病，投退热剂，而兼服毛地黄酒，朔番斯酒等，壮心利尿之意也。

观以上之试验，惟第二十、第二十一两次，见有完全获效之结果，至此则此方便可成一种之结晶品，为治鼠疫之良方也。重录于后，以为考镜。

二一解毒汤方：金银花轻剂五钱至一两，重剂二两　连翘轻剂三钱，重剂四钱　荆芥穗三钱，热甚传里者可除之　浙贝母轻剂三钱，重剂五钱　紫草皮轻剂二钱，重剂三钱至四钱　板蓝根轻剂二钱至四钱　生石膏轻剂二两至四两，重剂六两至半斤　赤芍药轻剂三钱，重剂六钱　桃仁轻剂四钱，重剂八钱　红花轻剂三钱，重剂五钱　生地黄轻剂五钱，重剂一两　大青叶轻剂三钱至五钱，重剂六钱至八钱正脑片每剂五分至一钱　雄黄精

每剂一钱至钱半　鲜芦根四两，熬汤作水，煎药，轻症一日服一剂，或二剂，重症一日服三剂，至四五剂，尤当急追急服，以热退为度。如热甚不退者，可再加大黄五六钱，或至一二两，大泻其火毒，必能奏效。

按鼠疫一症，其毒最酷，是以清热解毒之药，不可缺也。金银花善能清热解毒，为治核良药，故以为君。惟因其性不厚，气味淡薄，原方分量似嫌过轻，莫能深入病所，搜杀疫菌，故加至一两之多。又者银花芬香黄色，多生枝叶之上，带有升表发散之性。若一味独用，未免升提表散过甚，以致热邪莫遏，所以增加石膏，以鉴制之，即可化散热气，而退其热。时贤张锡纯曰，‘石膏之原质，为硫养轻钙化合而成，其性凉而能散，是以白虎汤症及白虎人参汤症，往往于服药后，周身得汗而解者，即使服药后，未即得汗，而石膏所含硫养轻之宣散力，实能排逐内蕴之热，息息自毛孔透出。’（见《衷中参西录》第六期，曾蒙惠赠一册）可知温热之症，与石膏为对症良药，又得银花合用，有相需相济之功，无论核之初起，以及热之传里者，皆可用之，而无碍也。余因之，每次之试验，必加石膏一味，其退热之灵，竟有立竿见影。大青叶凉血解毒，有清血之功效，可为诸药之领袖。又得石膏之助，其功愈著。观此方，自经过加增分量，并得石膏大青叶之用，则其试验之效，多多进步。由是即可确定其方之灵，真是治鼠疫独一无二之良方也，望世人幸勿轻视。

（见《中医世界》1933）

160. 鼠疫病状

鼠之传疫，各随其因，而发生其病状，亦各有其不同之点。大别分为三种：

一曰核肿性鼠疫

二曰血毒性鼠疫

三曰肺炎性鼠疫

以上三症，大约皆因感触鼠疫菌而后发生者，考人之感触鼠疫之毒气之后，毒菌随先潜伏于人体之微丝血管，约至二日，或七日，毒菌即渐次传入血管，血毒蕴结，则障碍血液循环之机能，而影响于全身者，故忽然发生强剧之恶寒，及倦怠呕气，浑身违和，四肢痹痛等前驱症，亦多有于俄顷之际，大发战栗，后即转变大热，但既热之后，即不再见战栗恶寒等前驱症，热度升高，精神散乱，甚觉苦恼，脉搏急疾，而且沉数有力。每分钟大约有九十至一百二十至，或反见迟缓虚弱之脉象，甚至呼吸疾速，喘满气急眼球结膜充血发红，舌苔干燥，或紫绛，于第一、二日即觉淋巴核肿胀疼痛，尤常侵及两胯间之鼠鼷核，有时腋窝核，或全身诸淋巴核，亦同时侵及，初发时，即甚明显。大如粟子，间有较粟子尤大者。不旋踵间，核之周围组织，暨核上皮肤，咸起焮热，而现暗赤色，骤覩之，一若横痃。或如阳毒痈者，以上诸现象，各有特殊之点，如核肿性鼠疫，则有淋巴核肿胀之特征。血毒性鼠疫，则有浑身发生黑紫斑点之区别，至于呼吸疾速，咯血吐脓，咳嗽胁痛，此独肺性鼠疫有之，各为分别于下。

核肿性鼠疫，或名腺性鼠疫，每发于俄顷之间，大发战栗，热度上升至华氏表一百零五度，或一百零六度不等。头痛眩晕烦渴痹痛，脉搏频数，舌被厚苔，结一二日，其外面之淋巴核，如股核、鼠蹊核、腋窝核、颈核等，咸肿胀疼痛，核之周围组织，及其附近之皮肤，亦咸热肿发红，四面浮肿。

若核肿性鼠疫之轻者，则于六七日之终，或十余日之始，肿胀之淋巴核，不成化脓，遂渐次消散。大热亦渐次解退，至于退热之时，屡见大汗，即退热而就愈，且无复发之后患。若属重症，则不然，其核肿发炎，经久不散，核之周围，焮热刺痛，屡发眩晕，甚有昏聩谵语，心胸搏动，唇焦齿枯，舌苔干燥，热度升腾，有时反见无热，热度下降，至九十二三度不等，脉搏急乱，有或平静如无病者，五六日内，多见心脏麻痹而死亡矣。

此外又有一症，是为核肿性之最重者。初起之时，不即见淋巴核之肿胀，及战栗大热各症象，乃骤发剧烈之全身痹痛，心脾胀大，频欲昏痧，一二日内，即毙命者，此症因其致死之速，如电击毙者，故又名电击性鼠疫。

血毒性鼠疫，或名败血性鼠疫，初起症状，如核肿性大约相似，惟是多见呕吐。大热甚酷，身面现出斑点，大小青紫，状如葡萄，故名葡萄瘟。皮肤及黏膜，有时出血，甚则邪毒攻胃，牙龈腐烂，神识昏沉，二三日即死，传染最速。其或一二治愈，而其皮肤之表皮，均如卷心菜，随指甲脱落剥牛皮之状，其淋巴核之肿胀，极甚轻微，故世之医生屡以此症断非鼠疫，贻误甚多，独不知此亦鼠疫之一种也。肺炎性鼠疫，亦有称之为肺鼠疫，因其肺炎咯血为特征，故又名为血瘟。初发战栗，后即发热，热甚咳嗽，胁肋刺痛，呼吸困难，检其咯痰所带之血丝，如粉红色者，其血中必有鼠疫菌最多，病人精神朦胧，时发谵语，二三日间即毙于虚脱之下，脾脏肿大，至于淋巴核之肿胀疼痛，亦若血毒性鼠疫之不甚显者。

但此症毒气最盛，传染尤易。且其发生之时，略似肺脏伤风咳嗽之症。其淋巴核又无肿胀疼痛之外象可考，至每令人不易觉察，及至危险毕露，死在旦夕，犹迅雷不及掩耳，纵有神丹，恐亦难救，惟于未发之先，慎加预防，是为最善。总之无论何种鼠疫，罹之者咸多死亡，最多者，在于五六日之中，亦有就于发热时毙命者，亦有于退热后方毙者，此时淋巴核肿胀异常，然未至于化脓耳。亦有重者，经过八九日，核肿柔软化脓，大热不退，病人愈益倦怠，若不施手术，则其毒不消，仍不免以毙命矣。或有核肿坚硬不溃，而获免者，亦甚不少，但此症虽能幸免，亦当待核消退，不然或饮食不慎，或劳动过甚，皆能复发前症。按核之消散，尚需时日，往往互及数月之久，故遇见有其症者，则于解毒之药，不可间断，当至核消为度，即可完全无虑。

161. 鼠疫杂论

鼠疫蔓延之原因

鼠疫之蔓延者，其原因有三：一因天气之酝酿，二因地气之郁热，三因地方热带，及人群杂居，秽浊相触者。就鄙人管见所及，一一举述于下，望海内明贤匡余不逮也。

一、因天气之酝酿

疫菌在于极热与极寒之时，其生活暂杀，疫则稍减。如温暖及略带潮湿之天，其菌发育最盛，疫每大作，盖温暖不和之天，为寒热庞杂，天之寒热庞杂，则地中毒气必盛，且疫菌感此寒热浑乱，秽浊披靡，而繁殖甚畅，故疫疠盛行者，正在此时耳。古云“四时不正之气肃杀厉气，疫当大作”。四时不正之气，即春寒夏冷，秋热冬温是也。夫春时应暖，而反大寒，夏时应热，而反大冷，秋时应凉，而反大热，冬时应寒，而反大温，此非其时，而有其气者，其气即温凉不和，寒热错杂也。气之不和，湿毒生焉，污浊甚焉，而疫菌即乘机发育焉。孟生君谓天气与疫，大有关系，真有识见也。

二、因地气之郁热

老子云：“大荒之后，必有瘟疫。”是谓大荒之后，地气燥热，燥热蒸郁，乃能化湿（如热蒸之成汽水者）。热湿混杂，乃变污秽蓄积，疫菌生焉，繁殖日多，人在疫菌发育之中，偶有不慎，遂即传达于人，而发疫症。张路玉曰：“时疫之邪，皆从湿土郁而发，土为受盛之区，平时污秽之物，无所不受，适当岁气併临，则从分野疏豁之隅，蒸腾郁发，不异瘴雾之毒，或发于山川原陆，或发于河井沟渠，人触之者，皆从口鼻流入募原，则至阳明之经，脉必右盛于左，盖湿土之邪，以类相从，而犯于胃，所以右手脉盛也。”然则地气之郁，污秽之甚，实为鼠疫发育之蔓延，鸦先氏曾于疫地土中觅得微生物，则其为地气郁热所致而蔓延者，益可知矣。

三、因地方热带及人群杂居秽浊相触者

疫之发生者，有地方有，有地方无，其有者，或蔓延不减，无者或永无疫祸，有此屋染得，而邻居无者，有此街有而他街无者，有由前跳过后街，而中间独免，后又补发者，平阳近海之地，无乡村街市之传染易，居楼上无居楼下之传染多。总以言之，疫菌之最得势力之处，则在热带地方，及污秽人口稠密之区。

夫北带地质凛冽，天气干燥，疫菌无栖身生育之机会，故疫疠之气稀少，南带地质多热，湿气浓厚，蕴蓄之毒，氤氲不绝，此为疫菌最得势之处，如遇有毒，则立刻蔓延，诚属可惧。然则污秽及人口稠密之区，其疫气之传染，为何甚于热地者，盖污秽人群杂居之地，空气庞杂，菌虫最多，虽在寒地，亦能蔓延。况热地之兼有秽浊者乎，虽然疫气可以发作者，但无如热地之为烈矣。因热地疫菌繁盛，且群居稠人污秽之处，空气既含有疫菌甚多，飞扬四布，若无病者，体或不坚，所履之地，复时时加入病人畜之涕唾粪涎，致成为一天然之疫穴，加以鼠类之传染，彼此相乘，生生不息，饮食起居，无一清洁，遂为传染疫症者。可见清洁卫生，足为防疫之上策，试观广州香港之疫，欧人住处，清洁之区，往往获免，可见一斑矣。

鼠疫尸体之剖验

患鼠疫之人，其血管及皮肤之微丝血管，皆瘀血内积，瘀血受热气之熏灼，均化为紫黑之色。若未死者，其毒血在内，犹属流质，乃能随血液斡旋诸脏腑，故青黑之色，不能发现于皮肤之外。迨至死后，热度消灭，瘀血变硬，其尸体外面皮肤，所有积血皆固结不散，即逐渐出现青黑斑点，故有称为黑死者。考据埃及欧洲印度等处，医生之发现，谓尸体剖验时，觉其筋肉拘挛强硬，如吐泻病之尸，间有热度尚高者，其尸体最易腐烂，胸膛、五脏、脑房膜各处均积瘀血，淋巴核受毒最深，其发炎之核，及核之周围组织，咸有水渗出，核珠胀大，内藏无数鼠疫菌。检其血液，则见血球增多，白血球尤多，脾脏肿大，肝脏亦多有积血。余友杨某，谓彼于数年前在厦门，见有某姓者，因其子患疫死后，将尸剖验，视其结核有数条青筋，直窜心肺，或内窜脏腑，其青筋所到之脏，皆为焦黑。

观上之剖验，可知鼠疫之病灶，在于血管，血管积瘀，酿为极热极毒之气，随瘀血以走窜于各脏腑及诸器官，以是尸体之胸膛、五脏、脑房膜各处，均有积血，热毒煮熬，体内之水分消尽，蛋白质变硬，故筋肉强硬，核之周围组织，有水渗出者，亦是热毒之外泄也，此核所渗之水，疫菌最多，足为传染疫病，人当慎防之。

鼠疫菌发育之原因

鼠疫菌，乃法国医士叶尔珊氏于光绪二十二年，在香港从患鼠疫病人之淋巴核中所发现者，为甚短之桿状菌，此菌若侵入人体，即潜伏附近之淋巴核或血液中，暨腹内诸脏腑，而增殖蕃育，一而二，二而四，四而八，如是分裂至于千万，蔓延全身，最迟一二星期，即足使患者就毙。其病菌多在于病人皮肤溃疡中及血液咯痰等处，亦有于病人大小便中寻出者，病菌离人体以后，在空气中、土中、水中亦能生活，于适当之处，生存颇久。故有时疫症暂时中止，寻复流行，因而亙及数年者，亦复不少。夫叶尔珊氏是从患疫病人之淋巴核中，所发现者，故仅知疫菌之形迹，及其利害，而其菌是何物变者，其犹未发明也。余考核诸家学说，参以历年鼠疫发生之经验，乃知疫菌由于大荒之后，地质燥烈，酝酿毒气，秽污散漫，感触于鼠，禀鼠之体质而发育者，即为疫菌。古人以为菌生于气，故凡能传染为病者，统称为戾气、浊气也。老子云："大凶之后，必有瘟疫。"吴全甫曰："鼠死疫直断为地气。"罗汝兰云："疫由天地之气固矣，天气不降，地气不升，热毒熏蒸，鼠先受之，人随感之。"吴又可曰："天地之淫气，常有者也。疫气者，两间之戾气、浊气，不常有者也。"然则中医之所谓疫气，即西医之谓疫菌是也。盖大荒酝酿毒菌，直接于人，潜伏人体，及感春阳之萌动（即春时暖度）而发者，为温病热病。若毒菌侵入鼠体，感过鼠之气质，其毒更甚，毒鼠既死，鼠菌去之，转袭于人者，为鼠疫。因疫菌传于鼠，故名鼠疫。夫毒菌同由秽浊所化，至于直接于人，则为温病热病，如感触于鼠，间接于人，则为鼠疫。斯何故哉，盖因于鼠寄居卑湿暗窟之处，体多毒质，菌侵之，二毒相搏，即成物质相感之化学变化也。观夫橘逾淮而为枳，雀入水而变蛤，麝食柏而始香，虱处头而便黑，此岂非物质相感之化学变化乎，以此推之，可知菌生于大荒之后，秽浊污气所发育者明矣。再试验平潭历来发生鼠疫之经过，则知梗概矣。查前清光绪二十五、二十六两年，天旱地热，五谷萎枯，饥馑洊臻，饿殍满道。至二十七年，即有鼠疫发生，死者枕籍，生灵涂炭。兴言及此，无不惨然。以后每逢大旱之后，即斯疫继起。民国十八年，又遇荒欠，米玉薪桂，斯时老识之人咸曰，明年必有鼠疫，共筹防疫之法，为未雨绸缪计，筹备未就，至十九年夏，果见疫发。于稠人群集污秽不洁之地，所染疫症，较他地为重，足见大荒之后，秽浊不洁，实为疫疠之阶，固不仅鼠疫为然，特以鼠疫为尤甚，但他种疫症，虽遇重险，尚有经验之疗法，而鼠疫如延搁时日，迨毒炎血败者，则迄无可恃之良剂。然虎狼虽能噬人，人惧以避之，则不为害。而鼠疫之为祸，亦如是也。吾人为抵御恶疫，保卫康健计，不得不于平日之时，注意清洁之卫生，大荒之后，预防捕鼠之驱除，则疫气虽凶，奚至发生剧烈之祸，而弥漫之不扑灭者乎。

（见《中医世界》1931）

162. 鼠疫之概论

鼠疫一症，有初起甚重，后转轻症，有常似伤风感冒，少间危险毕至，有乍轻乍重，忽然发现虚脱者，有病人局部之病症尚未发显，自亦不觉其患疾，骤然如电击而死者。有病人热度常多下降，突然因血液循环之麻痹而致毙者，其时变时异，神出鬼没，每多使人不可预料。故医生对于此症者，每误为普通之痈或误认为普通之核肿，或误为日常目击之肺热。亦有误认为冬温伤寒及疟疾等症者，又有不能断其为何疾，而因循迁延之者，迨至疫核发现，始觉其是传染鼠疫者，然毒气已横于目前，滋蔓难图，如此寒心，实可惨也。鄙人由之历年临症之考察，兼用细心研究，常见初起症状之如彼者，及至结果必如此者，时时试验，日日参考，再搜集西医诊断之经验，而后即可知此症经过及转归之状况也。大略分陈如左。

若初起头痛如劈，屡见昏瘀，时发痉挛，眼光散大身如被杖，疲乏困怠，辗转不安，又发激烈之呕吐者，是病毒侵及脑膜发炎。此症即鼠疫兼发脑膜炎也，极为险恶，大概二日至三日，即可毙命，多属不治。吾看此病，惟有预防一法为良。若当于未发之前，病者自觉有头颅晕痛，手足麻痹，即是已中此毒。可预防投解毒活血之药，兼注射鼠疫菌血清，或且十人之中可治三四人矣。初起症状甚重，屡发昏迷，人事不醒，手足痹痛，厥冷至节者。若经过数日，尚不清醒者，是病毒蔓延血管，毒窜心脏，为不治之症。若渐次清醒，四肢温和，脉力洪大，此即中医所谓阴极生阳，为善兆，急投解毒之剂，便能奏功。

突然大热不休，手战昏厥，呼之不醒，脉洪大有力，口大渴，自外观上极为险恶。盖其毒未至深传脏腑，过数点钟，必发大汗，汗止热退，神色自清，再投拙拟二一解毒汤，清热解毒之剂，可愈。按此症其可愈之处，在于脉大身热。若脉微身无热，属少阴重症，不治。

患鼠疫之病人，有喃喃自语者，有好与人争辩者，有高声谵语者，甚至有自床上跃起举动狂暴者，家人若不经意，常有私自逸出病房者。按此症若见脉数大热，为阳明实症，可投大黄数两之多，大泻其火毒，十人可愈七八。若不投大黄之药，养痈长疽，拖延数日，毒发内窜，心脏麻痹，必发大汗，以致虚脱而毙者。有初起时，诸症均甚轻，因其内毒已经为十分重症，且往往局部之症状，尚未现出，外观上以为无防，乃病人已竟死去者，甚属颇多。诊断之时，当注意此点。若见病者有手痹，及有一二相似鼠疫之症状现出，惟有施血液检查，即可断知之，否则易致误诊也。

无论何种鼠疫，其初起时，皆于发热后数小时，或一二日内即现各种症状。亦间有至第三日始发现者。

无论何种鼠疫于初起时，心脏即甚衰弱，肠胃发刺激症状，上腹部暨盲肠部，若用手压之，即觉疼痛，且发激烈之吐呕，如此可知是鼠疫之特征。若病已多日，多泻黑粪水，腹部膨胀，脾脏肿大，触诊打诊，咸易知之。此为毒菌闯入肠胃，毒热沸腾，肠胃之黏膜炎肿，即可早投大黄数两，大泻火毒，或可治愈。否则迨至肠胃血管破裂，腹部膨大，生命立危。

病至二三日，忽发吐血尿血，小腹部大痛不止者，是病毒内发。内脏之血管损坏，胃气败绝，此症为绝对之不良。若腹部不胀痛，是肠无发肿，胃气不绝，尚属可治。

患此症者，亦常咽喉间之扁桃核，核肿异常膨大，或形如痄腮，故医者每多误认之。亦常有于初起时，即发白喉性疾患者，眼之结膜，常有刺激，因而有并发角膜炎，延及全眼球化脓者。皮肤外面，及黏膜为点状，或线状出血，此等症状，为血毒性鼠疫之特征。

又有核肿性鼠疫，核肿下方，多有起淋巴管炎，且生水泡者，亦有于此核肿之外，于他处，新生一核肿者，核肿甚大，且最易化脓，或化脓易治，至于化脓，或成痈疮，则其组织急剧，或徐徐坏死，而遂脱落也。

核之位置，尤当分别，病症之轻重，就可明了矣。如皮肤核，暨筋肉核，多属轻症，良性，其症状亦不著明。至肺核、肝核为最重症，而易死亡。又核肿中，以颈部核肿为最恶。多有因此窒息而死者，有时外症尚未发显，病人尚未自觉其患疾，骤然如电击而死者，考验此症，是因心房发核，核肿过甚，障碍血行故也。

核肿性鼠疫，于鼠疫中占最多数，以淋巴核为其特征，其淋巴核之肿胀也，轻重不一，有急剧肿胀者，有徐徐肿胀者，有仅及一淋巴核者，有侵及多数之淋巴核者，其炎势之轻重，随病症以差异。然核之发生地，为跨间之鼠蹊核，及腋下之腋窝核为多，小儿则前颈核与后颈核为多，又有肘核、膝腘窝核、后耳核、舌骨核，但等处之核，唯较罕耳。若遇疫气流传之时，见病人有肘膝腘窝、耳后、舌骨各处发核之疑点，便可细验考查其病状，确是疫症，即用治鼠疫之法治之。切勿以等核之罕见，便断非鼠疫核，因此乃至误治者，真不恒河沙数矣。有者外表之核，并无所见，其内部之核，则甚肿胀者，例如股核，毫不肿胀，而骨核或腰核，则甚肿大，此时试于腹部外面，用手触之，恰如盲肠痈之肿胀然者，有颈核之肿胀不甚明了，而锁骨部见有肿痹，颈部诸器咸见压迫症状，是皆因胸核上部之淋巴核肿胀故也。

如平时多患肺病，及胃肠等症，亦殆无治愈之希望，是以每遇鼠疫流行之际，凡患肺痨者，患胃弱者，暨嗜酒之人，其死亡之数较多也。

或遇房事之后，及素有糖尿病者（即下消），若得此症，其治愈之数殆甚少，又妇女有胎，因被疫毒迫堕，疫毒病菌随即内窜胎室（即子宫），胎室发生膨胀，与产后适患疫病之人，其病因相同，其致死之数，亦甚多。有患疫之妇女，二三日外，正遇月经适至，是病毒由下泄出，为最善，可以药治之便愈。

鼠疫病多为急性症，其症状之经过，大约三日至五日，其外面淋巴核肿疼，或皮肤发生脓泡痈，或肺热等，此等局部之症候，概发于鼠疫初起时，或经过中，亦有于患病之人已死，始于其尸体中发见者。

愚常见患疫者之淋巴核之核暨不发现，但见病者浑身之皮肤多生黑瘤，其症状与鼠疫相类，或狂乱谵语，或者昏迷不醒，种种恶候，实难枚举，吾谓此等恶症，虽无淋巴核之肿核，其实亦即鼠疫一种之特征，时医每以此病谓无核之表示，遂误认为疮毒，以致死亡者亦多。

鼠疫重症，诸症咸备，病人两眼无神，颜面浮肿，眼球潮红，言语不明，步行不稳如酩酊状，易致倾跌，常有因倾跌而致颜面四肢擦伤出血，或皮下溢血，愈似酣醉者，舌苔白色，恰似用石灰撒过者然，或微带赤色，而呈果酱状。亦有舌被青菜叶色，形如辅海蒂者，全身皮肤干燥灼热，四肢厥冷，黏汗淋漓，亦有颜面及胸部，有微温者，呼吸苦闷，如呻吟状，心悸亢进，脉搏失其紧张，桡骨动脉之搏动重复而大，亦有心搏尚盛，而脉搏已如游丝呈绝脉者。

富贵之家，若遇轻症，每被弄为坏症。若遇重症，即不免于死亡者。盖富贵之家，亲朋萃集，杂延医生，议论各异，或断为虚，或断为实，各存意见。医生又无负担专责，亦惟顺众而已，投以平常无益亦无害之方。敷衍塞责，自然轻症反变重症，重症必致死亡。贫寒者家徒四壁，遇病之时，亲朋绝迹，虽有慈善医生为之诊治，病家亦只听个人之主张，服药又无旁人为阻止，故治愈者，比富贵之家为多。

又有一种皮肤核，多发生于皮肤之肌肉，又谓肌肉核，以发生脓泡，或痈疮为特征，其脓泡于初起时，伤为蚊刺样，与麻疹相类，或如米粒大之斑点，速即变为内容混浊之水泡，有仅变为脓泡者，有底部组织肥厚，而成痈疮者，再进则变为血毒性之溃疡矣。如阳毒阴斑者，常有自脓泡发生淋巴管炎，达于附近之淋巴核，遂生核肿者，亦因痈之炎势侵及附近淋巴核，而发生核肿者。

肺鼠疫于初起时，其形状与秋温肺燥，或伤风肺炎，及肺痈咯血相似，但症状较为险恶，稍有误认，用药迟缓遂变不治。故于诊断此症，亦不易鉴别，惟当取其咯痰，施以微菌检查之法，自有分别之处。

鼠疫病症，可从其特征上，分为核鼠疫、皮肤鼠疫

（即血毒性鼠疫）、肺鼠疫等，又有肠鼠疫症，惟此动物类则多患之，人类患此甚少。愚临症十余年，只见一人，因患肠鼠疫，投与二一解毒汤，加大黄数两，下出黑黏粪，及杂出瘀结血块甚多，遂渐渐见愈。

核之肿胀，有每核自为肿大，自外观上，一望可知，以手触之，甚易辨识者，亦有因核与核中间之组织，为炎势所侵，以致合成一片，周围之界限不甚明了者，其炎势之甚者，常波及周围组织及皮肤，此等核肿之压痛，较自发性疼痛尤甚。病人之四肢常屈而不伸，其核肿方面之皮肤若不紧张，则病人鲜有觉痛者，因而微小之核肿，病人常不自知，必待医生触压时，始克知之，是以医生于诊视时，凡可触诊之淋巴核，咸宜注意检查。

患鼠疫者，治愈之后，凡十人之中，或有二三人，常有遗留各部神经麻痹之残疾者，为其热毒上炎，脑之神经因被灼烧，故于疫病愈后，多有患耳聋之残疾者。

孕妇患鼠疫轻者，胎自坚固，虽投桃红数两，殆无堕落之患，重者其胎不免被热毒迫落，生命亦甚危险。

吃鸦片之人，传染此症颇少，偶有中毒者，则无治愈之希望。

患瘟疫症，初愈之后，复得鼠疫，若身体强者，已有免疫质，或不服药亦为无防，身体弱者，体内之抗毒不足，故最为危险。

下流社会者，无卫生之常识，且多奔走于烈日秽浊之中，故易染此疫，死者亦甚多。

男性与女性之比较，女人患者多于男子，盖女人身性柔弱，且多生育，血素不足，鼠疫毒菌，每即乘虚而入之故也，至于死亡之数，女人亦较多。

以上各论皆系愚之历年临症之记录，为助诊断此症者之参考，尚有见识不及者，望海内名贤指教为荷。

（见《中医世界》1933）

163. 鼠疫之中西治疗观

中医之治疗　中医治鼠疫一症，各具有特长之处。用药则分别气分、血分二大法门。用之得当，效验如神。真可补助西医所不及之处，爰将大略，述之于下。

一、初起在气分，身发寒热，头痛口渴，舌燥脉数，精神倦怠者，用治鼠疫良方，合三圣丹，轻症日服一剂，重则加倍接服。如症重咽喉肿痛，咽干，舌燥，脉微神昏者，用辟秽驱毒饮，或用清芬辟疫汤送下解毒万病丹。如寒热无汗者，参用麻杏石甘汤法，如协热下痢，热结旁流，或痞满腹痛，大便秘结者，参用承气汤法。口渴喉干，腺肿渐大，胸满气喘，吐血呕血，身发斑疹，用清瘟败毒饮加杏仁、牛蒡、大青叶、枳壳，喘不卧者，参用葶苈大枣泻肺汤法。腹痛肠肿者，参用大黄牡丹汤。若竹叶石膏汤，及麦门冬，皆可供清热生津辅助之用。如神粗气喘，面赤如醉，用苇茎汤送下紫云丹五分，或牛黄膏一钱。如发热二三日，烦躁潮热，口舌无津，咽喉作痛，昏昏欲寐，脉微细者，属少阴温热之鼠疫症，用坎离互根汤加减。

二、病毒在血分，壮热神迷，形如尸厥，面青肢厥，身发青紫色，斑痛如被杖，唇紫舌燥，用加减血府逐瘀汤。如腺肿紫赤灼热疔疮斑疹者，用通络活血汤，或加味解毒活血汤。如腺体肿大，疼痛剧烈者，用王孟英治结核方合犀神丹，外用经验涂核散。如两腮肿痛，咽疼喉干，身热发生脓疮（即血毒性鼠疫）者，用毒核消毒散，或治鼠疫验方，及应验疫症方等，均可酌用。外核用经验化核散，及经验敷核方。如大便常秘，核肿日久不散者，用善消鼠疫结核方，或清热辟疫汤。

以上二法系采取吾国古人名贤治疫之验方，吾辈若能审查病因，细察症状，按法投药，无不效如桴鼓。

西医之治疗　西医对于此症尚无特效之方剂，不过施对症疗法而已。如病人头痛大热，即用阿斯匹林，或弗那摄精。病人发呕吐者，用大剂加路米，继以盐泻。如不见止，服小剂吗啡，胃脘上贴以芥末膏。倘症现虚弱者，用马前精，加波慝阿摩尼亚和毛地黄酒极佳。如病人发昏，嗅以阿摩尼亚，夜不能寐，用吗啡注射皮肤，泻甚则与沙罗(Sslol）止之。淋巴核发肿，则抹甘油颠茄膏，上盖以极热之胡麻面，冷则更换，如已成脓，则剖开，洗净疮口，敷以去腐药，疮脓极毒，宜以加波力酸水和入，以免传染他人，此法颇见完善，然亦不过百中一二耳。惟其最注意预防，故遇疫之盛时即留意饮食，而尤保护手足等皮肤为要，慎勿损伤之，病人之血液，及排出之吐泻物咯痰唾液，均须以石炭酸水，或石灰消毒，衣服寝具食品等，则当以蒸气或药品消毒，据最近各西医之研究，治疗此症者，主张杂出，固不一端，有谓可用蓖麻油等类泻药，以清扫病人之消化管，盖于消化管中受压迫刺激之处，暨因便秘致肠膜出血之际，若用蓖麻油，可以防御其刺激，稍减其炎势。外核肿者，则敷以水银软膏，或施以升汞水，或石炭酸水，湿布绷带，有谓淋巴核之肿，即宜割开，亦无济于事。有谓鼠疫当防心脏衰弱，可与毛地黄酒、咖啡精，及伊打酒。或樟脑油注射皮下，多投补品，如牛奶之类。有谓初起时，即用毛地黄酒，头部行冰罨法，并给以多量之酒及饮料。烦渴以茶或盐酸里特母奈垤解之。诸医所见不一，功效各殊，另采数方，其式列下。

西药方一

稀盐酸一〇．〇，每日数回，每回数滴，混于煮沸之水而用之，以事预防。

西药方二

水银粉〇．五，乳糖〇．五，为一包与以三包，每三时一包。

西药方三

芬香鸦片酒一〇．〇，番木鳖酒一〇．〇，番椒酒一〇．〇，精制樟脑二〇．〇，薄荷油二〇．〇，酒精二〇．〇，混和后，二十滴至三十滴，每一时至数时，以水或酒和服之。

西药方四

大黄制散 Pulv. Rhei：Co，四两，真正西藏红花一两。

上药和匀，研极细末，每服二分至一钱，小孩十二岁内减半，六岁内服四分之一。如觉身体不适，四肢困倦，发热恶寒，即用栀子数枚，豆豉一撮，红花三分，葱数寸，煎汤白兰地或无灰酒一小匙冲服，虽天花、斑疹、猩红热、痈疮、痢疾、霍乱、脚气诸血症，皆为有益。

（见《中医世界》1933）

164. 鼠疫之传染谈

人性染疫有轻重的原因

疫之盛时，毒气散漫，偶为感触，即受传染。然共传染者，或轻或重，或者一染即死，或者常与病人相聚，而反不能殃及。斯何故哉？吾谓皆因于人体抗毒素之有强弱，以及性质之关系也。据世界各国考据家，谓人类与瘟疫，其感情亦有别者，以老少论，小儿易染，壮者最多，过五十岁之人，屡见获免。以男女论，女人比男人染者多。以壮弱论，壮者得疫现象重，而抵抗长，弱者得疫现象轻而就死易。是可知疫祸，是随人性之有轻重者，考其轻重之故，即在病人体中抗毒素之强弱也。若抗毒素强，则外邪不亵，毒菌不浸，而病不患焉。幼穉者，体内抗毒素必弱，疫菌传入，抵抗不及，故易罹疫。过五十岁之人，体肉富强，杀菌抗毒之力远胜十倍，故往往获免。女质柔弱，男性刚强，其抗毒素随体质之殊，而传染亦各异也，故女子患疫比男人为多。似此则壮者，与弱者，更不待言矣。虽然传染病，是因男女老幼强弱性质之不同，即有轻重者，而其实因身体卫生及医药调理之各异故也。顾吾国之人，无卫生学识，不知预防方法，以是疫祸甚于欧美，即可慨见矣。

人种染疫各异之缘由

时贤谭其濂曰："疫气之传染，似有偏于种族者，此不特鼠疫为然，若霍乱瘟疫诸症，亦莫不然也。"考据历年各地之瘟疫，及其人类传染之多寡，即可为证矣。当欧洲疫盛之际，白种戕贼无遗，而黄种及别族者，则无一人殃及。又查香港之疫，华人染病死者，每千人中，死数九百三十四人。印度人，每千人中死七百七十七人。日本人，每千人中死六百人。欧美人，每千人中死仅一百八十二人。其后闽浙疫气猖獗，所染者，以中流社会最多。而他省高等商客，虽同此杂居，亦鲜罹及，故当时有中流社会之疫名之者。己亥天津之喉痧，壬寅上海之喉症，无不如是。民国十九年平潭鼠疫大作，潭人感染独众，而外邑商客，则无一人患疫。观其生死悬殊，何如斯耶？鄙人细心考究，乃知毒气之传染，非有所偏，而有其偏者，亦因于身体抗毒素之有强弱，以及卫生之慎否耳。

（见《中医世界》1934）

165. 霍乱之中西治法

人在气交之中，日受暑气，夜感寒冷，胃失仓廪之权，肠乏收盛之职，寒热之气，扰乱中宫，中土不安，胃之神经受反应之感，遂为吐泻。王孟英治霍乱分寒热二种，寒用理中为主，热用连芩为君。然寒热二症，用药大相悬殊，苟有差错，立致偾事。因之医生遇有此症发生，仓惶之间，每每先受其乱，用药多所不及者何也，盖以无实验之良方故也。余以是专心研究，兼以阅历多年，深知霍乱一症是由寒暑二气，扰乱其中，并非纯热纯寒之症，用药宜寒热兼配，庶著捷效。鄙人发明用半夏、蚕沙、芩连、干姜、吴萸、芦根、天冬、滑石、竹茹、泽泻、佩兰叶、黄土水、淡盐水各半合煎。如吐泻甚者，用西药沙罗 Salol，单宁酸 Acidum Tanniuum、次硝酸苍铅 Bi muthi Subnitras 各一厘，调和共均作六包，每服一包，服后再服前药一杯，隔一分钟再服，服至一点钟，其吐即止。如口渴甚者，宜与淡盐汤，切不可服米汤，因恐米汤有助火之害，去年平潭霍乱盛行，余以此法救治多人，功著昭彰。特录登医报，以广流传。

（见《幸福报》1930）

166. 霍乱治验谈

际此天气炎热，秋金干燥，地质之毒气上升，天上之热气下降，地中之毒，遂发生一种虎拉菌，飞扬四布，每由人之食物，而入于肠胃，复因肠胃中之盐酸素缺少，毒菌盘踞作祟，挥霍燎乱，即成霍乱，甚至转筋痧迷而死。近日福州此症发生甚剧，死者颇多。虽经中西医医治，十仅愈一二而已。兹有平潭大富村陈姓者三人，同至福州作商，遂中斯毒，潜伏体内，九月十日回家，初无异状，至八点时，三人同病，后午一者忽然昏痧转筋而没，其余二人，正在千钧一发之危，幸余在该邻里治病，病家闻知，急来延请，即用吴萸一钱，黄芩、黄连各二钱，干姜一钱，芦根四钱，泽泻三钱，滑石一两，川朴花、木瓜各二钱，蚕沙五钱，天冬三钱，风兰叶钱半，竹茹三钱，紫雪丹一钱（匀吞），同黄土水、盐水各半合煎，频频灌服。外用盐炒热布包浑身擦之，其两脚转筋者，用手刮之，使其柔软；口渴者，用盐汤代饮，至夜半，吐泻遂止，其转筋抽搐者，亦渐少，至次日一者已获全愈。一者转为大热口渴，改用竹叶石膏汤，加女贞子、旱莲草、金钗斛、天冬、芦根、雪梨汁等，服二剂，热又不减，再与增液白虎而收功。嗣按平潭街石某妓女，由海口染病回家，余亦用前法而愈。然此法连试三人，皆著奇功，特选一篇，请海内有患此证者，再试之。

（见《上海医报》1929）

167. 下血痢危症

莆田江口郑坂村，李阿镇标者，年四十有二，于去年春间，因患腹痛下血痢之症，中西医药遍尝殆尽，尽皆罔效。延至七八月，病势剧烈，日夜下二三十次，纯系鲜红血水，肛门重坠，肿痛不堪，肌肉瘦削，面色焦黄，言语无神，饮食不纳，殆有千钧一发之危。问神求卜，终无灵验。其妻贤淑有名，夫妇感情甚笃，见夫病重，精神颠倒，惟注心访求名医，所谓遇人即询，见神便告。一日适逢一人于途次，形态古朴，衣服褛褴，李妻备述病状，其人即指示延余。李妻闻言之下，皤然觉悟。如梦初醒，心急如箭，立刻前来邀余诊治。余乃断为血痢肠脱，肠管不摄，血不归经所致。为疏生怀山药一两，生地榆五钱，赤石脂四钱，诃子肉三钱，没食子三钱，石榴皮三钱，银花炭钱半，升麻八分，白芍药三钱，葛花炭二钱，花蕊石二钱，龙骨一两，牡蛎一两，乌梅二粒，清水煎服，连服十余剂而愈。自治愈之后，迄今已越半载，未曾见面。昨日适于涵江前街本逢，余因眼力障碍，尚不认识。彼见余，忽向前执余手而称谢不已，余初不知是谁，凝神细察，始识为李阿标者，观其颜容健厚，精神清爽，判若两人。

（见《复兴中医》1940）

168. 疟痢能食不死

谚云：病疟患痢，能食不死，是谓疟痢，皆属肠胃之病。如能食者，胃气未损，不能食，是气已败，此说诚有至理。不知疟痢初起之时，胃气何至遽败，其所以不食者，是因胃火过甚，肠热爆发，以致也。世人不明其理，意为能食不死，迷惑不解，以是患病之人，信之为然，恣食乱饮，食物室塞肠中，酿为内热，遂成不治之症，慎之戒之。今试以疟痢之病因，详陈于后，则知疟痢初起之时，最忌食物。夫疟之因，由于沟壑汙秽毒水久积，发育蚊虫，蚊之毒质，吸入血管，血管受毒，即变性而发炎。炎气客于卫分而成疟，毒甚为瘅疟，毒轻为温疟，总不外毒水为病苗，蚊毒为媒介，然疟既系热毒，是属温病。《难经》云：“伤寒有五。”疟即温病之一。温病最忌食谷及猪肉鱼类，是因食物入胃能成胃热，胃热火生，火甚病生，甚至毒发病危，当此之时，虽有华佗解剖肌肉，荡除肠胃之能，亦莫伊何。《内经》云：“温病食肉必死。”仲景云：“伤寒多食必复。”可见温热、伤寒诸病，皆忌食物，况疟痢者乎。痢之发生，亦属热毒，是由饮食积滞于肠胃间，复受暑热之气，蒸酿成毒，遂变为痢，胃中发炎，热在气分而腐化成汁为白痢。肠中发炎，热在血分，而溃下脓血为赤痢。西医云：“人患痢疾时，其肠中之黏膜，必有红肿之处，其处生出之脓液，即白痢。若血管破烂，有血液流出，即红痢也。此时不可再以食物入肠中，以刺激其黏膜，宜忍饥耐饿，平卧安静，以温暖之布，包其腹部，渴则饮沸过之温水少许。而于一切食物，皆摈不入口，如新愈之后。凡各种未熟之果实及一切之固形物，而不易消化者，均不宜食。若在未愈之前则禁之尤严。”乃知患痢多食有害，亦如是也。缘古来未曾发表，所以后世之人，不知其害，反谓能食不死，执迷不悟，诚可痛哉。呜呼，作俑此语，未知是谁发起。误人万亿，兴言及此，能无愍然乎，但望世之医生，亟亟革除旧说，庶病疟痢者，不致因食而误死也。

（见《卫生报》1928）

其他论文

169. 余庆轩随笔（一）

■脚气误热变废

薛某者，以近色失慎，受风湿，初起脊背酸痛，头晕眼花，延李医诊治，投清燥救肺汤数剂罔效，改与滋阴凉血，背痛反增，两脚麻木，痰涎壅甚。改延吴医，断为误服凉药，寒凉之气袭入肾经所致，谓非热药不可，即投附子理中汤加桂、芪、归、术、姜、萸等，初服一剂，痰饮减少。薛某欣甚，再延复诊，确认为寒，遂将前药再服二三十剂，并食牛羊肉、参、茸、醇酒等，其病日差日甚，反复无常，两脚硬着，麻木肿痛，痿废床笫，惟觉畏寒。继延及余，据云前被李医误治，以至于斯，幸改延吴医投与热药，痰涎始平，病势比前大有回春，又曰症因寒伏骨髓，非温热不能见功。余曰热药固非治脚气专方，只可暂用，不宜多服，且药热性最苛烈，兼能去夺血液。血液被劫，骨节机关则无运动之能力，筋肉枯燥则无滑润之作用，其病反剧，亦为热药所致然也，虽然李姓之误于寒，未及变坏，尚可救治，今复误用热药，烧灼血液，筋枯肉败，迨其附毒内发，毒甚蔓，必发疮痍，苟若不及解毒，后患堪虞。无如专信热药，执迷不悟，仍照前药再投，后果发生疮毒，初生謦瘤，日久成脓，先后破烂，血质淋漓，倍极狼狈。至此即知余言有验，复来求诊，余曰服热过多，筋肉骨节之胶质皆被热药烧尽，仅剩骨中灰质，所以脆硬而无柔软之性，独夫杉木烧成枯炭，意欲回复原质，不亦难哉，故薛某至今成一跛者夫。

■脚气热肿

杨某年三十七，因涉远途受湿毒之气蕴蓄多日，初觉左脚麻木不仁，头背强硬，三四日后，发热头痛，脚肝肿痛，大热时有谵语，延外科医生诊治，断系阳痈之症，投仙方活命饮罔效。改延于余，脉数有力，舌质绛紫，身热狂躁，气喘急，病势甚危，即为疏加减解毒活血汤，方见拙著《鼠疫新篇》，服后脚痛顿止，肿亦消尽，惟脚及膝麻木酸痹，改用赤芍、木瓜、怀牛膝、桑枝、当归、生地、海桐皮等，连服十余剂，麻痹若失，后以黑穞豆一两，干桑枝五钱，常服以善其生。

■咳血败症

林某年三十一，素嗜怒，性好色，患咳血，经余诊治，略愈有半载。余曾谆嘱力忌酒色，并一切辛热食物，庶病有复原之日矣，奈以欲念不遏，恣恋女性，旧恙复发。咳血盈盂，头汗渍渍，食欲不振，手脚软，口燥唇焦，烦扰不寐，再服前方罔效，改服西药及鱼肝油，并注射西药咳嗽酥根等，均无效。流连半年，病势加剧，浑身大汗，睡时更甚，醒则神气昏忽，胸满恶食，阴茎缩入，若心有所想，每即遗精。乃连服参茸以壮阳道，以作延长时日计，以是肢体不衰，形色不脱，脉象和平如无病者。虽然脉象和平，而其咳血烦躁，大汗遗精，是元气已脱，肾阳已败，皆属不治，又兼嗜怒、性欲不改，更难医疗。此理之至明，岂必几几于脉之和平乎。由此观之，林某败病皆具，其脉虽好，非善兆也，可以断死而无疑矣，果延至七月末而亡。考究其脉之和平，谅是因补药所特故也，吾意医者若遇此病，诊断之时，当须细察病原，番查情景，研究声音，庶可以知其生死之期，古人多有此法，故能预知生死也。

170. 余庆轩随笔（二）

■咳血误服归脾

邮局丁王某，患肺劳咳血，经余治愈，既年余矣。因病后培养乏资，遂即招延诸友醵赌抽些赌金，以济眉急。招待匆匆，夜以继日，熬夜成劳，旧恙复发，咳血益甚，服前药无效，延詹医诊治。云脾虚血不归原，投归脾汤、加芥子、香附、细辛、川芎等服十余剂，病反剧，甚至气喘烦躁，心胸动悸，委顿床笫，倍极狼狈。再延余诊，六脉浮大带芤，重按散乱，舌苔枯焦青紫，头汗胸胀，咳时小便即遗，大便当结，四五日即更衣一次，余断为肺败肾伤，天水不交之症，津液内极，元气外脱，病已难瘳，未与处方，告辞而归，果延至一星期而逝。今观王某情景言之黯然也，初余亦不知是误，以后研究病情，及细辨归脾汤之意义，始知其由服归脾汤之误。何以知之，盖其病由肺劳咳血，愈后失调，复因烦劳火动，劳火上腾，肺金受克所致也。其服前方，正在火邪强甚，药力固被扼制，不尽其量，独之寡不敌众，故无效也。如能宽心静养，再照前法，迨邪衰火平，自可渐愈，何以深信詹医连服归脾汤十余剂，以至于误，不亦惜乎。夫归脾系引血归脾之方，并无治咳之能，即使肺热，一服此方视即立见，此理之明也。且归脾所用之药，皆温补燥热，与肺病大有反对，又加芥子、香附、细辛、川芎、辛散表寒，燥烈尤甚，有伤肺经，并无治血功效，何妄有乎。然药之用，所以敌病邪，俾复健康，倘药轻邪盛，药力反被邪气制阻，邪气猖獗，横无忌惮，冲突上下，干碍他腑，他腑无辜受累，流连日久，势必败伤，当是欲求挽救良方，恐独不逮，况夫不对症之药，何能起死回生乎。然詹某一时不觉，竟有如此错误，苟知其事，谅亦忏悔也。

■寒格哮喘

务里村高某者，年迈气衰，素善病，一日赴海中摞鱼，冒雨而归，衣服尽湿，到家之时，忽发战栗，后即气急哮喘，坐卧不宁，家人毕集，或灌以童便，或饮以盐汤，喘气暂平，片刻又喘，甚至胸满遗尿，面青肢厥，急来邀余诊治。细察病状，非是有热，脉见沉细虚弱，又非热脉，谅系触受雨水冷气浸亵皮肤之间，肺合皮毛，乃乘其合，引入肺经，肺寒激动，变为哮喘，可无疑义矣。即疏定喘方，即白果肉六枚，净麻黄二钱，陈半夏二钱，枯子芩一钱五分，桑白皮二钱，款冬花二钱，瓜蒌仁霜二钱，光杏仁二钱，粉甘草八分，加嫩桂枝二钱，黑锡丹一钱五分，连服二剂，头汗润润，哮喘若失。

■热喘误热

平潭街同福号店东妻舅某者，年五十六岁，因感暑气多日，变成热喘，喘渴烦扰，气急抬肩，辗转不安，延某医用定喘方加附子、五味等药，服后喘急愈甚，眼热红赤，口渴不止，舌焦干绛，危在旦夕。急来邀余，细按其脉洪数有力，身热颧赤，显系肺热，热喘误服热药所致。即拟清燥救肺汤即北沙参四钱，贡麦冬四钱，生杷叶三钱，火麻仁三钱，光杏仁三钱，鲜桑叶六张，生石膏一两，生甘草八分（加冬瓜皮二两，荸荠汁一大杯，匀冲，服后喘气悉平，热退身凉，继以白虎汤加二母而收功）。按此症由暑热伏于肺经，热激肺鸣，某医误认寒格肺热，投定喘方，以致二热相搏，火热腾发，变症丛生。苟当时非余之诊断确认为热，改用凉药，因循前法，则其生命殆矣。吾谓医之用药，生死只在于顷刻之间，言之可畏，闻之心寒，为医者岂不惧乎。

■血热发癍

癸亥年俞某子，年四岁，患热病，延余诊治，见其体热口渴，舌苔老黄，头颈四肢各部疹点丛密，头汗身痛，食欲不振，与银翘散去荆芥、加大青叶、丹皮、元参，搜邪解毒，兼清肌热，初服一剂，未见减轻，照原方加白虎，服后病如常。改延周某诊，云斑毒内陷，不能发起，投大剂升麻葛根汤，加升热表散，服一剂病态依然，再投一剂，忽变口渴大热，狂言错乱，上喘下泄，舌苔干燥无津，口糜声哑。旋复求诊于余，脉沉数硬，粪色老黄带赤，且极臭，余断为过服升热表散，以致火表攻里，热甚津涸，里旁流之症，拟与犀角地黄汤合调胃承气汤。缘因余某之姐夫略识医药，云大黄、犀角性最猛、小儿体质柔弱，岂容用此猛药乎，倘服此药不瘥，他味无可再用，故大黄、犀角、为众药之末途，必不得已而用之。俞某信为然，不敢服，延至二日，病愈笃。时周由该处经过，余某观见，遂邀入诊视，其尤不知自误，反云前季银翘散之害，其措词亦甚支离，且扬谓伊再投一剂即可全治，又自诩此非吾者不能疗也，仍照前方加减一二味，越夕该儿齿根多有渍血。试以手掏之血渍处，旋即血溢盈晉，头颈手足各部红疹皆变黑色，势甚危殆。俞某见势不佳，悔不服大黄犀角以致于此也，乃将余前开各药灌下，以作死马活医，连灌至天亮，即泻出黑粪甚多，精神渐苏。急来邀余，仍照原方大黄用八钱，加鲜苇根二两，再服而愈。后与叶氏养胃汤收功。今俞子之愈，诚万幸也，苟当时不知改服大黄各药，专信周某之言，其不至误死者鲜矣。

■疫疹误灸

霞与村施某，夏间染疫疹，初起大热腹痛，体倦口渴，服银翘白虎汤，身热不减，腹痛加剧，求本乡巫医打倜，诊脉云系少阴腹痛，用艾火灸腹间各处二十余壮，热势加甚，大热谵语，神乱昏睡，手足拘挛，遗尿大喘。急延余诊，六脉大无伦，舌苔老黄，口不知渴，大便溏泻，乃知为津液内竭，肺胃败伤，今延如斯，恐难医疗，即辞而归，施妻婉求再四，哀惨万状，情难忍却，浼与清瘟败毒饮加大黄五钱，以冀万一。至午后二句钟，药未咽下，即登鬼录矣。按此症由疫毒之气伏于肺胃，火毒攻击，以作腹痛，再以火误灸腹部，犹火上加油，火热蔓延，烧灼津液，内腑败坏，外则发现死症，其大喘遗尿，手足拘挛，皆为火劫伤阴，筋肉内伤，肺叶焦干，肾阳萎败之现象也。嗟呼，疫疹之症发散之药尚属禁忌，而况炎热劫阴而重伤者哉。诚矣，巫觋误人洵可浩叹也。

（以上二篇见《医界春秋》1935）

171. 序　四

中西医学，风马无关，盖不自今日始矣。究其所以如此，则皆遍于一己之见。故鲜有汇通者，即有一二提倡医学之士，多鄙薄中医而不屑道，且谓中医决无存在之一日。噫，信是说，则吾国国医学，果将消声灭迹于二十四世纪之将来乎。此实肤浅，如余所不敢妄为赞同者也。要之医学乃治病之学，苟有一长可取，均足为我法，则岂必拘执于中西耶。而今之西医则不然，乃怀推翻中医之心，图谋垄断之意，暗假政治之力，明用宣传之法，鼓激人心，败坏声誉，使中医无容身之地。而千钧一发之危，医界先进，张君赞臣，视推残之激烈，痛吾道之堕亡，悬崖勒马，邀集同侪，创设医界春秋社，月刊一册，吹毛求疵，甄别真理，公平论断，针砭医林，庄诵迴环，不禁喜心倾倒。观其所论，如老吏之断狱，不存偏袒也。可见中西医学俱未至绝顶之地步，既无轩轾，遑论瑜瑕，私心惴惴，不能自已。弹指之顷，已经五载，鄙人滥竽充数，东施效颦，愧无寸得之贡献，惜乏片词之刍荛，聊志数语，以志纪念。

民国二十年六月下旬晋江李健颐梦仙谨序于平潭安兴药房

（见《医界春秋》1931）

172. 鼠疫治疗全书序

鼠疫亦称黑死病，其病原菌发现于一八九四年之北里氏，当一七二一年流行于 TouLon 时，二万六千余人中约罹二万人，死亡者一万六千。前清末季，满洲流行，亦死亡枕藉，传染力之强如此，洵为极可恐怖之病也。其传染径路，为皮肤、口腔、鼻膣、肺脏。其排泄径路为尿、矢、咯痰并鼠疫溃疡之脓。其菌得湿气及适当温度而生，其中于人，则现鼠疫容貌，为鼠疫性痈，鼠疫水泡侵于肺脏，则为鼠疫性肺炎，窜于血液则为鼠疫性败血症。其病之全经过，平均仅八日。噫嘻，可谓烈矣。吾中医方治，有罗汝兰之《鼠疫约编》。凡分八篇，一探原，二避疫，三病情，四辨脉，五提纲，六治法，七医药，八验方。据光绪二十七年陈宝珠序，颇称神效。是时北里氏尚未发现病原菌，而中医已有条理分明之专著，弥足令人惊叹者也。不意今复见平潭李君健颐，刻意肆力于鼠疫之研究，数数以心得相示，为刊《中医世界》、《现代国医》、《中医指导录》诸杂志中，极为同道所见重，乃著有《鼠疫治疗全书》之刻。分上下篇，计十章一百余目，都五万余言。集合古今名贤之验方，中西之学理，盖寢馈于斯者，十易寒暑，惟专斯能致其精，惟精斯能致其用，能精能用然后立说，可公诸天下。吾敢必其传远而不朽已。方今中医凌替，朝不保夕，有志之士大声疾呼，而观其言论，非攻击西即诽诋中医之陈腐，从未有埋头工作推陈出新者。此嚣张耳，扰乱耳，于中医无所补。读李君之书益不能不油然起景仰之思云，因序之。中华民国二十二年九月一日上海秦伯未。

（见《中医世界》1933）

173. 不服药为中医说

人如有病，当就于医。医之疗病，专藉乎药，苟药之不真，医之不明，为害最酷，则不如不服药为善。虽然，小种感冒，自可不服药而待其天然自愈。若沉疴痼疾，必当用药治之，始无后患。不然，变症丛生，岂可迁延日期而坐视待毙者哉。然则不服药只为保守庸医之误，而非谓有病者，皆可不服药，而能自愈也。吾谓有病之时，即当访择良医，详陈病情，抱信仰之心，辟犹疑之虑。而良医自有善术，以驱二竖之祟，奚虑之不敢服其药耶。古人云：不服药为中医，即是唤醒病家，谨慎就医不致草菅性命之意也。乃世人以不服药为中医之言，印于脑中，执迷不悟，以是视药如虎。遇病之时，终身不敢服药，养痈长疽，坐视待毙，比比皆是，吁病家当自悟也。

（见《上海医报》1929）

174. 鬼　祟

打倒一切鬼祟迷信谬谈，实行从内心表演的幻想作用。

扁鹊曰："鬼邪著人由阴盛阳虚，鬼能依附阴气，故易而成病。若阳光盛者，焉敢近之，治法大补元气，加以育阴，则鬼邪自然离体。"由此观之，鬼祟之病，非真有鬼，乃由于素病血衰，阳虚阴盛，或经汗吐下后，元气虚损，精神散乱，脑想复杂，加之幽静之性，阴气之盛，以致成为鬼祟。盖清闲幽静，邪念易生，邪念生，则思心杂，思心杂，则成幻境，由幻遇而见鬼形，犹如幽室之中，无阳光之气，静坐细听，虫鸣鬼声，屡生不绝，此即幽室中有阴霾之气，致然也。或悬以灯，结以彩，宾客麇集，则前所闻者必归消灭，此即阴气为阳光气却也。人之病鬼，亦犹是耳，世之医者，不究其理，不揣其本，照扁鹊之法，用补元气，及益阳固阴，安脑宁心之品，以治其本，乃专求符箓，执迷不悟，良可悲欢。夫迷信外道，鲜有灵效，望世人及早改良，庶不致受巫觋之害者，可也。

（见《上海医报》1929）

175. 嫖妓的观念

男女至二八之龄，任脉通，天癸满，夫任脉如导火线，天癸如火药料，火线一烘，而火药即发，然火线烘之，是藉外火之为引，火线即可烘矣，益男女虽至发育之龄，任脉通，天癸满，如不受外因之诱动，亦不致发生意外之登徒子也。然外因之引动，及如火线之受火也，二八之龄，任脉通，天癸溢，即能发生心性之感动，如潜龙伏虎然，一触外因，即激动内欲，然外因者何？如或受淫朋之引诱，或听淫词之激动，或见冶容女子之触感，以致引起心性之念，淫欲之感，此即外因者也。逮至淫火炽甚，浑身烘热，故不得不入于嫖妓之途。既入嫖妓之门，则其性迁心往如痴如狂，甚且不顾终身之失德，不谋一生之生业，遂成一个废人矣。此种之人，不特有害身体，且国家人种之发达，亦可受伤影响也。如鄙友某者，年当十八岁时，日夜沉溺于花街，朝夕柔恋于柳巷，废食忘餐，绸缪永夜，殆成为废人也。幸至二十岁，心好岐黄，喜读本草，心专志坚，邪念尽消，而后渐归于正途。吁某者，苟非求学之心切，而嫖妓之观念，奚可解除乎。古人深知色欲害人，有损身体，有败道德，乃无法以制止之，故以万恶淫为首之罪以加之。

（见《上海医报》1930）

176. 医者勿怀嫉妒

医者为人治病，但求药能对证，病之速愈而已，奚有嫉妒之心乎。观近世之医，妒心殊甚，例如病者先延甲医，服药无效，改延乙医，治愈，甲医当忍心折伏，查核乙医之治法，处用何方，竟能获效之速，以为研究之基础。而不此之求，反起嫉妒，暗中诽谤乙医，此中国医学之所以不能进步也。今日我国人之习西医者，多怀此种妒心。其不肯用心研究中医之奥妙，乃专具一片妒心，毁谤中医，不遗余力，其存心即为垄断牟利计，推销西药计，独不知西医所不能治之病，被我中医治愈者，比比皆是。彼为西医者，不知悉心研究，专以嫉妒为务，是诚何心哉。惟愿我中医同志，勿怀嫉妒，急宜同舟共济，博采验方，则吾国医之前途，其庶几乎。

（见《上海医报》1930）

论文选编索引

一、研究性论文

1 西医用器械诊断果完善耶（29年；上海医报）

2 中西药合用治验（31、8；中医世界；3卷15期）

3 中医果失败之学耶（28、9；卫生报；37期）

4 辟虚不受补之谬论说（29年；上海医报）

5 精气津液血新论（30、5；幸福报；214、215期）

6 论五脏（29、12；中医杂志；29期）

7 气脉筋精之宗派论（29、12；中医杂志；29期）

8 脑髓骨脉胆女子胞合论（29 上海医报 P122）

9 营卫起止讨论（29、12 幸福报 165期）

10 生理新诠（35、1；中医世界 7卷4期）

11 营出中焦卫出下焦之研究（30、5；幸福报；220期）

12 热深厥深之研究（29、11；医界春秋；41期）

13 亡阳汗热味淡亡阴汗冷味咸之研究（29年；上海医报 P52）

14 五脏之生理（30年 幸福报 199期）

15 诸病皆由伤寒之原理（29、12；医界春秋；42期）

16 伤寒虚寒虚热之讨论（30年；上海医报；64期；31、8；医界春秋 62期）

17 伤寒与温病之鉴别（37、7 光华医药杂志 4卷9期）

18 伤寒标本之研究（30、2；医界春秋；44期；30；上海医报 66期，P245）

19 阴病见阳脉者生阳病见阴脉者死之原理（中医世界 2卷12期 31、4）

20 病发于阳者六日愈发于阴者七日愈之研究（31、8；同上；62 期）
21 中医界新药之发明（23、6；医学杂志 71 期）

二、临床性论文

22 金匮百合病之研究（37、1 光华医药杂志 4 卷 3 期）
23 太阳病之研究（一）（33、2 国医杂志 8 期）
24 太阳病之研究（二）（33、2 国医杂志 9 期）
25 畏寒梦遗之奇病（41 年；复兴中医；2 卷 1 期）
26 睾丸偏肿 腹中寒痛 汤火烫烂（30 年 幸福报 228 期）
27 直肠脱出 胃火呕吐治法 救食鸦片（同 231 期 同）
28 心理疗病谈 食桃仁中毒治验（同 232 期 同）
29 心理病之治疗法（28、4；卫生报；19 号）
30 痿厥（30、7；幸福报；238 期）
31 骨痿治疗法（同 262 期 同）
32 筋痿治疗法（同 264 期 同）
33 肉痿治疗法（同 271 期 同）
34 脉痿治疗法（同 272 期 同）
35 肺痿治疗法（同 273、274 期 同）
36 痿易治疗法（31、7 幸福报 354 期）
37 痿躄治疗法（31、7 幸福报 360 期）
38 黄汗病之原因及疗法（同 185 期 同）
39 吐血之原因及治疗法（30、3；医界春秋；45 期）
40 谵语非属于心包（29 年 幸福报 118 期）
41 肠澼治疗法（30 年 同 245 期）
42 胃病治疗之管见与治验（36、8；光华医药杂志；3 卷 10 期）
43 胃火呕吐秘方（34、5 幸福杂志；8 期）
44 咳嗽与脏腑之关系（同上；6 期）
45 喘鸣治疗法（31、6 幸福报 350 期）
46 痛风秘方（同上；11 期）
47 酒疸之研究（30 年 幸福报 213 期）

48 谷疸之研究（同 214 期）
49 风消治疗法（31、3 幸福报 310 期）
50 治水臌病经验谈（29 年；上海医报 P31）
51 脾伤变臌胀（34、4 医学杂志 76 期）
52 癞疝治疗法（30 年 幸福报 301、302 期）
53 息贲治疗法（同 309 期）
54 中暍治疗法（30、10 幸福报 261、263 期）
55 附：结胸与痞之鉴别（30、11；医界春秋；53 期）
56 痞与噎之鉴别及疗法（29 年 幸福报 142、143 期）
57 癫狂病（32、5；中医世界；4 卷 24 期）
58 癫疾（1930 上海医报）
59 狂病治疗法（30 年 幸福病 249、252 期）
60 薄厥治疗法（同 248 期）
61 煎厥治疗法（30、9 幸福报 259 期）
62 痹厥治疗法（31、7 幸福报 353 期）
63 便秘治疗法（同 250 期）
64 鸡内金疗胃之功用（34、2；大众医药学报；1 卷 5 期）
65 一个食羊肉之痼疾（29 年 幸福报 159 期）
66 归脾汤不宜于仓卒之病（32、7；医界春秋；69 期）
67 乌梅丸非治厥阴专方（30、12 中医世界 2 卷 10 期）
68 酒积误下之害（34、6 医学杂志 77 期）
69 荆芥发汗之研究（34、11；大众医药学报；11 期）
70 盗汗之研究（29 年 幸福报 162 期）
71 一个伏热之重病者（30 年 同 182 期）
72 辟房室后少阴病之谬说（28 年 卫生报 25 期）
73 子宫下坠秘方（34、8；幸福杂志；11 期）
74 妇女经病之新解及疗法（35、7；光华医药杂志；2 卷 9 期）
75、76 干血痨治验谈（29 年 3、4 月；幸福报；85、88 期）
77 一个三年腹痛之妓女（29、9 幸福报 134 期）
78 一个气郁不孕的女子（29、12 幸福报 165 期）

79　产后虚泻治疗记（29、12　幸福报　169、170 期）

80　气血衰弱不孕之治验谈（29 年　幸福报　130、131 期）

81　早泄求子法——世之患早泄者请三复斯文（30 年；幸福报；219 期）

82　小产昏迷治验谈（30、5；幸福报；219 期）

83　产后中风（28、11　卫生报　49 期）

84　酒与生育之关系（33、2；大众医药学报；1 卷 3 期）

85　补中益气汤有堕胎之害（35、11；中医世界；9 卷 2 期）

86　妇女健康指南（一）（36 年、8、9 月；中医世界；10 卷　4 期）

87　妇女健康指南（二）（36 年、8、9 月；中医世界；10 卷　5 期）

88　妇女健康指南（三）（36 年、8、9 月；中医世界；10 卷　6 期）

89　妇女月经不潮之原因及治法

妇女健康指南（四）（36、37 年　中医世界　11 卷 1 期）

90　妇女健康指南（五）（36、37 年　中医世界　11 卷 2 期）

91　子淋病　妇女健康指南（六）（36、37 年　中医世界　11 卷 3 期）

92　妇女健康指南（七）（36、37 年　中医世界　11 卷 4 期）

93　妇女健康指南（八）（36、37 年　中医世界　11 卷 5 期）

94　妇女健康指南（九）（36、37 年　中医世界　11 卷 6 期）

95　阴阳易病之原因及疗法（30 年　幸福报　187、189 期）

96　妇女体质寒热与生育迟早有关系（同　196 期）

97　产后热泻（同　233 期）

98　经闭治疗法（30、10　幸福报　276 期）

99　骨盆痛与瘀血痛之鉴别（28、8　卫生报　33 期）

100　温热服热药热入血室治案（40、11　复兴中医　1 卷 6 期）

101　血郁方案（35、9；中医世界；8 卷 6 期）

102　盲肠炎用大下剂之效验（41 年；复兴中医；2 卷 1 期）

103　患痔疮下血治疗之经过（36、6；医界春秋；114 期）

104　大便下脓血之治验（30 年　上海医报　61 期）

105　对口痈治疗法（31 年　幸福报　295 期）

106　大疔疮治疗法（30 年　同　254 期）

107　颈瘘治疗法（同）

108　痈疽治疗法（同　293 期）

109　肺痈治疗法（31 年　同　296 期）

110　肝痈治疗法（同　297 期）

111　胃痈治疗法（同　298 期）

112　颈痈治疗法（同　299 期）

113　痤痱（30、5　幸福报　218 期）

114　小儿胀泻小儿夜啼痘（37、2；光华医药杂志；4 卷 3 期）

115　小儿风痰秘方（34、8；幸福杂志；11 期）

116　热遏内盛因发闷痧（40 年；复兴中医；1 卷 6 期）

117　附、幼科玉屑（30、6；医界春秋；2 卷 7 期）

118　小儿疳积（30 年　幸福报　234 期）

119　痘疮热症经验谈（同　234、235 期）

120　痘疹汇参（32、6、7、8、9、10 月　医界春秋　67、68、70、71、72 期）

121　惊骇治疗法（同　256、258 期）

122　眼疾简单方（同　234 期）

123　鼻衄治疗法（31、7　幸福报）

124　驼背（30、5　幸福报　220 期）

125　针灸与注射

126　针灸治病之感言

127　鹿茸之功用（30 年　幸福报　183 期）

128　枯明矾之效力（同　184 期）

129　萝卜之功效（30、5；幸福报；215 期）

130　淡竹叶与苦竹相比较（30 年；同上；216 期）

131　洋泻叶之功用（29 年；上海医报）

132　磁石之真伪（同　62 期）

133　好用热药忌用凉药之害（29 年；上海医报）

134　用药偏嗜之害（30、12；幸福报；287 期）

135 用药偏嗜之害（30、12；幸福报；288 期）
136 祖传药方吝存之害（34、6 医学杂志 77 期）
137 实用汉药便览（35、8 同 84 期）
138 冬令寡饮胜于服补（31 年 幸福报 296 期）
139 临症医案（31 年 9 月，34 年；中医世界；3 卷 16 期）
140 临症医案（31 年 9 月，34 年；中医世界；3 卷 17 期）
141 临症医案（31 年 10 月，34 年；中医世界；7 卷 3 期）
142 医案（30 年 上海医报）
143 近代名医医案一脔（30、8 中医世界 3 卷 8 期）
144 临症录（34、4 同 6 卷 3 期）
145 二个验案（1934 光华医药杂志）
146 饮食与身体之关系（卫生报 15 期 28、3）
147 鼠疫治验谈（30、5；幸福报；220 期）
148 鼠疫传染之讨论（32、2；中医世界；4 卷 21 期）
149 中西药物治疗鼠疫之经验谈（29 年；上海医报）
150 鼠疫之治法（29 年；上海医报）
151 鼠疫治验及方案（同上）
152 鼠疫治验及方案（同上）
153 鼠疫治验及方案（同上）
154 鼠疫之原因及治法（同上）
155 鼠疫治验谈（34、3；医药卫生月刊；18 期）
156 鼠疫病之善后法（同上）
157 鼠疫二—解毒之研究（33、1；中医世界；5 卷 2 期）
158 鼠疫病状
159 鼠疫杂论（31、8；中医世界；3 卷 15 期）
160 鼠疫之概论（33、7；同上；5 卷 4 期）
161 鼠疫中西治疗观（同上）
162 鼠疫之传染谈（34、4 中医世界 6 卷 3 期）
163 霍乱之中西治法（30、6；幸福报；226 期）
164 霍乱治验谈（29 年；上海医报）

165 下血痢危证（40、11 复兴中医 1卷6期）

166 疟痢能食不死（28、10 卫生报 42期）

三、其他论文

167 余庆轩随笔（35年7月；医界春秋；103期）

168 余庆轩随笔（35年8月；医界春秋；104期）

169 序四（31、7；医界春秋；61期）

170 鼠疫治疗全书序（33、10 中医世界 6卷1期）

171 不服药为中医说（29年 上海医报 64期）

172 鬼祟（29年；上海医报）

173 嫖妓的观念（30年；上海医报；62期）

174 医者勿怀嫉妒（ 同 58期）

出版后记

2007年在做《中医临床家代表作》系列丛书中的《中医火神派三书》、《灵素商兑与群经见智录》、《圆运动的古中医学》时，通过对中医图书现状的一些了解，我感觉近现代一些中医名家的作品在上世纪初及二三十年代确有承上启下的作用，就是时至今日也不乏传承经典启迪思路的作用，这部分选题包括一些近现代中医大师撰写的对中医古典理论在临床运用的再认识，诸如恽铁樵的《伤寒论研究与临证演讲录》、曹颖甫的《经方实验录》《伤寒发微》《金匮发微》、陆渊雷的《伤寒论今释》《金匮要略今释》等，甚或是《胡希恕伤寒论讲座》、《胡希恕金匮要略讲座》、《赵绍琴温病讲座》、《任应秋医学讲稿文集》等，书中融入这些临床家个人对典籍的理解和运用典籍的临证经验。它的价值在于理论指导实践，实践印证理论，对我们的读者有很大启迪作用，也是中医传承上的一项重点工作。之后，我们陆续编辑出版了一系列民国时期及当代的名医名家之作。

常言说"踏破铁鞋无觅处，得来全不费功夫"，一次在玉田开全国王清任学术研讨会的时候我遇到了中医科学院文献学专家伊广谦先生，当时谈起正在陆续编辑出版的民国时期的医家著述，谈到对那个时期医家医著对后人的影响具有承上启下巨大作用时，竟有一种英雄所见略同、知音相见恨晚的共鸣。巧得很，当时伊先生带着神秘和狡黠的神情说：我有一个选题可以推荐给你，在我迫不及待地追问下，伊先生便详细地介绍他们单位曾经做过的一个科研课题，该课题完成的是文献名录，但在整理过程中搜集到了近千万字的上世纪众多医家撰写的在报刊上发表的文章等资料。事后引荐我们拜访了有关课题的负责人王咪咪副研究员，当即确定以1900～1949年的中医及相关期刊上的医学论文为依据［个别医家因其论文的连载及学术的延续性，可到建国初期（1955年）以前］，由王咪咪副研究员担任主编，编纂一套《二十世纪初中医名家医学文集丛编》，随后商讨了选题计划、编写方式及体例。

从2008～2011年，经过3年多的时间，我们陆续完成《二十世纪初中医名家医学文集丛编》第一集300余万字的编辑工作。二十世纪初，虽然经过新文化运动倡导白话文的洗礼，但民国间期刊论文90%以上以竖排本、繁体字、无标点（有的有句读）形式出现，同时文白夹杂，引经用典无时不在，自造词语、错白字现象比比皆是，给编校工作带来了巨大的困难。这其中仅编辑体例的确定，就经过无数次商讨、修改，征求同行及有关专家的意见，最后定稿如文集前编辑体例。历经三年、几经编辑校勘，终于完成编校并付梓出版。《医学文集丛编》把二十世纪百位中医名家在此期间发表的优秀论文汇集成册，且在书前编撰完整、真实、客观的生平介绍，重现这些历史名家的风采，充分展现这些医家全面的医学成就，从另一个侧面客观地反映了这百年间的中医发展史。

这些资料历经七、八十年甚至近百年时间，保存至今都已相当宝贵。《医学文集丛编》的出版，可以说填补了一项空白，一段历史文献的空白，正像中国中医科学院李经纬研究员所说，《二十世纪初中医名家医学文集丛编》的出版“是系统研究中国医学史、中医文献发展及医家个人学术经验不可缺少的宝贵资料。”

对于一个以弘扬中华文化为中心；以学术的传承和普及教育为基本方向；以中国传统医药学、地学、生物学为主的科技图书为重点，走内涵式增强实力的稳步发展道路，建设有一定出版特色、有读者认可的品牌产品的小而强的专业性出版社的学苑人来说，能为中医药事业的传承做些许贡献是我们的荣幸，因此在这里我们要特别感谢文集的编纂者王咪咪老师，没有她的呕心沥血的努力工作，就没有文集的诞生；感谢伊广谦老师，没有他文集就不会在学苑出版，同时还要感谢伊老师无私地为本文集提供部分图片资料；感谢编审高振英老师，以编辑出版专业角度为本文集做了大量的审校工作、并提出了宝贵的意见和建议；特别还要感谢的是为本文集撰稿的各位专家学者，是他们给予的诸多支持，使本文集锦上添花，是他们那专业而有文采的文章，在近百年前诸多的医家与今天的读者之间架起了一座跨越时空的桥梁。

本论文集所收论文有的已距今百年，大部分也七八十年了，故字词句用法、语言断句有的与今日之文章有很大差异。编校疏漏在所难免，敬请广大读者批评指正，以便我们在重印时及相继陆续出版的文集中不断地修订与完善。

学苑出版社医药编辑室

陈　辉

2011年5月18日于黄村

编著者简介

王咪咪，副研究员。曾任中国中医科学院中国医史文献研究所文献室主任。兼任中华中医药学会文献学会委员、中国药学会药史分会委员、北京中医药学会基础理论分会秘书。硕士生导师。研究方向：中医文献研究。

参与国家新闻出版署课题《中华大典·药学分典》的编纂工作，任副主编；参与国家科技部在研课题《海外回归中医善本古籍的电子版保存》；主持国家中医药管理局2004年中标课题：1949年前中医期刊及相关文献的收集研究与数据库的建立等项目。

主编、副主编或编委编著的学术著作有：《全国中医图书联合目录》、《敦煌古医籍考释》、《本草纲目索引》、《唐容川医学全书》等三十余部。发表的论文四十余篇。